人文视野中的医学·第II辑

刘俊荣等　著

新华出版社

图书在版编目（CIP）数据

人文视野中的医学 . 第 II 辑 / 刘俊荣等著 . — 北京：
新华出版社，2023.10
ISBN 978-7-5166-6921-1

Ⅰ . ①人… Ⅱ . ①刘… Ⅲ . ①医学—人文科学—研究
Ⅳ . ① R-05

中国国家版本馆 CIP 数据核字（2023）第 137394 号

人文视野中的医学 . 第 II 辑

著　　者：刘俊荣　等

责任编辑：赵怀志　　　　　　　　　　　封面设计：人文在线

出版发行：新华出版社
地　　址：北京石景山区京原路 8 号　　　邮　　编：100040
网　　址：http://www.xinhuapub.com
经　　销：新华书店、新华出版社天猫旗舰店、京东旗舰店及各大网店
购书热线：010-63077122　　　　　　　中国新闻书店购书热线：010-63072012

照　　排：北京人文在线文化艺术有限公司
印　　刷：三河市龙大印装有限公司

成品尺寸：170mm×240mm　　1/16
印　　张：22.5　　　　　　　　　　　　字　　数：404 千字
版　　次：2024 年 2 月第一版　　　　　　印　　次：2024 年 2 月第一次印刷

书　　号：ISBN 978-7-5166-6921-1
定　　价：98.00 元

目　录

§1　医学问题的哲学之辩 ··· 1

　1.1　身体理论语境下当代生命伦理关涉的基本问题 ················· 1

　1.2　基于身体理论的当代生命技术伦理研究现状之审视 ············· 13

　1.3　身体理论视域下的医者德性之养成 ··························· 24

　1.4　身体伦理视域下现代医学模式的哲学反思与重构 ············· 34

　1.5　自我、身体及其技术异化与认同 ····························· 38

　1.6　基于责任伦理的医疗决策主体之审视 ························· 52

　1.7　健康的道德负载及其现实意义 ······························· 62

§2　医学问题的伦理之思 ··73

　2.1　医疗决策中利益冲突的伦理纷争 ····························· 73

　2.2　"家庭共决"保障脆弱人群的伦理限度及困境 ················· 85

　2.3　艾滋病防治中的利益冲突及其伦理决策 ······················· 90

　2.4　医疗决策模式与决策主体的选择倾向 ························· 98

　2.5　医师人格特征对伦理困境下医疗决策的影响 ················· 110

　2.6　医疗决策中医务人员的价值期望及其影响因素 ··············· 124

　2.7　临床护士伦理决策能力研究现状 ····························· 134

2.8　急诊科护士道德困境研究进展 ································· 145

2.9　艾滋病患者隐私保护中的伦理困境 ······················· 156

2.10　厘清医学伦理难题，关注保护性医疗 ··················· 164

2.11　医方也有"知情同意权" ································· 168

2.12　放弃治疗知情同意书及授权委托书使用现状调查 ········· 175

2.13　"三亲婴儿"培育技术的伦理辩护及反思 ················· 184

§3　医学问题的管理之道 ······································· 193

3.1　医疗机构防范医患冲突的差异性分析 ····················· 193

3.2　医疗机构从业人员对医患冲突处理方式评价研究 ··········· 203

3.3　不同类别医疗机构从业人员对处理医患冲突方式的认知与评价研究

·· 209

3.4　医师职业倦怠与其医患关系的相关性研究 ················· 216

3.5　患方权利冲突境遇下的医疗决策及其矛盾之化解 ··········· 225

3.6　基于患者视角的医疗决策模式及其影响因素 ··············· 233

3.7　基于患者视角的共享决策参与现况及策略 ················· 246

3.8　医疗纠纷人民调解机制的医患认知调查分析 ··············· 255

3.9　医患双方对权利位阶的认知态度及其相关因素 ············· 268

3.10　住院医师人格特征对术前签字认知态度的影响及评价 ······· 280

3.11　医务社工介入医患冲突的感知性评价及其影响因素 ········· 292

3.12　广州市三甲医院与社区卫生服务中心患者满意度之比较 ····· 303

3.13 国外医疗纠纷第三方调解模式对我国医疗纠纷人民调解的启示 … 310

§4 拾零 ··· 319

4.1 人人都应是自己健康第一责任人 ························· 319

4.2 医疗决策还需考虑非技术因素 ··························· 325

4.3 坚持德法并举，捍卫学术尊严 ··························· 328

4.4 否定基因编辑婴儿不等于否定优生技术 ················ 330

4.5 伦理拷问：青年和老年，先救谁？ ····················· 332

4.6 关于医学与人文整合的再思考 ··························· 336

4.7 我国医学人文学科建设的现状调查及建议 ·············· 343

§1 医学问题的哲学之辩

1.1 身体理论语境下当代生命伦理关涉的基本问题

人作为生命伦理的关怀主体，既不是纯粹思想的"心灵实体"，也不是纯粹广延的"机械身体"，而是具身的（embodied）存在。国内也有学者将"embodied"译为"涉身的、缘身的"等。笔者认为用"具身的"更能反映其本意，一方面"具身"强调人是具有身体的主体和存在，这与笛卡尔的心灵主体相区别；另一方面，强调身体是不同于肉体的主体，它具有与外部环境、物理客体等进行互动感知的能力，从而与拉美特里的机械身体相区别。只有认同人是"具身"的存在以及身体的属"我"性，才可能进一步探讨身体在认知中的意义等"涉身"问题，因此，与"涉身"相比，"具身"有着更基础、更广泛的适用性。人首先是肉体的、躯体的、生物性的存在，其次才是理性的、文化的、社会的存在。身体理论的兴起和哲学主体间性的建构，消解了近代西方哲学中祛身的自我，使自我返回到了世界和尘世，对我们反思当前生命伦理的基本问题，提供了别样的视角。身体作为自我构建的始基，既不是纯粹的肉体，也不是心灵的容器，它是人与人进行交往、对话的场所，是自在与自为的统一。生命不能脱离时空而存在，人的生命的界定既需要考虑时间因素，也需要考虑空间因素，人的生命与身体在时空上具有统一性。

一、人的生命与身体的共时性与历时性

"人的生命"与"人"是两个不同的概念，人的生命只是人的一种属性，作为个体存在的人除此之外，还具有其他多方面的规定性，如充当特定的社会角色、承担应有的社会责任和义务、遵循社会道德和法律法规等。但是，二者又相互联系，人的生命是人之所以为人的基础，失去了生命，人就不能称之为人。

在生命伦理学领域，关于人的生命之起始有着不同的界说。其一，生物学标准从人的种生命出发，把受精卵作为人的生命的开始，如《阿根廷民法典》规定"人的生存自孕育于母腹之时开始"①。1962年，梵蒂冈第二届大公会议的声明中指出："无论何时精神性的灵魂被创造以构成一个人（位格），生命从一开始就必须被小心地保护。"因为人为的干预要么阻碍了受精卵发育成为正常人的可能性，要么影响了胚胎作为一种"人"的正常发育，这种思想似乎能够从柏格森的时间观得到说明。按照柏格森的真正时间观，生命是无间断的、不可分隔的、非空间化的绵延，人的生命从精卵结合之时已经确定，此后的空间性变化如细胞的分裂、组织的分化、器官的形成等，只能就其空间时间而言，只是真正时间的空间化过程。这种观点，仅仅把人看作了纯粹的生物存在，看到了人的种生命，而忽视了人的类生命。显然，这在实践中是行不通的，它与目前世界上不少国家所认可的人工流产、人工生殖及利用受精卵或胚胎进行合法研究的科学活动相背离。其二，授权标准从人的类生命出发，认为胎儿只有得到父母或社会的接受才算生命的开始。法国天主教道德神学家波希尔等认为，完人的生命或人化的生命必须在亲属这个名义之内才能算数②。这种标准固然考虑到了生命的社会性，但却否认了生命标准的客观性，把父母或社会的"接受"看作生命的标准，必然走向相对主义，最终导致标准的混乱，并可能成为某些弃婴行为的辩护借口。

笔者认为，人的生命的界定不能仅从种生命出发，但也离不开种生命，种生命是类生命的物质载体，只有依赖于种生命才能进一步说明人的类生命。所谓"种生命"就是"被给予的自然生命"，而"类生命"则是"自我创生的自为生命"③。种生命具有自在的性质，受自然法则所支配，而类生命是由人所创生的，为人所特有，受后天条件所影响，因个体创造能力的不同而表现出异

---

① 最新阿根廷共和国民法典［M］.徐涤宇，译注.北京：法律出版社，2007：23.

② 何兆雄.医学伦理学概论［M］.南京：江苏科学技术出版社，1986：137.

③ 高清海."人"的双重生命观：种生命与类生命［J］.江海学刊，2001（1）：78–84.

质性。对于人的种生命，不能仅从动物的种生命的意义上去理解，更不应将其视作构成生命基本单元的细胞层次（包括受精卵）上的生命，不能以"遗传学上的连续性"为由，强调受精卵已具有人类的种生命。人的种生命是社会化了的种生命，它不同于动物纯粹的种生命，受精卵只有一般生物的自然生命，人类的种生命并不是简单的基因序列，它的存在是以人的实体存在为基础的。就人的生物发育过程而言，人的身体雏形只是到胎儿阶段才得以形成，但是这一时期所谓的身体也只不过是肉体，只具有纯粹的生物学特征，而缺乏基本的文化体验和认知功能。直到分娩前，由于胎儿与其孕母仍然是一元的存在，尚隐藏于母体之中，完全依靠母体，不能扮演任何社会角色，还没有进入社会化程序，也称不上是人的种生命。只有分娩成功，新生儿诞生之后，新生命与孕母的关系才由一元存在变为二元存在。这时，虽然他仍然依赖母体的营养和照料，但新生儿与胎儿不同，他已成为家庭和社会的一员，可以扮演子女、病人等角色，其身体可以感触父母的抚摸与呵护，可以进行包装和修饰，并已开始与他人发生心身的交互，具备了基本的认知图式（这已被心理学家皮亚杰的认知理论所揭示）。只有从此开始，它才实现了与外界的直接联系，才真正成为人类中的独立个体和道德意义上的具身主体。

当然，刚刚出生的婴儿并没有自我意识，但这并不影响他作为个体的人而存在，因为他已完全具备了人的直观表象，并已成为文化、制度、技术等规训的对象，已开始进入"自我意识"和"社会关系"的社会程序之中。尽管"自我意识"并非为人类的每一个体所具有，但就类的属性而言，它是人的生命与其他灵长类、受精卵、胚胎、胎儿的生命区分开来的本质性特征。正是由于自我意识，促成了个体发展的整个生命过程中的质变：即当个体发展到产生自我意识时，人的种生命开始发展出人的类生命，但种生命并未因此而消失，而是进入了社会化程序，成为社会化的种生命。而当人的自我意识不可逆转的丧失时，又复归为人的种生命或二者同时消失。但自我意识的丧失并不必然意味着类生命的完全丧失如植物人状态，就植物人来说，尽管其类生命的自我创生能力已不复存在，而其所承载的父亲、母亲、儿子等社会角色依然存在，只不过其类生命已处于次要的方面，屈从于种生命，成为种生命化的类生命。由于自我意识的产生离不开社会实践，大脑仅仅是思维的外壳，只有在社会生活和社会关系的实践过程中，意识才能得到产生和发展。立足于社会关系，不但可以进一步区分人与胚胎、胎儿的生命，而且还有助于深入地认识人与其他灵长类生命的异同，如：在镜子中能辨认自己的黑猩猩，似乎也有自我意识，但不符合社会关系的标准。因此，我国学者邱仁宗认为：人是在社会关系中扮演一定角色的有自我意识的物质实体。这不仅说明了人的种生命，同时也强调了人的类生命，人的生命应该是种生命和类生命的有机统一，单纯的种生命或类生命都不能称为人的生命，缺少或失去其中任何一个方面的人都不应称为真正意义上的人或正常的人。①

因此，从发生学上说，人的种生命与类生命、人的身体与生命具有共时性和历时性。也就是说，在时间坐标中无论从纵向上还是横向上看，人的生命的孕育过程与人的身体的形成过程都遵循着完全一致的时间生成轨迹，分娩前的生命至多是人的种生命，此时的身体也仅仅是肉体。只有胎儿娩出这一刻之后，人的类生命才得以形成，肉体也才转化为身体，胎儿才成为具身之人并进入社会化进程。目前，世界上大多数国家的法律和我国《宪法》《国籍法》《刑法》《民法通则》《母婴保健法》等法律中，均将个人基本权利的时限界定为出生之后，尚未出生的胚胎不能成为法律关系中的法律主体，这就从法律上确认了人的生命之起始。

但是，人的生命与人毕竟不是一回事，人是有生命的存在，是生命的物质表象或载体，生命是一种流变、冲动、过程和存在方式，生命有生命质量与生命价值之分、有种生命与类生命之别。种生命与类生命的统一性关系是就人类的生命而言的，就某些生命个体来说，种生命和类生命并非总是统一的。也就是说，拥有高质量的种生命并不一定就拥有高质量的类生命，拥有高质量的类生命也未必就拥有高质量的种生命。例如，某些身强力壮、十恶不赦的罪犯，其类生命质量可能为零甚至负值；某些残疾人或病患虽然其种生命质量较低，但其类生命质量即生命价值并不小于某些正常人，霍金就是例证。因此，种生命与类生命、生命质量与生命价值并非总是正相关的。我们不能因为类生命质量的降低或消失而完全否定其种生命的存在和意义，也不能因为种生命质量的受损或降低而否定其类生命的质量和价值。更不能因为某些病患如植物人、无脑儿等没有自我意识，类生命质量低劣，而否定其种生命的尊严和神圣。

二、人的生命与人的空间性：关于胎儿生命的再定位

人的生命作为种生命与类生命的统一既然始于出生，那么我们应当如何看待胎儿的生命？它是不是人的生命？是否具有生命的权利和尊严？要回答这些

---

① 邱仁宗. 生命伦理学［M］. 上海：上海人民出版社，1987：90.

问题，首先需要阐明胎儿是不是人？由此，又势必需要界定什么是人？

关于人是什么？"我是谁？"这一古老的哲学命题，无论古希腊的人学理论，还是基督教、文化人类学者等学派的人学理论，都没能够摆脱原有观念中关于人的灵魂、理性、情感、心智等认识的困扰，将思维者、行动者的特性类推到一切人类个体，并试图从思维抽象中揭示人的本质，忽视或漠视了感觉直观中的人，其结果不尽如人意，抽象的本质并不能适用于无限多样的个体。对人的界定应当从最简约的、最具普遍性的特征入手，考虑到人类的每一个特殊个体，包括正常的和异常的不同情形，尊重每一个个体的人，避免践踏个体及生命尊严的现象。现象学方法为我们达成这种目的提供了可能，现象学强调研究者从传统的观念、理论、思维、偏见中解脱出来，摆脱一切理论性的先入之见，从原初看到的"纯粹"现象中认识事物，从事物本身洞察事物，主张"只有回到直接的直观这个最初的来源，回到由最初的来源引出的对本质结构的洞察"①。这种方法通过"相似性统觉"揭示不同个体间的共性，发现隐藏在现象背后的本质，把所研究体验的描述还原到它的基本要素或本质。就此而言，人首先是我们能够体验到的像你、我、他有着一般人所具有的头颅、躯干、四肢的动物。这是我们对人的类生命特征的直观体验，这种直观体验是我们进一步判断某物是否是人的基础。从外部直观来说，也许某一个体缺失了常人所具有的手、脚甚至四肢，但只要他具有人的头颅和躯干，有着人的基本生命体征如脉搏、呼吸、体温、进食、排泄等，他所呈现给我们的仍然是人的直观，我们决不会因为他缺少了手、脚或四肢而否定其作为人的事实，头颅和躯干的共同存在是人之生命活动的基本条件，也是人之为人的最基本的解剖学要素。至少就目前的生命科技水平而言，没有头颅或躯干的人是无法存活的。脱离了躯干的头颅或与头颅分离了的躯干，都不能称其为人。因此，头颅和躯干是人的最基本的存在形态，这是我们基于对人类不同个体的"自然相似性"获得的最简约的直观体验和认识。尽管我们也可以看到不同个体在肤色、头发、眼睛颜色等方面存在的差别，但我们总能看到不同个体在头颅和躯干上的结构相似。基于这些自然相似性，我们便获得了他人存在的前提条件之一：一种通过感知类比而获得的相似性。"只有在我的原初领域内，对作为另一个人的身体的躯体进行类比，才能从根本上说明如何得以把握那里的那个与我的躯体相似的躯

---

① 徐辉富. 现象学研究方法与步骤［M］. 上海：学林出版社，2008：27，31.

体。"①而灵魂、理性、情感、心智等作为意义建构和意识抽象的结果，只是特定阶段的正常人才具有的特征，如果将其强加于人类的一切个体，必然会将该阶段之外的或非正常的个体排除在人的概念之外，如婴儿、无脑儿、植物人等可能均被排除在人类之外，这显然是难以令人接受的。事实上，婴儿、无脑儿、植物人等，首先是人，其次才是特殊个体。之所以是人，并不是因为他们拥有人的理性、情感与心智，也不是出于对这些特殊个体的怜悯、同情与责任，而仅仅是因为他们能给予人以人的感觉直观且拥有人的基本生命体征。不可否认，当言说他们能给予人以人的感觉直观时，我们并没有完全脱离意识中原有的关于人的整体表象，但我们并没有被原有的表现所桎梏，而是将一般常人的整体表象予以悬置，保留其最基本的要素。事实上，彻底的还原是不可能的，现象学"还原法告诉我们最重要的一点就是完全还原的不可能性"②。如果完全悬置了对人的一切认识、理念和习惯，人的概念就无从谈起，它至多是一个无以言表的客观存在。

事实上，将人作为如其所是的直观体验，并没有也不意味着漠视人的精神、意识与情感，相反，关注人的精神和意识正是现象学与实证主义方法的根本区别。从最基本、最简约的直观体验还原到一般的人，所需要给予的正是精神和意识，使其在被悬置之后得以再现。我们只有根据直观体验将形形色色、各种各样的个体加以考察和审视，回归真实的生活世界，才能得到原初的生活体验，并对其加以无偏见的描述，达到生命的直观，看到形态异彩的世界，实现最基本、最简约的本质还原。也只有在最基本、最简约形态的基础上，才能更好地揭示复杂的群体形态，归纳出类的不同层面的共性和特征。也就是说，只要我们从最简约的、直观的人的概念出发，再赋予其不同层次、不同属性的类的特征，就可以还原到现实中不同状态的人类群体，如包括正常人、残疾人、病患者、婴儿、儿童、青年人、成年人、老年人等。也可以再进一步将道德、法律、文化等属性赋予不同的群体，并进行更深一层次的分类。相反，如果对人的界定的起点太高，反而不具有广泛的适用性，而且会造成对人类个体生命的践踏。在部分学者如辛格等关于人的分析中，之所以出现否定无脑儿、植物人等作为人类之个体的归属，其根源就在于没有从最简约的直观体验观察

---

① 胡塞尔. 笛卡尔沉思与巴黎演讲录 [M]. 张宪，译. 北京：人民出版社，2008：147.

② 徐辉富. 现象学研究方法与步骤 [M]. 上海：学林出版社，2008.

和描述对象，用一般常人的标准去衡量非正常的人，违背了科学哲学中的经济思维原则。

综上所述，人的界定需要以身体为准绳，人就是如人所有的头颅、躯干及基本生命体征而独立存在的具身个体。只有在此基础上，才能更好地揭示复杂的群体形态，归纳出类的不同层面的共性和特征。

胎儿尤其是28周以后的胎儿已具备人的头颅和躯体，已符合人的最基本条件。但是，如果以自我意识、灵魂、理性为标准，无疑胎儿不是人。我们对此结论持肯定的态度，但并不赞同其否定的理由。因为自我意识作为人的正常状况下类的属性并非适于一切人类个体，并非所有的人类个体都有自我意识，没有自我意识的个体未必就不是人。因此，我们不应以自我意识的缺失而将胎儿排除在人类个体之外。事实上，胎儿虽没有自我意识，但有发生自我意识的潜能，只不过胎儿还不是一个独立的个体，仅具有人的基本雏形，与社会还未发生任何现实的联系，其生命是纯粹的种生命，其身体也还是纯粹的肉体，没有任何文化、技术、社会的印迹，尚没有进入社会化程序，也没有具身认知的能力。无论是古希腊的人学思想、现象学的人学视点，还是马克思主义的人学理论，人首先是一种客观的存在，是具有自主认知能力的主体，要么是一种理性的实体、先验性存在，要么是一种经验性存在或对象性存在。作为主体其与周围世界发生着各种各样的联系，或者将世界视为自身的对象或者视为自身的有机整体。即使宗教神学，也只是要求尊重胚胎、胎儿的生命并没有明示胎儿是人。如在《生命福音》通谕的声明中虽强调"堕胎是故意杀害一个无辜的'人'"，但其中的"人"的英文是"human being"而不是"person"，即指人类存有或生物的人而不是位格或社会的人。

笔者认为，关于胎儿的道德属性的界定，不能仅仅以时间来衡量，还必须考虑到空间上的差异。例如，一个孕35周的胎儿，如果存在于母体的子宫之中，就只能称之为胎儿，不是现实意义上的人。但是，如果早产或人为地将其从母体中取出并放在保温箱中，它就成为一个真正意义上的人，因为它已经进入了经验的世界和社会化程序，能够扮演特定的社会角色，形成了现实的对象性关系，实现了种生命的类化，具有类生命的特征。事实上，仅就其刚刚从母体娩出的瞬间而言，它在生物学组成、生理机能、意识状态等方面与娩出前并无显著的差异，只是存在空间和存在方式的不同。这表明，人的生命不仅具有时间性，也具有空间性，生命通过存在于时间、空间之中的身体等现象表现出来。正如兰赛（Paul Ramsay）所说："作为一个有灵魂的身体，我们的生命具有身体的外形和轨迹。"①

因此，对胎儿的道德地位、胎儿是不是人的判断不能仅仅从时间上来考虑，空间判断有着特定的意义和价值。可以说，正是由于空间的变换，种生命才开启了类生命的社会化进程，肉体才获得了身体的意义，胎儿才成为婴儿并标志着新生命的诞生。

三、无心之身的生命：以植物人为例

种生命是类生命的实体依托，心灵、意识是类生命的策动之源。就类的属性而言，心灵、意识是类生命不可或缺的必要条件之一。但面对多样化的、不同生命质量的个体，如何评判其地位和意义？仅有种生命而没有自我意识的个体是否为人？例如，植物人的大脑皮层功能严重受损，认知能力完全丧失，除具有一些本能性的神经反射和物质能量代谢外，无任何自主活动，处于不可逆的深度昏迷状态。这样的人是否还具有人的生命？如何判断其作为人的道德地位？

按照笛卡尔的二元论，植物人是一个没有理性、心灵和理智的不能思维的身体，更不用说拥有尼采所强调的权力意志。它仅仅是一个具有广延性的"机械结构"，是有生命的"尸体"，称不上能够"我思"的、具有生存意志或权力意志的人。辛格与此持一致的态度，并否定了植物人生命的内在价值，他在《实践伦理学》中指出：植物人"没有自我意识、理性和自主，因此，对生命权和尊重自主的考虑就不适用于他们。如果他们没有、也不可能再有任何经验，那他们的生命也就没有内在价值。他们生命的航程已经终结。他们在生物学的意义上还活着，但在传记意义上已经死去"②。邱仁宗先生则从意识能力的角度否定了植物人作为人的生命的存在，他认为："一个已经不可逆昏迷的人，或者脑死亡，或者处于永久性植物状态的人，他们也具有所有的人类基因组，并且有一个人体，但也不是'人'。"③显然，以上观点均将理性、意

---

① 许志伟.生命伦理对当代生命科技的道德评估［M］北京：中国社会科学出版社，2006：62.

② 辛格.实践伦理学［M］.刘莘，译.上海：东方出版社，2005：192.

③ 邱仁宗.论"人"的概念：生命伦理学的视角［J］.哲学研究，1998，17（9）：26-35.

识、自主当作了评判人的必要条件或生命内在价值的依归，而否定或淡化了躯体中本能性的神经反射如咳嗽、喷嚏、打哈欠以及呼吸、心跳、物质能量代谢等在对人进行道德判断中的价值，更没有兼顾到伊德、梅洛·庞蒂所强调的涉身主体的意义。在梅洛·庞蒂看来，笛卡尔二元论背景下的"身体"及其各组成部分与其对象之间只具有外在的机械因果关系，其实质是处在机械自然观的客观世界中的一种广延实体，它是建立在机械因果模型下的传统生理学基础之上的。在传统的生理学理论中，身体的"刺激—反应"行为只能用刺激、接收器和感觉之间的机械因果关系来描述，身体被构想为客观世界中的一个自在对象，并可以从第三人称视角对身体行为进行外在观察，此即"对象身体"。梅洛·庞蒂试图通过"幻肢现象"表明身体并不是纯粹客观意义上的认识对象，他提出了"现象身体"的概念。所谓"现象身体"就是自在存在与自为存在的综合，既是主体，又是客体，是"在世存在的载体"。现代生理学研究表明，身体并非单纯被动地接受外部刺激，也能排斥特定刺激。身体行为并非单纯的机械因果关系，还包含着某种主动性或目的性的成分，身体可以按照自己的目的主动地加工和选择刺激，表现出自组织的功能。作为"现象身体"的身体主体与意识主体的根本区别在于其自身不是纯粹和透明的，而是暧昧的、含混的。身心是不可分割的整体，二者来自同一个"形体领域"，即活的肉体，它们不是彼此并列且外在联系起来的实存。相反，它们是彼此交叠和共存，相互纠缠并不可分割地互相连接。事实上，身体本身就是意义表达的能指，身体动作、身体姿势承载着一种比理性意识更本源的运动意识或知觉意识，这种知觉意识"是通过身体以物体方式的存在"，它不同于作为对象性、反思性意识的"我思"。正是身体提供了人类基本感知的条件，将人置身于世界，成为世界的一部分，并使之成为世界的中心。

植物人虽然已不具有人的意识和认知能力，但他仍具有人的直观表象，并且保有着人的基本生命体征如脉搏、呼吸、血压、体温等，并且具有人之为人的身体。我们可以否定他作为意识主体的存在，但却没有足够的理由否定他不再是一个身体主体。当一个陪伴植物人的人熟睡在植物人旁边，难道一个陌生人能区分出二者谁死谁活，或者能说出哪一个是沉睡的人，哪一个是植物人吗？然而，一个具有认知和分析能力的熟睡的机器人，无论他睡得再深，也无论机器人伪装得再像，你也不会说机器人是人，也能够区分出哪一个是人。而做出以上判断的依据绝不是认知能力和思维，而是其具有直观表象的身体和基本的生命体征。故而，在判断生与死的问题上，身体死亡与意识丧失同等重要，传统死亡标准之所以至今仍被不少人所固守，正是因为它能给人们更直观体验的东西。

因此，笔者认为，对人及其生命的理解，不能拘泥于二元论立场，仅仅将其看作活力、机能、功能、精神、思想等，而应从身体理论的视域，将身体作为生命的应有内容。人的生命是人的身体与意识、意志、冲动等精神形态的统一，即人本身，生命的结束也就意味着身体的死亡，身体变为尸体。梅洛·庞蒂认为："身体自身的运动包含着自身进入所询问的那个世界……每一个世界都对另外一个世界保持开放。"①植物人虽因失去意识和认知能力而区别于常人，但也不同于没有思维、没有意识、没有认知能力的动物，更不同于具有思维和认知能力的机器，其身体是文化、权利、尊严等社会属性的载体，具有人的社会关系属性，是其与他人进行交流、对话的场所。植物人仍然具有人的种生命并扮演着病患、父子等现实的角色关系，不能因为其意识的消失而完全否定其作为人的存在。

意识与意识能力是两个不同的概念。有无意识不能作为评判人的标准，否则刚出生的婴儿、处于全身麻醉状态的人等都将被列入非人的范畴。笔者认为，"自我意识能力"是一个值得考虑的概念。新生婴儿、处于全身麻醉状态的人等虽然此种状态下不具有自我意识，但他们有发生或恢复自我意识的能力。自我意识能力是一个动态的、发展的范畴，一个人的能力包括自我意识能力是在不断变化、发展的。而且它与科技发展水平密切相关，无脑儿、植物人等就当下的科技水平而言，已不太可能再发生或恢复意识，不具有自我意识能力，但若有朝一日通过大脑移植或修复等技术，植物人能够恢复意识、无脑儿可以治愈，他们就有可能成为"正常"的人。就自我意识能力而言，胎儿具有发生自我意识的潜能与植物人具有恢复自我意识的潜能是不同的，前者要变成现实需要生殖科学的支撑，后者要变成现实需要临床医学的支撑。由于前者还不是独立的个体，在情感、价值等方面与后者曾经为人且已与社会发生过现实联系的事实是不同的。前者所具有的种生命与后者所具有的种生命是不等价的，后者是一种类化了的、社会化了的种生命。因此，人工流产与放弃对植物人、深度昏迷者的治疗所涉及的伦理问题是不同的。但无论如何，不应当否认人类种生命的神圣性，只不过不同状态的个体的种生命的价值不同罢了。对不同状态的种生命的价值评估应当从内在与外在两个方面分析，植物人的种生命

---

① MERLEAU-PONTYM. The Visible and the Invisible［M］. Evanston: Northwestern University Press，1968：141.

的价值并不因其已被社会化而必然大于胚胎的种生命的价值，但也未必小于胚胎的种生命的价值。一个胚胎既可能发育发展成一个健康的有用的人，也可能发育成一个如无脑儿的无用之人。

如果说植物人仍属人类个体意义上的人，其尊严、权利和价值等社会属性与常人何异？这些问题直接关涉着对植物人的临床治疗态度和治疗行为，关涉着植物人的治疗意义和治疗价值等问题。

按照"理性—尊严说"，人的尊严源自人的自主意志和选择能力。无论"自主—尊严说""道德自主—尊严说"，还是"自我目的—尊严说"，尽管其主张的内容不完全相同，但都认为尊严是以自由意志、理性能力为前提的，奥古斯丁、斯多葛学派、康德等都持有此类观点。依此，无脑儿、植物人因没有或失去自由意志及选择能力，就无人的尊严。显然，这是一个令人难以接受的判断。自主意志、选择能力虽然影响尊严，但并不是人的尊严存在的必要条件。人的尊严可分为生命尊严、社会尊严和心理尊严，自主意志、选择能力所体现的仅仅是人的社会尊严或心理尊严，而生命尊严是人所固有的，是人的自然属性，只要是人类成员，就拥有超越于其他物种的生命尊严。德国宪法法院在一项判决中写道"有人的生命的地方，就有人的尊严；起决定作用的并不在于尊严的载体是否意识到这种尊严或者知道保护这种尊严。从开始便建构在人的存在中潜在的能力就足以对这种尊严做出论证。"①依此，只要是人的生命都享有生命的尊严，其生命都同样神圣不可侵犯，植物人作为人的生命的存在，与常人一样拥有生命的尊严。尊严与生命并不是直接同一的，生命尊严仅仅是人的尊严的最基本的方面。已逝者虽不再拥有生命和生命的尊严，但不等于无尊严，其荣誉、名誉等社会尊严依然存在。人的社会尊严、心理尊严会因人的社会地位、角色权利、心理感受而不同。同样，生命尊严也有大小、高低之别，受生命状态、生命质量、生命价值的因素的影响。"早期胚胎与胎儿、潜在的人与现实的人、健康的人与生命末期的人等，由于其扮演的角色及承载的义务不同，其生命权大小也不同。"早期胚胎与胎儿，虽然具有人的基因组甚至人的种生命，但还不是一个独立状态的人，尚不具有人的生命尊严。尊严作为一项权利，"这项权利的载体却又不像生命权利的载体那样广泛。如胚胎或胎儿，虽然享有生命权，但因感受不到侮辱，故无法享有尊严权……尊严这项权利并非为所有人类生命形式所享有，就像选举权的拥有必须是以一定的认

---

① 甘绍平. 人权伦理学［M］. 北京：中国发展出版社，2009：142，160.

知能力为前提条件那样"①。尊严是人维护自我的独特性、相互关怀、避免侮辱的权利，它源自人作为人所内存的规定性及其基本的情感和精神需求。一个罹患绝症生命垂危而又痛苦不堪的人，虽然其生命的尊严依然存在，但因痛苦的感受和对医疗器械的依赖，其心理尊严无疑会受到损害，植物人尽管感受不到自己尊严的损害，但其在他人心目中的形象即社会尊严可能会有所改变。我们虽然不能将人的生命价值与生命尊严画上等号，但人的生命价值的大小在一定程度上会影响他人对其生命尊严的道德判断。由于植物人已失去自我意志和意识，失去了对尊严的内心感受，已无其内在的目的和价值，更不可能再为家庭、他人或社会创造外在的价值，如果此时仍继续对其进行无意义的救治，在身体上插满胃管、尿管、氧气管等异物，不仅是对其身体主体的粗暴干预，也是对其社会尊严、形象的损害。因此，在现有的医学技术条件下，笔者赞同放弃对植物人的救治，但这并不意味着植物人不再是人或已经死亡，而是因为继续救治已不可能提升其生命尊严和心理尊严，放弃治疗更有助于留下其曾有的健康形象、声誉和价值，维护其社会尊严。同样，对于脑死亡患者，尽管其心跳、呼吸等生命体征可能会短暂地持续，但已经临床判定、神经脑电确认试验、自主呼吸激发试验等加以判定，其种生命就不可逆转，其类生命也将随着种生命的终止而消失。即使心跳、呼吸尚在进行的那一刻，其身体反射包括植物人所具有的膝跳反射等功能亦不复存在，作为身体主体业已死亡，身体已成为尸体，继续救治更无益于其生命尊严和社会尊严的捍卫。当然，作为人的社会尊严并不因种生命和类生命的消失而消失，其曾经的名誉、声望、贡献等仍应得到与生前一样的保护和尊重。

总之，人的生命是种生命与类生命的统一，需要从时间与空间两个维度来界定，应当有身体的在场。意识与人并非直接统一的存在，对人及其生命的诠释关涉着生命伦理的本原性问题，影响着胚胎、无脑儿、植物人等生命个体道德地位的厘定及其处置方式，有待深入的研究和探讨。

---

① 甘绍平. 人权伦理学［M］. 北京：中国发展出版社，2009.

1.2 基于身体理论的当代生命技术伦理研究现状之审视

人及其生命作为当代生命技术直接关涉的对象，首先是身体的存在，但在人类自我认识的历程中并没有给身体留下太多的位置。随着当代生命技术伦理问题的日益凸显，需要我们走出身体虚无和纯粹理性的藩篱，正视此在的身体，从身体理论的视角对人、人的生命等进行重新评估和审视，寻求消解当代生命技术伦理困境的选择与出路。

一、人及其生命：生命技术伦理关涉的基本问题

生命技术的意指十分宽泛，广义的生命技术包括与一切生命形式如植物生命、动物生命、人的生命等有关的技术，由于与人的生命直接相关的技术所潜在的伦理问题更为突出，故而笔者所论及的生命技术皆指关涉人及其生命的生命技术，所言"生命技术伦理"也主要指与人的生命技术有关的伦理问题。就生命技术伦理的学科属性来说尽管其隶属于应用伦理学的范畴，但在具体伦理问题的分析中又不能不面对形而上的超验问题，而人及其生命则是超验层面问题中的最基本问题。所谓基本问题，是指贯穿于所有生命技术伦理问题始终的、影响着其他生命技术伦理问题分析和解决的、具有根本性的基础性问题。笔者认为，人及其生命作为生命技术伦理关涉的基本问题包含以下两个层面：其一，为什么人及其生命应当作为或者能够作为生命技术伦理的基本问题？其二，人及其生命之间有着什么样的关系？二者是否同一？

第一个层面的问题可以从以下三个方面得到说明：①人及其生命是一切生命技术伦理理论的最终指向。在古代，中文中的"伦"其本意为"辈"，指人与人之间承袭相继的关系，又称"人伦"。后引申到"类""比"之意，如我们在形容某人着装不得体时，就说某人打扮不伦不类，其中的"不伦"即指不同类，既非这一类，又非那一类。"理"的本意为治玉，即加工雕琢玉石，后

引申为事物的条理、道理、规则。"伦理"一词最早见于《礼记·乐记篇》，其中说："乐者，通伦理者也"。"伦理"二字合词，指人与人之间的辈分关系，后来进一步发展演变，泛指处理人与人之间行为关系的道理和原则。由此不难看出，就其本意而言，"伦理"是关涉人与人的称谓，生命技术伦理也不例外。尽管当下有动物保护主义、生态伦理学等理论，但这里的"伦理"只能说是对"伦理"本意的延伸，而且这种延伸了的伦理最终不能背离人的利益，其终极关怀应当是指向人的，也只有从"人是目的"出发，动物伦理、生态伦理才具有构建的合理性。正如康德所言："只有人才有资格获得道德关怀……就动物而言，我们不负有任何直接的义务。动物不具有自我意识，仅仅是实现目的的一个工具。这个目的就是人。……我们对动物的义务，只是我们对人的一种间接义务。"①我们相信，即使是那些强调动物、植物等被保护对象本身拥有神圣不可侵犯的权利的"非人类中心主义"者，当这些被保护的他者的利益与其自身利益、人类利益发生根本性冲突时，也势必优先考虑其自身利益和人类利益，没有哪一个"非人类中心主义"者愿意将自己投入饥不择食的老虎之口。②人及其生命是一切生命技术伦理理论或学派都不可回避的问题。尽管围绕技术伦理的派别林立，但无论技术中性论、悲观论、乐观论还是技术建构论，都不可能绕过人及其生命这一核心的问题，其悲与乐、忧与思、好与坏，都是以人的利益为评判标准的，离开了人和人类就没有伦理可言。③人及其生命贯穿于伦理学发展的始终，对这一问题的不同回答决定着不同伦理学理论的基本倾向和性质，决定着它们对其他伦理问题的回应。在伦理学史上，美德论、义务论、效果论等理论都提出了自己的善恶观、是非观和幸福观，由于它们对人及其利益问题的看法不同，面对一个伦理境遇往往会得到不同的伦理判断。如：对于一个仅靠呼吸机才能暂时维持其存活的患者，义务论从救死扶伤的道德义务出发，强调医务人员应不惜一切代价地救治。而效果论从功利最大化出发，建议放弃治疗。在技术悲观论看来，呼吸机技术是造成这一伦理问题的根源，导致了对卫生资源的浪费。而对技术乐观论来说，呼吸机技术为患者提供了更多的生存机会，延长了人的生命。不难看出，尽管这些基本理论的价值定位、权利义务观念有所不同，甚至在对行为的伦理判断中存在冲突的情形，但人及其利益问题始终没有脱离它们的视线。因此，笔者认为，人及其生命是生命技

---

① 孙江.从"非人类中心主义"看动物权利的理论基础 [J]. 河北法学，2009（4）：149.

术伦理的基本问题。香港大学许志伟先生曾明确指出："当人面对生命伦理学的种种问题，并确立种种原则来处理这些问题时，有一个根本的问题却常常为生命伦理学所忽视，然而这却是人类萦绕于怀、挥之不去的自我认识问题，那就是我们如何界定'人'。在我看来，这是生命伦理学的一个根本的问题，是解决种种生命伦理问题的根本出发点。"①

康德晚年将其毕生探索的所有哲学问题归结为四个问题，即"我能知道什么？""我应该做什么？""我能希望什么？""人是什么？"形而上学回答第一个问题，道德回答第二个问题，宗教回答第三个问题，人类学回答第四个问题。但在根本上，人们可以把所有这一切都归给人类学，因为前三个问题都与最后一个问题相关。②这就意味着，关于世界的一切知识都应该建立在对人的理解之上。马克斯·舍勒强调："在一定意义上，全部哲学的中心就是使我们回到人是什么，以及他在全部存在物、世界和神的总和中占有怎样的形上学地位问题。"③恩斯特·卡西尔指出："认识自我乃是哲学探究的最高目标——这看来是众所公认的。在各种不同哲学流派之间的一切争论中，这个目标始终未被改变过和动摇过：它已被证明是阿基米德点，是一切思潮的牢固而不可动摇的中心。"④

但是，虽然我们每个人都能感受到、体察到人及其生命的存在，而关于什么是人？如何看待人与人的生命及其身体的存在与生成性关系？人的生命始于何时？这些超验的问题，又是每个人都难以言表的，即使经验层面的科学如生物学、医学至今也没有一个关于人及其生命的统一界定。也许正是在此种意义上，"认识你自己"的古希腊的神谕才成为千古绝句。而且，随着克隆技术、辅助生殖技术、器官移植、变性手术、基因修饰等生命技术对身体的深层涉入和再造，使身体不再是自我的直接存在和存在意义的表征，身体"异化"为理解自我的"他在"，造成了自我的现代性分裂及身份定位的混乱和人的生命界定的日益模糊。如：克隆人与提供体细胞的个体之间是什么关系？提供卵子的母亲与代理母亲何者为法律中的"生母"？由胚胎干细胞技术产生的人兽混合

---

①　许志伟.生命伦理对当代生命科技的道德评估［M］.北京：中国社会科学出版社，2006：15.

②　李秋零.康德著作全集：第9卷［M］.北京：中国人民大学出版社，2010：24.

③　欧阳光伟.现代哲学人类学［M］.沈阳：辽宁人民出版社，1986：37.

④　恩斯特·卡西尔.人论［M］.甘阳，译.上海：上海译文出版社，1985：3.

体是人还是兽？胚胎、植物人没有思维，是否承载着人的生命？人的生命与身体是否同一的存在？尚不具有人的身体的胎儿或已出生的无脑儿是不是人？仅靠生命技术维持心跳呼吸的病人是生还是死……这些问题直接关涉着堕胎问题、胚胎干细胞的利用问题、无脑儿的救治问题、植物人放弃治疗问题等方面的伦理决策。与此相关的理论问题如：是否所有人的生命都是神圣不可侵犯的？一个人当生命垂危且极度痛苦，要求为其实施安乐死时，是否还应当捍卫生命的神圣而不惜一切代价地救治？如何评估生命神圣与生命质量、生命价值的关系？享有得到尊重的权利与捍卫生命的神圣及尊严有何关系？等等。可以说，生命技术伦理中的一切问题都是围绕或维护人、人的生命而展开的。

二、历史与现实：中国生命技术伦理研究之现状

20世纪50年代以来，随着DNA双螺旋结构的发现，生命科技取得了突飞猛进的发展，大大提高了人类认识疾病的广度和深度，增强了人类战胜疾病的能力，提高了人类生存的质量。但是，与其他技术一样，生命技术不仅负载价值，而且挑战着人们固有的伦理价值观念，引发了诸多的社会伦理问题。如，辅助生殖技术中的辈分关系问题、胚胎干细胞技术中的胚胎道德地位问题、器官移植中自我认同问题、基因治疗中的后代权利问题、克隆技术的人的尊严问题，等等。围绕生命技术中的伦理问题，学者们进行了深入、系统的探索，并取得了丰硕的成果。中国对生命技术伦理问题的研究始于20世纪70年代末期，1979年在广州医学辩证法讲习会上邱仁宗先生作了题为《七十年代医学哲学综述》的报告，第一次将生命伦理学的概念展现在中国医学与哲学工作者面前。此后，《医学与哲学》《中国医学伦理学》分别于1980年，1988年创刊。随着一系列相关著作、论文的出版和发表，以及一系列基金项目的立项，学界对该问题的研究逐渐深入。其中，邱仁宗先生于1987年出版的《生命伦理学》（2010年再版）是中国生命技术伦理学研究的先河之作。该书对当代生命技术应用中的伦理问题进行了深入的研究，包括辅助生殖、生育控制、遗传和优生、生命维持、器官移植、行为控制等。针对生命科学技术以及医疗卫生中的伦理问题，该书在介绍和述评国外研究成果的同时，也对我国应该做什么和应该怎么做进行了探讨，提出了生命科技及医疗卫生的管理政策方面的建议。随着生命科技的迅速发展，关涉的伦理问题越来越多，更多的学者投入了对相关伦理问题的研究。其一，在生命技术一般伦理问题研究方面，如邱仁宗与翟晓梅的《生命伦理学概论》（2003）、沈铭贤教授的《生命伦理学》（2003）、邱仁

宗的《生命伦理学——女性主义视角》等。这些成果从哲学层面对生命技术伦理的研究对象、基本理论与原则，以及辅助生殖技术、器官移植、胚胎干细胞技术、基因技术等具体技术关涉的伦理问题，进行了较全面的解读和分析。其二，在生命技术具体领域伦理问题的研究方面，如王延光的《中国遗传伦理的争鸣与探索》（2005）、翟晓梅的《死亡的尊严》（2006）、朱伟的《生命伦理中的知情同意》（2009）、韩跃红的《生命伦理学维度：艾滋病防控难题与对策》（2011）、徐宗良的《面对死亡：死亡伦理》（2011）等。这些成果，从生命技术伦理的一般理论出发，对具体生命技术领域和生命活动中的伦理问题进行了诠释。其三，在从儒家文化视角对生命技术伦理的研究方面，如李瑞全（台湾）的《儒家生命伦理学》（1999）、范瑞平（香港）的《当代儒家生命伦理学》（2011）、罗秉祥等人的《生命伦理学的中国哲学思考》（2013）等。这些成果，以儒家文化中的"仁"为基础，在吸纳西方生命伦理基本理论和原则的基础上，从儒家文化的视角对当代生命技术的伦理问题进行了剖析，提出了儒家生命伦理学的基本框架和思想。其四，在从伦理与法律交叉视角对生命技术伦理的研究方面，如万慧进的《生命伦理学和生命法学》（2004）、颜厥安（台湾）的《鼠肝与虫臂的管制—法理学与生命伦理探究》（2006）、黄丁全（台湾）的《医疗法律与生命伦理》（2007）、刘长秋的《生命科技法比较研究》（2012）及《生命法学理论梳理与重构》等。这些成果从伦理与法律双重视角，对生命技术研究及应用中的具体问题进行了分析，进行了应然与实然、理论与现实两方面的探讨。此外，国内关于基因技术、克隆技术、脑死亡等方面，已发表了大量的具有一定学术深度的系列论文，如樊和平的《基因技术的道德哲学革命》（《中国社会科学》（2006））、翟振明等人的《论克隆人的尊严问题》（《哲学研究》（2007））等，并完成了《现代生物技术中的伦理问题和道德抉择》（韩跃红，2001）、《完善中国的生命伦理学》（丛亚丽，2002）、《中国遗传伦理学理论与应用研究》（王延光，2002）、《基因技术之伦理研究》（张春美，2004）、《转基因食品的社会评价问题研究》（毛新志，2009）、《人与动物混合机体的哲学和伦理学研究》（翟晓梅，2010）、《祛弱权视阈的生命伦理问题研究》（任丑，2011）、《人胚胎伦理问题及其监管政策研究》（李才华，2013）等国家社科基金课题，而且设立了《现代医疗技术中的生命伦理及其法律问题研究》（田勇泉，2011）、《生命伦理的道德形态学研究》（田海平，2013）、《生物哲学重要问题研究》（李建会，2014）、《预防为主的大健康格局与健康中国建设研究》（申曙光，2017）等国家社科基金重大项目。

纵观以上成果，目前主要侧重于生命技术研究和应用中具体伦理问题的探讨，并已拓展到了临床应用的各个方面，提出了诸多有益的思考和建设性的对策建议。在理论层面主要局限于对生命技术伦理的基本原则、基本理论的阐述，而且以评介国外理论研究成果为主，包括比彻姆、丘卓斯的"四原则"、经典的义务论、效果论、美德论等，但对不同原则之间的冲突、产生冲突的本体论根源，以及对构建基本原则、理论的理性基础等缺乏深层的剖析。如果说在此方面有所探讨的话，当推许志伟先生的《生命伦理对当代生命科技的道德评估》（2006），该书不仅从哲学、宗教的视角对"位格人"的概念进行了全面的阐述，而且从生物学、心理学等方面对其进行了深入的探究，并在此基础上展开了对辅助生殖技术、克隆技术等具体伦理问题的分析，对身体在疾病发生中的作用给予了一定的关注。但对身体给予应有地位的当推孙慕义教授的巨著《后现代生命伦理学——关于敬畏生命的意志以及生命科学之善与恶的价值图式：生命伦理学的新原道、新原法与新原实》（2015），该书强调"不能由医生负责身体，而由心理学家负责精神。没有一位成功的心理学者不顾及身体的变化，也不应该有纯粹关注身体表面的临床医生"①，主张从新原道、新原法、新原实的维度重构生命伦理，从而为当代生命技术伦理注入了盎然的生机和活力。

生命技术直接与人及其生命密切相关，对生命技术伦理问题的研究离不开对人及其生命等基本问题的分析，而此势必涉及身心问题，需要从身体理论的视角对生命技术伦理的困境加以研究。而国内在关于身体理论的研究中，主要集中于对身体的在世形态及其相关因素的分析等方面，侧重于科技哲学、社会学及文学层面的研究，缺乏对身体问题的伦理关注，主要成果如：葛红兵、宋耕先生的《身体政治》（2005）、张尧均的《隐喻的身体——梅洛庞蒂身体现象学研究》（2006）、杨大春的《语言·身体·他者——当代法国哲学的三大主题》（2007）、江安民的《身体、空间与后现代性》（2006）、郑震的《身体图景》（2009）等。从身体理论视角对生命技术伦理问题加以研究的成果主要有：其一，王强、马祥富在其《身体、自我与生命：生命伦理学的哲学基础探寻》（《河南师范大学学报·哲学社会科学版》，2008）一文中，认为现代道德哲学是以身体、身体感觉和情感为根基的，生命干预技术的出现直接触及了身体、身体感觉，否定了身体、身体感觉和情感的存在本体地位。与生命干

---

① 孙慕义. 后现代生命伦理学［M］. 北京：中国社会科学出版社，2015：54.

预技术相和谐的道德哲学形态，将是"自然人—技术人"共生互动的"不自然的伦理"和"不自然的道德哲学"。该文对生命干预技术与身体异化问题的分析较为深入，但是其立论前提值得商榷，当代生命伦理学并非以身体、身体感觉和情感为根基的，相反是忽视了身体的存在，忽视了直觉、身体情感的作用，被抽象的原则、规范所桎梏。其二，周丽昀的《身体伦理学：生命伦理学的后现代视域》（《学术月刊》，2009）一文，认为生命科技的发展使得"涉身自我"凸显，一定程度上消解了身心二元对立的界限，给建立在二元论基础上的传统生命伦理学带来了冲击和考验。身体伦理学以"涉身自我"而不是以普遍的理性原则为基础的，通过关注身体体验和文化差异，有助于推进对生命伦理学的传统范式进行反思与重构。该文对于从身体理论的视角思考生命科技伦理问题具有十分积极的启发意义，但缺乏针对具体伦理问题的深层剖析，而且没有提出应当如何重构当代生命科技伦理等问题。其三，杨庆峰的《浅谈以身体为焦点：由现代技术引发的伦理问题》（《东南大学学报·哲学社会科学学版》，2009）一文，根据唐·伊德的"三个身体"理论，剖析了人类借助现代技术改变的身体所呈现出的四种情形，并对当代技术背景下身体流变的不同情形进行了全面的阐述，但该文缺乏从身体理论对当代生命科技伦理进行深层次的剖析。

因此，如何从具身性主体出发，用后现代主义方法对二元对立的基本范畴进行反思，通过关注身体体验和文化差异，对生命伦理学的传统范式进行前提反思与理论重构，无疑是消解当代生命技术伦理难题全新的认识论、方法论和伦理学的分析方式。

三、范式与创新：西方生命技术伦理研究之镜像

国外最有代表性及最具影响力的生命技术伦理成果，应推彼彻姆、查瑞斯的《生物医学伦理学原则》和恩格尔哈特《生命伦理学基础》。彼彻姆、查瑞斯在《生物医学伦理学原则》中，通过对功利主义、义务论、关怀伦理学等七种伦理学理论的客观评价，借鉴各伦理学理论的合理部分，提出了建立在共同道德理论之上的原则主义进路（"四原则说"），认为尊重、不伤害、行善、公正等四个原则是生命伦理学最抽象、最普遍的规范或范式"四原则说"的最大贡献是具有普遍性或客观性，正如彼彻姆和查瑞斯所说，这些原则来自"共同道德"及医学传统中的"审慎判断"或称自明的范准，而"共同道德"是为社会大众一般共享的非哲学性的常识及传统，是任何一个道德共同体都必须遵

守的原则。正因如此，"四原则说"得到了国际上普遍支持，成为生命伦理学原则构建的重要部分。

但是，关于"四原则说"对解决道德原则之间对立冲突问题，人们并没有予以全面赞同。恩格尔·哈特在《生命伦理学基础》中，将"允许"作为首要原则，"行善"位居其次的"二原则说"，认为对于持有不同价值观念的道德异乡人的道德争端，只能靠争议者们的相互同意和相互尊重来解决，这一观点在世界范围产生了巨大反响。该理论的主要贡献是，前瞻性地揭示了处理伦理问题时的多元语境，提出在不同的道德传统，不同的伦理体系之中，对同样的问题存在不同的伦理观点和处理方式，这一思想打破了启蒙运动以来那种普适性伦理的诉求。虽然"二原则说"在促使人们正视道德多元化的现实、关注不同道德体系的人们的自主权方面具有积极意义，但它在对允许原则的优先性缺乏论证、偏重于人的个体性而忽视了人的社会性、只看到道德体系的差异而看不到其共同性等方面受到较多批判。相对于原则主义伦理分析径路，哈贝马斯在《交往行为理论》中提出的程序主义伦理分析径路也受到世界性关注，他强调交往行为中程序和规则的合理性，要遵循"普遍化"和"话语"两个原则。不可否认，该理论在排除强制性的一元化价值观方面与允许原则一样具有积极意义。但是，这种道德话语并不具有实质性的先验性内容，更不是建立在某种共同的价值基础之上的。

在实践伦理学方面，蒂洛的《伦理学：理论与实践》和辛格的《实践伦理学》从描述伦理学理论以及实践运用的视角，对具体伦理问题进行了深入研究，在国际上具有较大影响。《伦理学：理论与实践》一书，首先介绍了传统的伦理学理论和伦理学领域的一些重大理论问题，明确表述了人道主义伦理学体系。其次探讨了当代西方社会的若干伦理问题，并对不同的道德评价观点进行了综合评述，建立了所谓的"人道主义伦理学体系"。该书对于了解和研究现代西方的社会伦理观、伦理学体系及其社会伦理问题方面，具有较大参考价值；《实践伦理学》对功利主义的伦理观进行了诠释，认为功利是实践理性的内在要求，强调所有生命都要用"利益平等"的原则予以衡量和规范。依此，该书探讨了人与人之间的平等及其意义、动物伦理，以及人类与自然环境的关系问题等。但是，由于辛格上述较为独特的立论包含了对宗教道德观和康德主义道德观的激烈批评，在全球范围内既吸引了众多追随者，也遭到了众多批判。此外，拜尔茨的《基因伦理学》从人的本质入手，依据"人属于自然物质同时又具有主观能动性"，把各种争议归并为"实体论的"和"主观论的"，并认为只有后者可取，是人对自身进行控制的权利基础。强调通过克隆技术不可能形成生物学上与本人完全相同的人，并试图从西方人类学传统为确立一种"对于公众具有约束力的"基因理论寻找哲学基础。

以上成果，对于规范生命技术的研究和应用起到了一定的指导和调节作用。但是，在面对具体生命技术伦理问题时，这些原则和规范因缺乏明晰性、自洽性而又显得苍白无力。而且在生命技术伦理的基础理论方面尚没有形成自身的体系，主要从元伦理学、规范伦理学及描述伦理学的理论描摹而来，对生命技术伦理关涉的基本问题缺乏深层的剖析，如：胎儿以及人兽混合体是不是人？什么是人？如果说人是有意识的存在，那么无脑儿、植物人等没有意识，难道他们不是人吗？如果说胎儿尚不是人，那么非人的存在是否具有人的生命？人的生命始于何时？如何判定变性手术者的自我和人格？克隆人贬损了人类的尊严还是克隆人的尊严？等等。这些问题，直接影响着对胎儿的处理态度、胚胎干细胞的利用，以及无脑儿、植物人的生存权利等。然而，由于现代生命技术伦理是建立在主体与客体、身体与心灵分立的二元论基础之上的，是以理性为基础的原则主义主导的规范化体系，并没有考虑到身体在人及其生命中的基础性地位和认识论价值，没有给道德直觉、道德本能、身体感知等留下任何余地，其道德判断主体完全是笛卡尔的理性之我、灵魂之我，而作为技术异化对象、社会规训对象的现实的身体之我，被高高地悬置。

随着学术界对笛卡尔、尼采、海德格尔、梅洛·庞蒂、福柯、布迪厄等人的西方身体理论的采掘，西方近现代思想史中的反理智主义、反意识哲学、反主体主义的思想倾向得以彰显，形成了以身体理论为基点的独特视角。在身体理论中，身体不同于纯粹的肉体、躯体，它是人与人进行交往、对话的场所，是文化符号和生命创造的载体，是灵与肉的统一。一方面，它与人的抽象化的属性如"理性的""政治的""符号的""社会的"以及心灵、灵魂、意识等范畴相区别；另一方面，它又不同于动物性的自然形态，与作为社会存在的人的现实性相关，是人的存在样式，也就是人的存在本身。因此，身体理论视域中的"身体"是意义的复合体。"身体这个领域既是最具有个人化的又是社会性的；既是自然的、生理的存在，又是政治较量和权力作用的场所；既是肉身的、物质的血脉之躯，又是各种复杂文化意义较量的决斗场。"[①]

基于身体理论，Margrit Shildrick和Roxanne My-kitiuk主编了*Ethics of the Body: Postconventional Challenges*（《身体伦理学：后习俗的挑战》）一

---

① 周宪.视觉文化的转向［M］.北京：商务印书馆，2008：342.

书。该书对关于身体的生命伦理学（bioethics about the body）和身体的伦理学（ethics of the body）进行了区分，介绍了生物技术的伦理挑战，并对具身的物质性进行了探讨，为生命技术伦理学的深化提供了一个新的视角，但该书缺乏从身体理论视角对人及其生命等基本问题的探讨。而S.Kay Toombs主编的 *Handbook of Phenomenology and Medicine*，展现了不同现象学者对医学的本质、健康与疾病的含义、身体的特性、具身问题，以及身体与意识、自我、世界的关系等问题的看法，并对身体在道德判断及自主决定中的意义等进行了分析。这些成果，突破了传统生命伦理研究的基本范式，开辟了一个新的研究视角，对当代生命技术伦理的研究提供了极其有益的启示。但是，如何从身体理论的视角，还原具身之我的本体论地位，并以此考察生命技术伦理之困境，是上述成果所没有论及的。

四、比较与启示：基于身体理论的再审视

目前，国内外对生命技术伦理问题的研究成果普遍缺乏身体的介入，是基于身心二元论基础之上的。事实上，无论是解决胚胎、克隆人、植物人等实体的道德地位，还是解决伦理原则之冲突等问题，都必须回归具身性主体。身体理论对我们反思当前生命技术伦理的基本问题，提供了别样的视角。人作为生命技术伦理关怀的主体，是具身的（embodied）[①]存在，首先是肉体的、躯体的、生物性的存在，其次才是理性的、文化的、社会的存在。"具身主体"的呈现，一定程度上消解了身与心的二元对立，使得建立在二元论基础上的人的本质永恒的观点，及以确定性规范为诉求的道德评价体系面临着瓦解，理性自主原则也因之被质疑。关注身体伦理并从身体伦理的视角加以考察，是当前亟待研究的理论路径。

---

① 国内也有学者将 "embodied" 译为 "涉身的""缘身的" 等。笔者认为用 "具身的" 更能反映其本意，一方面 "具身" 强调人是具有身体的主体和存在，这与笛卡尔的心灵主体相区别；另一方面，强调身体是不同于肉体的主体，它具有与外部环境、物理客体等进行互动感知的能力，从而与拉美特里的机械身体相区别。只有在认同人是 "具身" 的存在以及身体的属 "我" 性，才可能进一步探讨身体在认知中的意义等 "涉身" 问题，因此，与 "涉身" 相比 "具身" 有着更基础、更广泛的适用性。

当下，我们之所以反思人其生命的概念，完全是出于解决现实技术伦理问题的需要，是为了不排除每一个属人的存在，尊重每一个个体的人，避免践踏个体及生命尊严的现象，并不是企图让人了解什么是人。就此而言，对人的界定应当从最简约的、最具普遍性的特征入手，考虑到人类的每一个特殊个体，包括正常的和异常的不同情形。而现象学方法为我们达成这种目的提供了可能，现象学强调研究者从传统的观念、理论、思维、偏见中解脱出来，摆脱一切理论性的先入之见，从原初看到的"纯粹"现象中认识事物，从事物本身洞察事物，这一思想对于诠释、描述什么是人提供了有价值的启示。无论古希腊的人学理论，还是基督教、文化人类学者等学派的人学理论，都没有能够摆脱原有观念中关于人的灵魂、理性、情感、心智等认识的困扰，将思维者、行动者的特性类推到一切人类个体，并试图从思维抽象中揭示人的本质，忽视或漠视了感觉直观中的人，其结果事与愿违，抽象的本质并不能适用于无限多样的个体。问题不在于为人、人的生命等生命技术伦理范畴提供一个精确的、共识的、固定化的答案或解答，而是如何对当代生命技术伦理进行本体论意义上的追问，将身体概念引入生命技术伦理之中，从一个别样的思考维度，拓展生命技术伦理研究的视阈。就研究方法而言，需要借鉴现象学及后现代方法的非同一性、非决定论、非中心、多元论等价值理念，冲破旧的范式，对生命技术伦理的基本问题进行哲学审视；就研究思路而言，需要一项跨越伦理学、科技哲学等学科的综合性研究，立足于身体理论，围绕生命技术伦理的关怀主体（人）与身体、生命技术伦理的关怀客体（人的生命）与身体、生命技术伦理的关怀媒介（生命技术）与身体这一主线，以理论和现实问题为导向，展开相关研究。如：通过对生命技术前沿伦理难题的剖析，揭示身体缺位的理论症结；从身体理论的视角，重新审视人、人的生命之内涵，对人、人的生命及生命技术与身体的关系进行剖析。在此基础上，对无脑儿、植物人、克隆人的道德地位，以及器官移植、变性等技术伦理难题等进行重新解读及诠释。

　　总之，当代生命技术伦理应当突破传统伦理之樊篱，吸纳身体伦理之精华，从身体理论的视角，重新审视身体直觉、身体习惯、道德本能等在道德认知、道德判断及道德选择中的价值，并对"理性自主"原则及其冲突问题进行剖析。

1.3　身体理论视域下的医者德性之养成

一、德性内涵之透视

"德性"是美德伦理学的核心概念，对这一概念的界定和解读直接影响着对德性养成路径的分析。在中国传统文化中，"德性"一词最早出自《礼记·中庸》："故君子尊德性而道问学。"也就是说，君子应当尊奉德性，善学好问。其中的"德"指品德，如《易·乾·文言》主张："君子进德修业。""德"，也可以指道德，"道德"二字连用始于荀子《劝学》篇："故学至乎礼而止矣，夫是之谓道德之极。"即，人们共同生活及其行为的准则与规范。"性"指人或事物的本身具有的特质，如《左传·昭公二十五年则天之明》认为："则天之明，因地之性。""德"与"性"合用即"德性"，是指人的道德之性、自然至诚之性。如郑玄主张："德性，谓性至诚者也。"孔颖达指出："'君子尊德性'者，谓君子贤人尊敬此圣人道德之性，自然至诚也。"

在西方，苏格拉底提出了"德性即知识"的著名论断，认为德性是可教的，主张人的诸如公正、节制、虔诚、勇敢等卓越品质为美德。柏拉图在苏格拉底的基础上，提出了"德性即正义"的主张。而亚里士多德则强调"德性即中道"，并系统地论述了德性的本质、形成、培养等一系列问题，首创了德性伦理学。在他看来，"人之为人的德性，就是实现最即也就是成为最高贵的、优秀和最卓越的自己，而这个'自己'是超越了人的'自然'的第二个自己，让灵魂中最高贵的部分起主宰作用的自己。这种意义上的德性就是做（实现）最好的自己"。[①]在现代伦理学研究中，关于"德性"的界定，仁者见仁，不

---

① 亚里士多德.尼各马可伦理学［M］.邓安庆，译.北京：人民出版社，2010：6.

一而足。如以美国阿拉斯代尔·麦金太尔（Alasdair MacIntyre）[①]为代表的学者认为："德性是获得实践的内在利益的必需品质，是有益于整体生活的善的品质。"我国学者江畅[②]在其《德性论》一书中认为："德性是人运用理智或智慧，根据其谋求生存得更好的本性的根本要求并以生存得更好为指向培育的，以心理定式对人的活动发生作用，并使人的活动及其主体成为善的善品质，即道德的品质。"

基于以上的知识梳理，笔者所谓的"德性"是指人应当具有的好的、优秀的道德品质，即美德，包括孔子的"仁爱、忠恕、修己"、孟子的"仁义礼智"、朱熹的"居敬、穷理、省察"以及古希腊强调的公正、智慧、勇敢、节制、虔诚等优良品质。它不同于可好可坏、可善可恶的一般意义上的道德品质。

"德性"不同于"德行"。在现代汉语中，"德性"同"德行"被视为同义语，实际在用法上是有所不同的。"德性"是内在的，是人本身所特有的道德品性。而"德行"是外在的，如郑玄注："德行，内外之称，在心为德，施之为行。"但是，二者又是相互联系、不可分割的。只有具备优秀的德性，并依此去行动，才能产生善良的德行；只有按照善良德行的准则、规范做事，才能逐渐养成优秀的德性。也就是说，要达到作为行为规范的"礼"的目的，就必须要有良好的"德"的修养为前提；反之，如果要完成"德"的修养，也必须有"礼"作为规范，二者在作用上虽有所不同，但其实质是相辅相成的。这也可从"德"与"得"的关系上反映出来。据《释名·释言语》云："德，得也，得事宜也。"亦有"外得于人，内得于己也"之说。也就是说，"德"就是"得"，做事做得适宜，于人是德、是好事，于己也是收获、是善事。

然而，德性与德行并非绝对统一的。具有了好的德性并非必然能够表现出善良的德行，现实生活中从善良的动机出发未必一定能够做成好事；做成了一件好事也并非就可以说具备了善良的德性，歪打正着、出于坏心而做好事的现象也并非罕见。因此，如何能够在养成好的德性的同时，促成善良德行的形成，是当前德性教育的根本问题。

---

①　麦金太尔.德性之后［M］.龚群，戴杨毅，译.北京：中国社会科学出版社，1995：343.

②　江畅.德性论［M］.北京：人民出版社，2011：30-31.

二、医者德性教育之反思

中国古代十分重视"礼"在德性养成中的作用，并被置于周代"六艺"之首。如孔子强调"非礼勿视，非礼勿听，非礼勿言，非礼勿动"，并提出："克己复礼为仁。一日克己复礼，天下归仁焉。"礼，即在社会生活中基于道德观念和风俗习惯形成并为大家共同遵守的准则和仪式，包括祭祀之事的吉礼、冠婚之事的嘉礼、宾客之事的宾礼、军旅之事的军礼、丧葬之事的凶礼等五礼，这些礼制成为当时约束人们行为的基本规范，并对中华民族文明的历史发展产生了深远的影响。古人在传授这些礼制时，并不是先讲授为什么要这样做，让人们事先明白做的道理，而是告诉人们本应这样做，只有这样做，才能体现对上苍、土神、祖先、圣贤、长辈、宾客的敬重，才符合礼制的要求，故古代强调"习礼"而不是"讲礼"。尽管旧时的礼制并不都适用于当下，但古人传授"礼"的方法对当下有借鉴之处。在现代德性教育中，仪式、"礼"的作用日渐式微，取而代之的是讲授，将传授道德知识、提升道德判断能力等作为德性教育的重要任务，而忽视了道德体验、道德品质的养成。虽然在各类学校各个阶段均设有道德教育、人生修养等课程，但因教学方法与教学手段的超验性，造成了知与行、说与做的分离。具体表现在以下几个方面。

1.重道德知识，轻道德践行

自近代培根提出"知识就是力量"以来，知识便成为力量的同义语。尤其是自然科学知识，更被视为力量的象征，过去学校曾流行"学好数理化，走遍天下都不怕"的说法。在这种思想的影响下，即使德性教育也不例外。在目前的德性教育体系中，大多把讲授基本范畴、基本理论、基本原则、基本规范等系统的知识，作为德性教育的重要内容。教师主要是知识的传播者，道德理论的讲授者，学校对学生德性的考核也主要局限于道德知识，较少关注学生的道德实践。

我国古代教育十分重视道德践行和德行的养成。孔子强调要"听其言而观其行"。墨子主张"士虽有学，而行为本焉"，君子要"以身藏性"。而荀子根据言与行的关系，将人分为四个类别：第一类人言行一致；第二类人能做不能说；第三类人能说不能做；第四类人是说得好做得坏。他说："口能言之，身能行之，国宝也。口不能言，身能行之，国器也。口能言之，身不能行，国用也。口言善，身行恶，国妖也。"

随着现代教育的规模化，几十个甚至上百个学生集中于一个教室学习，表面上看提高了知识传播的效率，强化了教育的同质性，但也丧失了古代传统教育中场景式、个体化教学的优势。孟母断杼、张良拜师等情境式德性教育，以及对话式、讨论式的体验性教育正是现代德性教育所欠缺的。孔子指出："力不同科，古之道也。"应当按照学生的特点，根据学生的需求和体验因材施教，即"中人以上可以语上也，中人以下不可以语上也。"他主张："不愤不启，不悱不发，举一隅不以三隅反，则不复也。"一个人只有到了发愤求知、努力钻研，有了百思不得其解的体验时，去引导他、给他讲授相关的道理，才能达到启发、解惑的效果。在当前的医学伦理及医德教育中，问而不答、启而不发、满堂灌、填鸭式的德性教育方法，值得深刻反思。

2.重道德理性，轻道德直觉

肉体、情感、欲望等作为非理性的存在，自古就被柏拉图、基督教等哲学派别所鄙视，甚至被当作罪恶、堕落的象征。尤其笛卡尔开创理性主义之后，本能、直觉、意志等因素日益被弱化，直至人本主义者叔本华、尼采重新唤起内心深处的意志，非理性主义才引起了人们的关注。但是，与理性主义相比，非理性主义始终没有获得好的名声。在理性主义者看来，道德判断是一系列理论推理的结果，患者的自主选择必须是基于理性的、深思熟虑的决定，否则就不可作为医疗决策的依据。事实上，这种对"理性"的偏爱潜藏着一种预设，这种预设忽视了本能、直觉等身体的维度，认为只有理性才能体现个体的意志和价值，而身体直觉、非理性、本能等是不可靠的、无用的。我们姑且不论理性主义与非理性主义的对与错、是与非，仅就理性与直觉而言，二者不可偏废。正如雅斯贝尔所说："理性若没有它的另一面——非理性，是不可思议的。"而且，现代心理学研究表明，道德判断包括直觉系统和推理系统两种加工，很多时候人们的道德判断更多的是一种直觉和情感的结果。[①]

但是，在当前的医学伦理及医德教育中，课堂上讲授更多的是，作为医者为什么应当这样做，道德判断的原则、准则及依据是什么，应当遵循什么样的医德规范及要求等理论。无疑，这有助于增进医学生判断善恶、明辨是非的知识，引导医学生树立正确的价值理念。但是，如果缺乏按照原则、准则、规范要求做事的坚定信念，失去为挽救他人生命和财产奋勇献身的冲动、本能和良知，理性的道德判断和算计可能成为追求道德高尚、践行善良德行的桎梏。而坚定信念、道德意志的养成，除了需要理性灌输之外，更重要的是要通过情境

① 徐平，迟毓凯.道德判断的社会直觉模型述评［J］.心理科学，2007，30（2）：403-405.

教育、习惯强化等直观性的身体规训。

古代之所以强调"有志者，事竟成""三军可夺帅，匹夫不可夺志""在心为志"等，也正是看到了信念、意志等非理性因素的作用。而且，古人还高度重视环境熏陶在性情、意志培育中的作用。《孔子家语·六本》指出："与善人居，如入芝兰之室，久而自芳也；与恶人居，如入鲍鱼之肆，久而自臭也。"晋代傅玄在其《太子少傅箴》中也强调"近朱者赤，近墨者黑"、孟母三迁等，这些都强调了外在环境、感性直观等在德性养成中的作用，也从一个侧面反映了纯粹理性教育的弊端。

3. 重道德言传，轻道德身教

古往今来，教育家们无不主张"言传身教"。孔子说："政者，正也。子帅以正，孰敢不正？""不能正其身，如正人何？""其身正，不令而行；其身不正，虽令不从。"孟子说："行有不得者，皆反求诸己，其身正而天下归之。"这些都强调只有自己行得端、处事公、做得正，才能有效地号令他人、教导学生，事半功倍，否则就没有说服力、号召力。习近平总书记在庆祝第三十个教师节时在北京师范大学强调全国广大教师要做"有理想信念、有道德情操、有扎实知识、有仁爱之心"的好老师，其意义也正在于此。"身教"除了强调教者本人应率先垂范、以身示教之外，还意味着应充分重视榜样的力量，弘扬榜样精神。孔子主张"见贤思齐焉，见不贤而内自省也"，习近平总书记在2019年9月国家勋章和国家荣誉称号颁授仪式上讲话时提出："崇尚英雄才会产生英雄，争做英雄才能英雄辈出。"钟南山院士作为"共和国勋章"的获得者，作为"抗非"抗疫英雄，在抗击疫情的战斗中，其榜样人物、英雄模范的勇敢、正直、执着、朴实的鲜明品格是德性教育的最好例证。

"身教"除了以身示教之外，还包括身体教育。所谓身体教育就是"主张身体是教育的根本，在教育过程中始终坚持把每个人的身体作为教育的出发点和中心点，而不是以知识、技能或其他除身体外的功利化的如应试等为目标的教育学说"①。身体教育强调身体既是教育手段的载体，也是教育手段的服务对象，注重身体在人的品性、体格培养中的作用，呼吁认识身体、保护身体、磨炼身体、控制身体、美化身体、运用身体，试图通过"文明其精神，野蛮其身体"，达到人心与兽身的合一，以实现孔子所期望的身体教育的目标："从

---

① 张嘉泉. 身体教育学［EB/OL］.［2019-10-20］. https://baike. so. com/doc/7079824-7302735. Html.

心所欲不逾矩"。事实上，"初始的教育实践原本就是'身体力行的教育'，大量地显示为亲身感受、以自己的身体与野兽搏斗、以自己的身体与自然对抗等'身体活动'与之相应的教育观念可称为'古代教育学'。这种'古代教育学'，的核心精神是重视身体'感觉'的'身体教育学'"。[①]至近代，由于"哥白尼革命"揭示了人类"感觉"的不可靠性、可错性，对人类的"感觉"给予了无情的、颠覆性的打击，身体教育才开始转向"知识教育"，身体在教育中的作用日渐弱化，直至现代仍未能恢复其原本的地位。

4.重道德他律，轻道德自律

我国古代特别强调社会评价、社会舆论等道德他律的作用，如《史记·张仪列传》有"众口铄金，积毁销骨"之说，《晋书·刘乔传》有"群言淆乱，异说争鸣，众口铄金，积非成是"之言。在荀子看来，"人之性恶，其善者伪也。"人的本性是恶，要使其从善必须通过后天教化、加强道德教育，需要外在的强制、约束、鞭挞，否则就无法达到修身之目的。因此，在荀子看来，人的道德素养的提高，只有通过他律来实现。孟子从人性善出发，认为"恻隐之心，人皆有之；羞恶之心，人皆有之；恭敬之心，人皆有之；是非之心，人皆有之……"他强调人生来固有善端，应当积善累德。因此，他认为修身是一个内省的自律过程，需要激发人内心的善性，需要提升自我反省的能力。

他律与自律是道德规范发生作用的不同方式，二者原本是统一的，人的德性之养成既离不开道德他律，也离不开道德自律，既需要靠教育、教化、良心来维系，也需要有舆论、规章、制度作支撑。但是，在当前的医者的德性教育中，学生成为被动的知识接收器，而基于教化的自修、慎独的时间越来越少，基于良心的内省日渐弱化。往往以旁观者的角色去审视他人、审视社会，面对问题抱怨、牢骚多于内省、自责，担当意识、责任意识亟待加强。

三、基于道德本能的医者德性之践行

奥克肖特[②]认为，人类的道德生活形式有两种，分别是"道德本能"和

---

① 刘良华．"身体教育学"的沦陷与复兴［J］．西北师大学报：社会科学版，2006，43（3）：43–47.

② 奥克肖特．巴别塔．论人类道德生活的形式［J］．张铭，译．世界哲学，2003（4）：105–112.

"道德判断"。道德本能是自然的、固有的、感性的、直观的、不可论证的，它表现为一种不假思索的本能的道德反应，如同情感、羞耻感、敬畏感、母爱等。道德本能不受理性所控制，就像一个正常人无法刻意控制自己的脸红一样，我们也无法控制道德本能所支配的道德活动。在道德活动中，道德本能并不是可有可无的、随意驱使的、依需到场的器物，尤其在"应对生活中那些没有时间和机会进行反思的急事"时，它有其独特的作用，如在紧急境况下舍己救人者，大多出于本能的道德良知或内心的"应当"而无暇进行道德思量和权衡。这与道德判断不同，道德判断是行为主体根据自身诉求、道德境遇、行为后果、社会舆论等进行权衡思量的结果，是文化、社会、理性、反思、可论证性等因素的反映。道德判断把特定的价值归因于个人或者社会的自我意识，不仅规则与理想是反省思考的结果，而且对这种规则或理想的运用也是一种思考性活动。在此，道德生活形式表现为一种有根有据的思考，是依照道德标准、道德规范、道德原则进行道德推理、分析、评估、权衡的结果。

关于道德本能与道德判断在人类道德生活中的地位和作用，自然主义与理性主义持有相反的观点，前者以良心、良知、同情这些先天的道德感为根基，把道德规范和原则最终还原为自然进化的结果，归结于"利他"基因的传承。理性主义则将道德规范和原则最终视为人类群体基于共同利益和共同价值的需要，归结为理性的约定。二者均无法摆脱怀疑论和相对论的阴影。

事实上，道德判断与道德本能本身就是密不可分的，二者共同建构了人类道德生活的内容。一方面道德生活有其自然本能的根源，另一方面道德生活需要通过理性而进行合理的必要道德约定。舍弃道德本能，道德生活就会变得乏味、单调、死寂或机械；舍弃道德判断，道德生活就会显得散漫、放荡、无政府主义或零乱。因此，理性主义者蒙田①在论及良心问题时，也不得不说："即使人在作恶时感到乐趣，良心上却会适得其反，产生出一种憎恶感、引起许多痛苦和联想，不论睡时醒时都折磨自己。"古今中外有不少的思想家对道德本能给予了关注，如孟子的不学而知、不习而能的性善论强调："恻隐之心，仁之端也；羞恶之心，义之端也；辞让之心，礼之端也；是非之心，智之端也。""仁义礼智，非由外铄我也，我固有之也，弗思耳矣。"在孟子看来，恻隐、羞恶、辞让、是非等四种情感即"四端"，是人所普遍具有的天生道德

---

① 蒙田.蒙田随笔全集［M］.潘丽珍，译.南京：译林出版社，1996：40.

能力，是仁义礼智的道德之源。而卢梭①则把"自爱"与"怜悯"看作是两个先于社会性的原动力，他说："即使没有社会性这一动力，我觉得，自然法的一切规则也能从其中（即从自爱与怜悯这两个原动力中）产生出来。"此外，亚里士多德强调的友爱之德，休谟偏好的仁爱等，都是以"良知"的名义对道德本能的弘扬。现代神经科学研究表明，镜像神经元能够表征与个体自身行为相似的动作图式，这一成果为怜悯、同情的形成提供了生理学的诠释。

当下，尽管我们还没有充分的证据能够说明道德本能发生的内在机制及其与道德判断的关系。但是，至少我们可以说人类的道德生活离不开道德本能，纯粹的道德教育和道德说教，虽然能够增强人们的道德思维和道德判断能力，但未必能够强化人们的道德行为，增进人们的善行。舍勒②曾说："没有人通过伦理学而变得'善'。"人的善行只能基于内在善或德性，如果在人的本性中缺少善的能力，单纯的理性约定不可能发挥其应有的作用。因此，《内经》强调对于习医之人必须有高尚的美德，"非其人勿教，非其真勿授""十不全者，精神不专，志意不理，外内相失，古时疑殆"。魏晋时期的杨泉在其《物理论》中指出："夫医者，非仁爱之士，不可托也；非聪明理达，不可任也；非廉洁淳良，不可信也。"这些都强调了学医之人在本性中必须拥有善的德性和良好的品质。人也许正是具有其他动物所不具有的道德本能和德性，人才能通过教育、学习、锻炼、规训形成符合道德标准、规范、原则等身体善行和道德习惯。正因如此，别尔嘉耶夫③说："没有同情，伦理学是不可能的。"

四、身体规训与道德本能之养成

道德本能尽管不受理性所控制，与行动者的道德知识没有直接的联系，但并不是说道德本能完全是先天的、与后天教育无涉，只是说仅凭道德思想教育、道德理论说教不足以影响道德本能，难以达到应有的道德善行。道德善行需要身体的行动，而身体作为一种历史和文化现象，对其建构重要的不是通过

① 卢梭.人与人之间不平等的起因和基础［M］.李平沤，译.北京:商务印书馆，2007:38.

② 舍勒.伦理学中的形式主义与质料的价值伦理学［M］.倪梁康，译，北京:生活·读书·新知三联书店，2004:88.

③ 别尔嘉耶夫.论人的使命［M］.张百春，译.上海:学林出版社，2001:255.

理性和说教，而是反复和持久的"操练"活动，即对身体的规范化训练。梁漱溟①曾指出："个人后天习惯无不是从社会生活中养成的，这就关联到社会生活规制问题上。""生活规制必从身体实践养成习惯，乃得落实巩固。"

米歇尔·福柯（Michel Foucault）认为，在权力社会中身体与权力是交织在一起的，权力热衷于发号施令，以戒律禁止某些话语和行为，通过纪律和调节技术，采用规范的准则而达到控制行为和身体之目的。权力对身体的控制主要是通过称为纪律技术的身体解剖—政治（anatomo-politics）实现的。它首先将群体解剖为一个个的肉体，通过将个体纳入规范化、制度化的时空安排中实现对个体档案的编制、信息的收集，以及对个体的监视、编码、训练和强制，由此制造出一个个被驯服的身体，并通过对其所建构的单个身体的组合，从驯服的身体到规范的大众，从而实现对群体的控制。在福柯看来，身体作为权利的建构之物，不仅是权利的工具和客体，也是被驯服的主体，作为主体，它无法逃脱纪律权力的检查和监视。纪律权力通过强化身体及其行为的可见性，使他们被置于持续的、全景式的监视之下，成为可见的客体。在全景展示的空间中，被监视的个体完全陷于一种无法预期的不可见的监控之中，"纪律权力通过其不可见性被实施；同时它强加给那些从属于它的人一种强迫的可见性原则。在规训中，这些从属者必须被看见。他们的可见性确保了权力对他们的统治。正是始终被看见和在任何时候都能够被看见这一事实，确保了被规训的个体处于从属的地位"。②在纪律权力凝视下的操练活动，不需要军队、暴力和物质的约束，每一个人在纪律权力的凝视下将通过内化而成为其自身的监工。纪律权力所养成的服从主要来自习惯性的自我控制，它是建立在身体信仰之中的，表现出主动的服从。作为被权力监视的客体，身体是可见的，而可见性使其被置于更严密的监视中。而且，随着时间的推移，在被监视下的规范行为日益得到强化，从而使个体从某种权宜的服从转向了自我的制约，纪律权力转变为一种内在的自动运转机制。纪律权力对身体的监视通常是非暴力的，不是依靠外部压制的，它是通过纪律机构中所展开的一系列细致的安排和层层的监视，通过在特定区域中的反复和持久的规范化操练所形成的自我规训去发挥效能。规范化是现代社会管制的一项重要特征，它与偏向罚款、鞭笞的司法模式

---

① 梁漱溟. 梁漱溟选集［M］. 长春：吉林人民出版社，2005：342.

② 福柯. 规训和惩罚［M］. 刘北成，杨远婴，译. 北京：生活·读书·新知三联书店，2007：211.

不同，规范化主要通过重视奖励及反复的操作为其惩罚的方式，通过对个体的强化操作和规训，缩小不同个体间的差异和个性，达到步调一致。

福柯的上述思想，对我们思考道德本能向道德判断的演进机制，探讨德性向德行转化的路径，具有一定的启发意义。按照福柯的身体理论，道德本能、行为习惯是可以后天习得的，通过文化、政治、权力对身体的规训，可以实现对身体的改造，并可以通过一整套的监视系统来实现对"群体"的控制，由此确保所有身体的标准化，达到道德训诫之目的。如护士在执业过程中应坚持"三查七对"的制度（三查指操作前查、操作中查、操作后查；七对指对床号、对姓名、对药名、对剂量、对时间、对浓度、对用法），对这一制度的遵守仅仅通过护理伦理知识的讲授、伦理原则的剖析是不够的，需要通过身体规训机制来实现。按照福柯的身体理论，规训机制需要具备三个可供实施的情境：其一，单元定位。依据纪律权力即护理规范，为了培养合格的护士，首先将同一年级的护理学生分成不同的班级小组，每一个护理学生服务对应的患者，在特定的空间即病房内，操作必备的护理仪器、药品等设施，在指导教师的监督下按照"三查七对"的要求严格操作。这样，"三查七对"就成为一项在特定空间内可供监督和实施的训练计划。其二，活动控制。以时间为例，将"三查七对"行为分配到具有严格的时间计划之中，不同患者甚至同一个患者在一天中的不同时间服药、注射、输液的事项是不同的。通过明确规定护理学生在一天中应什么时间给患者服用什么样的药物、什么时段进行什么样的药物注射、在何时输什么液体等，以此可见性的操作使护理学生逐渐形成习惯性的自我控制。其三，评定考核。通过对每个人的时间的控制，调节时间、肉体和精力的关系，以高度的注意力、在规定的时间内以娴熟的操作高水平地完成规定的任务，并以此为标准对每个人的表现进行评定。这种身体规训把教学进程分解成了最简单的元素，把每个发展阶段分解成小的步骤，通过一种循序渐进的方式，形成了一种完整的分解教育，并最终通过对单个身体的驯服和建构，达到对大众的规范，从而实现对护理学生群体同一行为的操作控制。

总之，身体规训有助于从控制的身体中创造出一种具有单元性、可控性、可测性、组合性的个体，并通过时间的累积形成自我控制的习惯，达到规范德行之目的。

1.4 身体伦理视域下现代医学模式的哲学反思与重构
——对孙慕义先生《身体》一文的呼应与商榷

孙慕义先生《身体伦理医学模式对生物—心理—社会医学模式的"僭越"》一文（以下简称"《身体》"）（2015），从身体伦理的视角剖析了生物—心理—社会医学模式（即现代医学模式）之局限，主张以身体伦理医学模式取而代之。笔者对孙先生学术创新的勇气十分敬慕，并深表认同，但认为文中的部分表述尚值得商榷。

一、生物—心理—社会医学模式的哲学反思

在《身体》一文中，孙先生对生物—心理—社会医学模式的首创者提出了质疑，认为"真正最先提出医学模式转变的人不是恩格尔，而是福柯"。不可否认，福柯对身体、疾病的社会问题的关注是极其深刻细微的，他认为对疯癫者的强制就是"用一种至高无上的理性所支配的行为把自己的邻人禁闭起来，用一种非疯癫的冷酷语言相互交流和相互承认"（福柯，2001，5），等等。但是，笔者并不因此认为福柯就是现代医学模式的首创者。事实上，这一模式尽管兼顾到了心理、社会等因素，但其实质仍然是二元论的，鲜明地将人区分为身与心两个部分，而不是身心一体即身体，这与福柯所主张的身体观截然不同。在福柯看来，身体是一种历史和文化现象，与权力是交织在一起的，通过反复、持久的"操练"活动即对身体的规范化训练，权力内化为其身体的监工。心理、情感、知识、教育等因素最终都只能通过权力的规训活动而发挥作用，并不存在一个独立的心理通道或机制，心原本就是属于身的。正如米歇尔·亨利所主张的"本己的身体"，亨利从否定身体的单纯外在性和纯粹偶然性出发，主张通过身体图式实现身体感知。他说："我的整个身体不是在空间并列的各

个器官的组合。我在一种共有中拥有我的整个身体。我通过身体图式得知我的每一肢体的位置，因为我的全部肢体都包含在身体图式中。"尽管亨利的身体思想具有臆想、主观的成分，但他对身体"内在性"的强调及对"身体图式"的感悟，体现了整体主义的身体观。依此，不存在独立于心灵的身体，更不存在独立于身体的心灵，我们根本无法区分人的身体与心灵，我们只能在拥有人的整体中拥有身体，甚至言说身体、心灵这种表达方式本身就是二元论的残余。正如许志伟先生所指出的："现象学的整体主义甚至反对'身心'这一概念，认为把人看作身体、心理及社会的结合并从这些不同的向度考察人，不是适当的方法，因为'整体'不单纯是部分的相加。将不同因素叠加的算术过程终不能成功，因为这样仍然没有把病人看作一个真正的整体。身心概念把心、身和外部环境看作是彼此分离的实体，尽管相互影响，但整体仍然是一种分离部分的总和，使得特定环境下活生生的人丧失活力，抽象的实体取代了具体的生命体。部分或分离实在的相加，不管多么全面或彻底，绝不能重构一个完整的活人。"①整体主义的身体思想，为我们全面反思生物—心理—社会医学模式，客观地理解身心统一，从身体与世界的关系诠释人提供了十分有益的洞见和启示。

二、身体伦理医学模式之重构

身体不同于肉身、躯体，它是自在与自为的统一，是人之心灵的自我表达，是人之自我的存在始基，是"社会的肉身"，它直接关涉着人的幸福与痛苦，关涉着人的价值与尊严。因此，《身体》一文创见性地提出不同于生物—心理—社会医学模式的"身体伦理医学模式"，有着极其深刻的内涵和价值。

其一，该模式更加注重罹患个体，更为精致、简明与细腻。每个人的身体都是唯一的，都有其独特的身体体验和文化表征，同样的伤害发生在不同的个体身上，往往会产生不同的感受和表达。从身体出发，就要求医者充分考虑患者个体的差异性，关注每一个体的不同身体感受和行为，实施不同的诊治方案和措施。正如《身体》一文所指出的："身体伦理医学模式"较之'生物—心理—社会'三元评价更为精致、简明与细腻，它更着意于精神与灵性的侦查、

---

① ［加］许志伟.生命伦理对当代生命科技的道德评估［M］.北京：中国社会科学出版社，2006：117–118.

觉悟与沉思，更突出和强化了身体的社会性和生命政治意义，更符合物质的实存所引发的卫生经济价值与身体的文化功效"。

其二，该模式有助于强化医患之间的身体交流，增进医患沟通。身体作为疾病的活动场域，发炎、高烧、损伤等均通过身体而呈现，身体行为表征着患者的疼痛和痛苦，"一旦身体生病或残缺，我们就破坏了原有被'看'的模式，角色以及我们与他者的关系也同时发生了改变。"①因此，诊治疾病就需要凝视身体，加强与患者的身体交流，正如《身体》一文所言："医生在身体伦理医学模式的指导下，以个人的身体去接触病人的身体，形成身体与身体的相互交通，成为被关注、被爱护、被救治的主体，接受另外一个职业的施爱与权力的主体的道德行动目的和伦理追求。"

其三，该模式有助于维护人的尊严与价值，回归医学之本真。身体是人之自我的表征，自我由身体所体现，身体不仅仅是一种实体，而且如梅洛·庞蒂所主张的，身体是应对外在情境和事件的实践模式。个体的差异首先在于身体的差异，心理、气质等人格因素的不同总是通过身体及身体行为表现出来的。因此，保持身体的存在，捍卫身体的同一性，是人之自我存在的前提。这就警示人们，在借助当代医学追求身体的技术之美，用生命技术改造身体、重组身体的同时，当心身体最终走向自己的反面，失去身体的本真，不再是本己的身体，使身体不再受自我的支配而成为技术、文化、消费、环境的玩物。为此，"身体与'我'一旦发生冲突，必须由一定的准则约束主体的意志，考量或比较价值数阶，任何自残、鞭挞、随意毁灭身体的行为都是作恶和犯罪。"②也许正是这种意义上，《身体》一文认为："身体伦理医学模式更加强化身体或'人'的尊严和价值，并从社会的、人性的、经济的，特别是多元文化下的道德价值中，证实医学善的目的。"

此外，该模式要求医者从整体主义的视角去诊查患者，摒弃身、心二元论思维，从身体之中考察疾病，把患者当作身心一体的存在。"不能由医生负责身体，而由心理学家负责精神。没有一位成功的心理学者不顾及身体的变化，也不应该有纯粹关注身体表面的临床医生。"③

---

① 孙慕义.后现代生命伦理学［M］.北京：中国社会科学出版社，2015：101.

② 孙慕义.后现代生命伦理学［M］.北京：中国社会科学出版社，2015：118.

③ 孙慕义.后现代生命伦理学［M］.北京：中国社会科学出版社，2015：102.

三、几点商榷与探讨

其一，关于医学模式的客观性。《身体》一文从相对主义出发，认为"医学如果有某一模式存在的话，那是人为赋予的，是为了来'说词''做事'、为人谋福利以及发展医学的。"由此，否定了医学模式的客观性。不可否认，人们对医学模式的概念及其发展历程仁者见仁、智者见智，但医学模式所反映的人们秉持的医学观点、方法及其内容则是客观存在的，一切概念都是对内容的概括和抽象，有其特定的客观内涵和外延，医学模式也不例外。否则，《身体》一文提出的"身体伦理医学模式"也就失去了其存在的理由和价值。

其二，关于身体宗教医学模式之定位。《身体》一文认为，"身体宗教医学模式可作为身体伦理医学模式的前体。"事实上，无论基督教、佛教、道教等，都没有给身体留下重要的位置，正如该文所指出的："基督教与很多宗教，始终处于矛盾之中，既对于身体的不舍，又嫉恨身体的邪恶"。也就是说，宗教在本质上是排斥身体的，那么又如何造就了"身体宗教医学模式"？并如何为"身体伦理医学模式"做了信仰的铺垫呢？该文对此并无充分的论述。笔者认为，与其说宗教医学模式是身体伦理医学模式的前体和基础，还不如说，身体伦理医学模式是对宗教医学模式的批判和抗拒，它把被宗教排斥了的身体放到了与人本身等同的位置，立足于身体而非心灵、灵魂来审视健康，医治疾病，从而否定了宗教的医学模式。

瑕不掩瑜，《身体》一文运用诗一般的语言，立足身体伦理对现代医学模式进行了极富哲理性的批判和反思，创见性地提出了反映整全之人的"身体伦理医学模式"，这对于实现医学与人文、临床医学与公共卫生等方面的整合，护卫病患的身体价值和尊严，具有重要的启示和意义。

1.5 自我、身体及其技术异化与认同

一、"自我"从形而上到形而下

现代西方哲学对"自我"的研究可追溯到笛卡尔的自我意识哲学。在笛卡尔那里，自我源于对一切知识和真理的彻底怀疑，正是通过这种彻底的怀疑及其对怀疑本身的反思，笛卡尔试图找到某种最终不可怀疑的存在，那就是处于怀疑之中的"我"与"思"。由此，他提出了作为其第一哲学原理的"我思故我在"。就笛卡尔而言，作为"思"的主体之"我"，是独立于肉体而存在的思维灵魂之"我"，思维、灵魂与"自我"是完全同一的，自我即灵魂、灵魂即自我。而"我思"只能确证其自身的存在，对除自我之外的他物需要借助于超越怀疑之外的上帝来加以明证。由此，上帝存在便成为终极真实的原因，万物与自我的存在都依存于上帝，自我成为上帝的附庸和明证上帝存在的手段。

洛克试图通过对人格与自我同一性的解读来消解笛卡尔的困难。对笛卡尔而言，"心灵永远在思想"，思维是"我"的本质规定，正是"我思"才印证了"我"的存在。我只是一个思维的存在物，"我思维多久，就存在多久。一旦停止了思维，我也就同时停止了存在"[①]。但在洛克看来，心灵并非总在思想，只有在自我意识到自己在思想时，心灵才思想着，人之所以能够思想，能够成为有别于他人的"自我"源自人具有自我意识的能力，"只有意识能使人成为他所谓'自我'，能使此一个人同别的一切能思想的人有所区别，因此，人格同一性（或有理性的存在物的同一性）就只在于意识。而且这个意识在回忆过去的行动或思想时，它追忆到多远程度，人格同一性亦达到多远程度。现在的自我就是以前的自我，而且以前反思自我的那个自我，亦是现在反思自我

[①] ［法］笛卡尔. 第一哲学沉思集［M］. 庞景仁，译. 北京：商务印书馆，1985：26.

的这个自我。"①在此，人格与自我取得了意义上的同一，自我通过同一的意识确立人格的自身认同，并通过思维把握人格同一的自己。洛克近乎通过自我意识的延续性解决了自我的同一性问题，但事实上，当他将自我意识直接置换为自我意识的主要形式即"记忆"时，依赖记忆而存在的自我同一性，因记忆可能的间断或忘却而失去其同一的基础。作为一个经验实体之人，因在不同时间可能拥有不同的记忆，就应表现出不同的人格，甚至一个个碎片化的记忆将产生不同的人格，这其实在一定程度上等于消解了"人格"或自我同一性问题。尤其面对失忆人问题，洛克的人格同一性理论更显得无能为力。纵然，洛克将人格从整体性的人之实体中抽象出来，试图摆脱经验个体的限制而克服记忆的间断或忘却，但呈现在这个记忆里的所谓同一的人格之我实际上成了独立于身体的抽象物。而这一抽象物只能存在于虚幻之中，记忆不可能与时间剥离，离开了时间的记忆只能是虚无。因此，与笛卡尔一样，洛克的自我概念的确定性基础也被时间所动摇。

　　在康德看来，无论求助于经验还是上帝都无法为"自我"提供可靠的存在论基础，能够为"自我"提供可靠基础的只有"先验的自我意识"通过感官所获得的关于自我的杂多材料必须被主体所接纳以形成感性表象，并在先验自我意识所生成的先验对象意识中才能产生统一的自我。他说："对象就是所予的直观之杂多在对象的概念里得到统一的那种东西。"②在此，"对象"即"自我"，不再是外在于主体并时刻动摇着主体确定性的纯粹客体，而是由主体的先验意识所自我设定、自我建构的东西。由此，康德的"自我"摆脱了纯粹异己的"对象"以及所有局部经验的桎梏，其全部的经验内容已被抽干和剔除，是纯粹的先验之我。事实上，康德对自我的存在论阐释并不成功，尽管他把自我规定为以自身为目的的生存之物，但是他并没有对作为"我思"的先验自我的存在方式做出规定，没有从纯粹理性上对自我进行存在论的说明，更没有解答主体的存在方式是什么。而且，在海德格尔看来，沿着康德的思路也根本不可能对上述问题给予解答。因为康德把事物和人格都看作现成者，这样我们与世界的关系仅仅是主体与客体这两个实体之间的认识关系。他认为，自我不仅仅是"我思"，更是"我思某某"，而康德忽视了"我思"的"某某"对自我

①　［英］洛克.人类理解论（上册）［M］.关文运，译.北京：商务印书馆，1991.

②　［德］康德.纯粹理性批判［M］.韦卓民，译.武汉：华中师范大学出版社，2000.

的建构作用，这样世界现象被康德所冷落，作为"我思"的"自我"是没有世界的。海德格尔通过对康德存在论的批判，认为先验自我就在于预先构建了一个既定的视域并在该视域之内构造出对象，此后才能够进行表象和整合。由此，海德格尔把康德的"我思"和时间联系起来，从生存论的视角洞察了"我思"与时间的联系。自我在时间中得以显现，是我思某物的活动，并通过所思之物显现自我的存在。这样，海德格尔的自我就成为拥有了时间性的活生生的生存个体，而不再是一个封闭的主体和没有生机的概念。

以上对"自我"的哲学探究，无疑属于形而上层面的，自我与身体的实体性关系被纯粹的"我思"、意识、纯粹统觉等所取代，身体对自我来说成为可有可无的存在，即使在海德格尔那里身体也只不过是自我构建的工具。由此，自我仅仅是一个纯粹的理性之我，源自身体的欲望、冲动、本能、情感等完全被理性自我所遮蔽，理性判断成为支配自我行为的全部动因，漠视了身体直觉、道德良知在自我行动中的价值。

随着心理科学的发展以及哲学主体间性的建构，自我从世界之上返回到世界之中，作为与他者发生关系的自我，不再仅仅是哲学研究的焦点，也成为社会学、心理学的研究对象。心理学家威廉·詹姆斯（William James）将自我区分为两个方面，即作为认知主体的主我（I）和作为认知客体的宾我（me）。"主我指的是我们对我们正在思考或我们正在知觉的意识"，"宾我……指的是人们对他们是谁以及他们是什么样的人的想法。"[①]在他看来，宾我即经验自我包括物质自我、精神自我和社会自我，其中"物质自我"指个人的身体及其属性，"精神自我"指我们感知到的自身内部的心理品质即对自己的感受，"社会自我"指我们如何被他人看待和承认即他人所看到的我。查尔·斯霍顿·库利（Charles Horton Cooley）则认为："自我知觉的内容，主要是通过与他人的相互作用这面镜子而获得的。通过这面镜子，一个人扮演着他人的角色，并回头看自己。"[②]在这里，他主要是从自我和社会之间的关系上解读自我的，强调的"是我们想象中的判断而不是他人对我们的真实想法"[③]在自我形成中的

---

① ［美］乔纳森堡·布朗. 自我［M］.陈浩莺，等译. 北京：人民邮电出版社，2004：2.

② 柳夕浪.为了共生的理想［M］.南京：江苏教育出版社，2001：9.

③ ［美］乔纳森堡·布朗. 自我［M］.陈浩莺，等译. 北京：人民邮电出版社，2004：74.

作用。乔治·赫伯特·米德（George Herbert Mead）在对库利的思想进行延伸的基础上，强调了社会交互作用在自我产生中的作用，指出："自我，正如它能成为它自己的客体一样，本质上是一种社会结果，它因社会经验而产生。当自我出现后，它为它自己提供它的社会经验，因而我们得以拥有一个完全独立的自我。"[①]杰里·M.罗森堡（Jerry M.Rosenberg）在此基础上进一步指出：自我概念是个体关于其自身作为一个生理的、社会的、道德的和存在着的人进行反省的产物，它由各种态度、信念、体验以及各种评价、情感等因素所组成，是个体确认自己的依据。卡尔·罗杰斯（Carl Ransom Rogers）则从知觉和自尊的评价方面阐述了自我概念，认为自我概念是自我知觉与自我评价的统一体，是个体对自己心理现象的全部经验。在弗洛伊德看来，自我是现实化了的本能，它不是盲目地追求满足，而是在现实原则的指导下力争避免痛苦又获得满足，是本我与超我的协调者，对内调节心理平衡，对外适应现实环境。

无论詹姆斯、库利、米德还是罗森堡、罗杰斯等人，在对自我的分析中，尽管已将自我从世界之上拉回到了世界之中，由形而上回到了形而下，但都还没有完全摆脱笛卡尔以来主体意识哲学的影响，仅仅把自我看作是一个与内省、反思、评价等智力活动相关的概念，而没有给予具身的感性之我以更多的关注，只是把身体当作了承载智力、意识等精神的容器，忘却了精神、意识、反思等产生的现实基础。事实上，精神、意识、反思等活动及自我概念的形成不仅离不开社会情境、交往体验、社会镜像等，而且必须有身体的在场。因为正是身体的在场我们才被带入特定的场景之中，并通过身体展示自我、体验自我、生成自我。

戈夫曼（Goffman）认为，身体在人们的交往中发挥自我"代言人"的作用。在交往秩序中，"参与者的专注和介入——哪怕仅仅是注意——永远是至为关键的……"[②]他强调：文化脚本仅仅是人们的表演框架，表演时的姿态、道具等对控制观众对自我的评价、印象有着重要的影响。因此，自我的观念不仅仅与自我感觉有关，舞台、观众、文化脚本等自我之外的因素也发挥着关键的作用。当下的节食、锻炼、服装、化妆、美体、整容等塑身活动就是一个较

①　［美］乔纳森堡·布朗.自我［M］.陈浩莺，等译.北京：人民邮电出版社，2004：74.

②　汪民安，陈永国.后身体文化、权力和生命政治学［M］.长春：吉林人民出版社，2003：411—412.

好的注脚，这些活动不仅成为不少人追求身体之美的价值取向，而且成为自我认同和彰显自我的标杆。

但是，戈夫曼仍然是从二元论出发的，将自我与身体当作了两个不同的存在，而且更多地强调了自我对身体的控制，身体仍处于"被动"的状态，没有成为行动的主体。而且按照吉登斯的观点，随着社会规范、文化制度对自我和身体的入侵，自我与身体的矛盾更为凸显。一方面，身体作为与生俱来的资本，成为部分人进行钱色交易、器官交易，甚至明码标价的工具；另一方面，受社会期待、消费观念、文化追求等因素的影响，为了得到社会的认同，身体变成了被给予的、异己的东西，成为自我征服和改造的对象。从而，使以往仅在个人私密处所进行的身体装束行为转变为当下公共空间中的身体消费行为，把对身体实施的改造和修饰视为消费时尚，并试图通过对身体的投资换取更多的经济、精神回报，身体完全被异化为自我和他者的工具。

为此，梅洛·庞蒂强调，身体是人之存在和自我建构的始基，心灵与身体不是主体与客体的关系，并不存在一个外在于身体的自我，自我是具身的，身体本身就是身与心的统一，而不仅仅是"心"的容器。身体离开了心灵将失去意义，心灵离开了身体将无所寄托，只有在身心的统一体之中，身、心才能成其为身、心。

二、自我与身体自我

自我，首先属于人类的一个个体，是基于个体自身整体的存在，这一整体既包括精神之我，也包括肉体之我，是精神自我与肉体自我的统一。心灵、意识、反思、欲望、情感、冲动等是融合互渗的，纯粹的心灵之我、精神之我或无心的肉身之我、器具之我，只存在于哲学分析的文本之中，在现实中没有其置身之地。个体通过他人或镜像而形成的关于自身的评价，严格地说只能称为自我意识而不能称为"自我"。"自我"的一切定义或界定，表征的仅仅是自我概念而不能代替现实的自我，自我就是身心统一的存在。当代生命技术所面临的诸多伦理难题，与对自我的肢解密不可分，如知情同意问题。在生命技术的临床应用中，履行知情同意体现了对患者自主权的尊重，但当我们强调自主时完全排斥了身体直觉、情感感受等所谓非理性因素的作用，一味地要求患者必须基于理性的判断，将哲学之思的纯粹理性之我机械地套用到患者个体。这实际上是忽视了身体的在场，将患者当作了精神自我与身体自我的二元存在，没有给身体自我留下任何余地。从詹姆斯的观点来看，就是仅仅强调了精神自我，而忽视了物质自我和社会自我。事实上，患者作为身心统一的现实社会存在，其理性判断不可能完全与其物质自我、社会自我相分离。躯体的疼痛、心理的绝望、他人的期待等都可能左右患者的自我判断，作为健康的他者无法将自我的体验和判断完全类推到患者身上，用他者的自我代替患者的自我。当然，作为罹患身心痛苦的个体也不可能完全从健康他者的镜像中发现真实自我的影子，库利的镜像自我理论在此将失去其效力。

在现实生活中，受社会文化、他人评价、自我意识、身体状况等因素的影响，自我与身体及其身体自我往往出现心理认同分离之情形。尤其，在现代生命科技背景下，对身体的重塑和改造如变性、变脸、整形、美体、基因修饰等，身体自我的认同问题日益受人们所关注。所谓身体自我，是个体对自己的相貌、体格、体态、体能等方面的看法与评价。技术在改变肉身的同时，也改变着个体的心理。肉身的改变并不总是与心理的调适同步的，按照弗洛伊德的自我理论，如果本我基于快感、欲望、冲动等渴望对肉身进行改变，重塑肉身，而自我不能适度地把握本我并对超我的理想诉求判断有误时，实施的变性、变脸、整形等技术就可能造成自我心理上的落差，对不理想的手术结果产生抱怨，因手术后的不适产生焦虑、失望、恐惧等负性心理。甚至，怀疑手术后的我还是不是原初的自我，手术后的身体还是不是受我支配的身体，原初的自我身体与当下的身体自我能否调适。如：不少变性者在手术变性之后往往不能完全抹掉原来的影子，处于原初本我与真实自我及理想自我的角色矛盾之中；部分整形者按照社会文化期待的标准和评价实施手术之后，因术后的真实自我与理想自我的偏差而不敢面对现实；也有部分器官移植患者在手术后，因体力的衰弱、生存质量的降低、对他人的依赖等而失去了原有的自信及对自我的认同。

心理学家Sonstroem对身体自我的研究表明，身体状况与自我价值感呈正相关性，健康的身体及良好的身体活动能力可以提升自我的价值感，精力的维持、力量知觉等对个体心理有较大的影响。他认为，"身体自我是自我结构的重要基础，身体自我以个体的物质性整合进整体的自我观念之中。"[①]同样，在社会学家布迪厄等人看来，社会现实是既在场域之中也在惯习之中的双重存在，来自社会制度并融入身体之中的惯习，集结着个体的社会地位、个人品

---

① 闫旭蕾，葛明荣.论身体、自我与身体自我［J］.濮阳职业技术学院学报,2007（4）：6.

位、性情系统等因素，这些因素表征着某一个体所隶属的社会阶层，我们可以从一个人的走路、交谈、衣着、活动方式等方面，对其所属的社会阶层加以区别，身体濡染着不同社会阶层的固有特征，这在个人的言谈举止、气质性情、思想品位等方面都会有所体现。就此而言，身体重塑的过程也是建构自我、展示自我的过程，是身体社会化的呈现过程。正是身体与社会、文化、环境的互动与建构，自我在身体的异变中才可能远离原有的判断，造成身体自我在心理认同上的困惑与迷惘。但是，如吉登斯所言："朝向身体的回归，产生了一种对认同的新追求。身体作为一个神秘领域而出现，在这个领域中，只有个体掌管着钥匙，而且在那里他或她能够返回来寻求一种不受社会规则和期望束缚的再界定。"①虽然身体受到了公共性的入侵，并潜藏着被工具化、商品化、趋同化之忧，但是这毕竟彰显了身体的存在，而且打开身体的钥匙最终掌控在个人手中，个人有权利选择属于自己的生活方式。

事实上，我们强调自我的具身性和身心的统一性，目的也正在于此。处于祛身状态的自我，是抽象的我、观念的我，其价值和尊严完全与身体无关，判断的依据和标准只能是他者的评判，从他者的镜像中体认自我的价值和尊严，而身体的价值和尊严被彻底遗忘。当下，对个体自我的惩戒也往往由身体来承担，体罚、劳役、酷刑等无不针对身体而实施，试图通过对身体的规训达到驯服自我之目的。因此，唤醒身体的尊严和价值，将身体归还自我，在自我的人格、尊严和价值中给身体留下应有的位置，这对于思考和释解当下的生命科技伦理难题具有十分积极的意义。

三、异化身体的自我认同

身体是人之自我的具体表征，正如吉登斯所说："自我，当然是由其肉体体现的。对身体的轮廓和特性的觉知，是对世界的创造性探索的真正起源。"②身体不仅仅是一种实体，而且如梅洛·庞蒂所主张的，身体是应对外在情境和事件的实践模式。个体的差异首先在于身体的差异，心理、气质等人格因素的

---

① ［英］安东尼·吉登斯. 现代性与自我认同——现代晚期的自我与社会［M］.赵旭东，方文，译. 北京：三联书店，1998：257.

② ［英］安东尼·吉登斯. 现代性与自我认同——现代晚期的自我与社会［M］.赵旭东，方文，译. 北京：三联书店，1998：61—62.

不同总是通过身体及身体行为表现出来的。但是，身体仅仅是判断人之为人的基础，而不是区分不同人类个体的标度，人与人的区别更重要的是他的人格，人格是自我判断的根本标志。但是，人格与身体密不可分。就目前普遍接受的观点而言，人格往往意味着一个人所具有的、与他人相区别的独特而稳定的思维方式和行为风格，它可以脱离人的肉体及人所处的物质生活条件而存在，这实际上是笛卡尔式的二元思维的结果，将人格视作为独立的精神存在。人首先具有人之为人的身体从而与动物相区别，然后才具有个人之为个人的人格而使人与人相区别。因此，自我认同问题与身体具有内在的关联性，自我认同和定位必须有身体的在场，身体在场是维持连贯自我认同感的基本路径。在技术社会中被异化了的身体，能否得到自我认同，实现身体与自我的统一，直接关涉着个体的生活信念、尊严与社会融入等问题。

就器官移植来说，倘使大脑移植成功，如果将A的大脑成功地移植到了B的躯体上，那么移植后的个体究竟是A还是B？判断的标准是什么？按照斯温伯恩关于人格同一性标准的表述：t2时间的P2与早先t1时间的P1作为同一个人的逻辑上的充分必要条件是什么？[①]如果以身体为标准，人格同一性的表述应为：t2时间的P2与t1时间的P1是同一个人（person），当且仅当P2有着与P1同样的身体。就身体结构的基本相似性而言，大脑移植后的身体与移植前的身体并无显明的差异，不会影响P作为人的存在，但从身体的具体组成来说，P2已不是P1。然而，这是否意味着身体的变化直接决定着人的自我认定？如果这样，一个80岁的老年人P与其在10岁时的身体也有很大的差异，而且就其内部器官而言，无论功能、大小、结构等都发生了不同程度的改变，难道我们能够说P不再是P吗？答案显然是否定性的。为此，有学者建议身体标准需做以下调整：t2时间的P2与t1时间的P1是否同一，并不是说P2与P1在物质上的同一，而仅仅是构成P2的物质与构成P1的物质有着序列的连续性。[②]从这一修正的身体标准来看，P在年老与年少时尽管在身体的物质形态上有所不同，但变化前后的物质形态具有序列连续性，年老身体是年少身体自然发生的结果，二者并没有本质上的差异。依此，大脑移植之后之人既非A亦非B，它与A和B都不具

①　Richard Swinburne, PersonsandPersonalIdentity［M］\\H. D. Lewis（ed），Contemporary Britirh Philosophy. London：Allen&Unwin，1976：223.

②　Harold W. Noonan. PersonalIdentity［M］. London and Newyork Routledge，1989：3.

有物质形态上的连续性，应当是新的个体C。但是，按照这种修正了的标准，一个受精卵与其所发育成的个体也具有序列的连续性，难道我们可以说二者具有自我同一性吗？

按照笛卡尔的观点，自我是一个纯粹的思维实体，是与大脑、身体和经验等相区别的独立存在，其自身是永恒不变的，讨论自我认同问题本身就是毫无意义的。而吉登斯认为，所谓自我"是个体在意识中经过反思性投射形成的对自身较为稳定的认识与感受"①，是个人依据其自身经历所形成的反思性理解，它根源于个体对其自我认同之连续性以及对他们行动的社会与物质环境之恒常性所具有的信心。吉登斯在强调自我的稳定性、连续性的同时，也指出了自我认同中的调适问题。事实上，身体的变化从来都不是单纯的生理现象，身体的异化常常伴随着信念的危机，当时当地的社会文化、价值理念、生活态度等都会在一定程度上影响着人们对于身体异化的理解和调适方式。器官移植受者的自我认同，不但受其移植后的生存质量、健康水平、个人体验等自我因素所影响，同时也不可避免地受家人、社会等他人因素的制约。尤其对于那些公众比较敏感的生命技术如变性、变脸等，家人、他人及社会的评价可能直接影响着患者个体的感受与认同。而且，仅就患者个人而言，由于手术后患者在性别、面貌等方面与此前存在着较大的反差，这势必造成其原有经验和记忆的断裂，挥之不掉曾有的过去。从而，可能产生焦虑、多疑与不安，无法在当前的状态中找到自身的存在坐标，只能在窘迫中将当前转交给反思的意识。这样，他势必要问"我该怎么做"。为了寻求答案，他不仅需要自我调节，转换社会角色以及修复自我概念，如：将供体器官接纳为自己的一部分，将变性后的性别视为自然，努力去熟悉变脸后的容貌，等等。而且，需要他人的理解、安慰与同情，需要得到他人合理的、能够接纳他的一个解释系统。英国社会学家迈克尔–伯里认为，合理的解释系统有助于个体面对人生进程的破坏时维持个人的自我价值，从这种意义上来说，它是减轻慢性病压力的缓冲器。只有在个体与社会的适应与建构中，异化的身体才可能走出自我认同的樊篱，实现自我与身体的统一。然而，这一历程常常是艰辛曲折的，个体总有不适的可能。因此，异化身体的自我认同并不单纯是个体对自我的反思性理解，而是个体与社会互动建构的过程，社会应尊重个体，个体也应包容社会。否则，势必产生自

① ［英］安东尼·吉登斯. 现代性与自我认同——现代晚期的自我与社会［M］. 赵旭东，方文，译. 北京：三联书店，1998：58.

我认同的障碍。

四、身体异化的道德维度

生命技术与身体是一个相互建构的过程，一方面生命技术通过对身体的改造、修饰或包装，在不断地改变着原初的肉身；另一方面身体的需要又规划了生命技术的发展方向，为生命技术的发展提供了动力。从理论上说，生命技术对身体的建构能力是无限的，研究者不仅可以通过器官移植替换患者病变的心脏、肾脏、肝脏，甚至子宫、大脑等脏器，可以通过手术改变个体的容貌、性别等特征，而且可以通过基因工程、胚胎干细胞技术、克隆技术等合成生命、设计婴儿、克隆后代，"未来的生命科学和基因工程将会利用不断发展的基因重组技术，改变人的体能、智能和行为品质，改变人的自然进化方向，重新设计新人类。"[1]而且，部分科学家对此抱以乐观或支持的态度，如生物学家沃森说："没有人有胆说出来……在我看，如果我们知道怎样添加基因，制造出较好的人类，何乐而不为？"[2]遗传学家J·亨贝尔说："每一代为人父母者，都会想要给儿女最新、最好的改良特质，而不会听天由命，遗传到什么染色体就接受什么染色体。"[3]在1986年和1992年美国民意调查中，40%—50%的人赞成用基因工程改良身体与智力[4]。但是，理论上能够做的现实中未必应当做或可以做，认为科技研究无禁区，社会不应对科技研究施加任何操纵和控制的思想是行不通的，"各行其是的自由，会给所有的人带来毁灭。"[5]尤其对于身体的技术干预，较一般的技术应用更为敏感，因为身体是人的实体存在，关涉着人的自我人格和尊严。对此，美国未来学家A.托夫勒在《未来的震荡》一书中写道："我们是否将触发一场人类毫无准备的灾难？世界上许多第一流

① 张华夏.现代科学与伦理世界［M］.北京：中国人民大学出版社，2010：394.

② 张华夏.现代科学与伦理世界［M］.北京：中国人民大学出版社，2010：395.

③ 张华夏.现代科学与伦理世界［M］.北京：中国人民大学出版社，2010：395.

④ ［美］约翰·奈斯比特.高科技高思维［M］.尹萍洋，译.北京：新华出版社，2000：129.

⑤ ［美］哈代.科学·技术和环境［M］.唐建文，译.北京：科学普及出版社，1984：117.

的科学家的观点是：时钟滴答作响，我们正在向'生物学的广岛'靠拢。"①

在宗教神学观念中，人是上帝的摹本，所有的生命都来自上帝，对生命的任何人为干预都是企图扮演上帝，都是对上帝的亵渎，甚至是不道德的。依此，人类辅助生殖技术作为对自然生育方式的干预，突破了自然的界限，使用了不自然、至少不是纯自然的方式，以人为干预的手段来达到生育的目的，这是否违背上帝的意旨或扮演上帝？扮演上帝指称什么？我们如何区分某一行为究竟是在扮演上帝还是在执行上帝意旨？因此，英国学者霍普（Tony Hope）指出："在我们能够决定哪些可能被认定为扮演上帝之前，我们首先必须确定哪些行为是对的，哪些行为是错的。因此扮演上帝的观念对于决定该做哪些事没有帮助。"②也有些学者从自然主义的视角出发，认为技术干预违背了自然的本性和人的本来面目，"这不是自然的，因此这在道义上是错误的"。③然而，"不自然的"意味着什么？是否只要有人类的技术干预就是"不自然的"？在人类身体中包含有多少的"人工"的成分才是"不自然的"？此外，"不自然的"为什么就是不道德的？其伦理证据是什么？等等。这些问题都有待解决，我们不能简单地把"不自然的"与"不道德的"画等号。事实上，并非所有"不自然的"都是不道德的。如：生老病死本来是自然规律，但人类却总是试图通过医疗技术手段人为地与疾病相抗争，这难道是不道德的吗？答案显然是否定的。但是，我们也不能就此而言，技术干预都是道德的，主要的问题是：技术干预到什么程度才能够被接受或干预的道德底线是什么？按照中国传统的道德观念，"身体发肤受之父母，不敢毁伤，孝之始也。"依此，确保身体的完整性是最大的孝和最大的善，任何破坏身体完整性的技术行为都是对传统道德的挑战，而器官移植无论对器官供体还是器官受体来说，都是对身体完全性的破坏，均使原有的身体不再完整。但是，在现代技术条件和社会背景下，心脏、肾脏、肝脏、胰腺等移植已完全被人们所广泛接受。同样，避孕技术、辅助生殖技术、变性手术等，曾几何时也被人们所禁止，现在也被公众所包容。

---

① ［美］阿尔温.托夫勒.未来的震荡［M］.任小明，译.成都：四川人民出版社，1985：220.

② ［英］霍普.医学伦理［M］.吴俊华，李方，裘劼人，译.南京：译林出版社，2010：67—68.

③ ［英］霍普.医学伦理［M］.吴俊华，李方，裘劼人，译.南京：译林出版社，2010：67.

甚至有学者认为，当前被各国所禁止的对人的生殖性克隆，在未来的某个时期也将被人们所接受，如张华夏先生所说："现在我们不能接受克隆人，但将来总有一天会接受它"①。这是否意味着根本不存在固定的、统一的道德标准或道德维度？

笔者认为，尽管不同民族、不同文化、不同信仰、不同生活状态的人们有着不同的价值追求，但我们不能因此而否定普世价值的存在，这是人类本性及协作共存使然。无论孔子所主张的"己所不欲，勿施于人"，还是基督教所强调的"己所欲，施于人"等都在一定程度上达成了共识。美国心理学家谢洛姆·施瓦茨（Shalom H.Schwartz）等学者通过在44个国家对25000名具有不同文化背景者进行的实证性研究表明，人们在自主、尊重、公正、慈善、快乐、自律、安全、权力、成就、刺激等方面，具有普遍的价值追求。因此，普适性的道德准则不仅是人类和谐共存之所需，而且有其现实基础和可能性。技术对身体的干预和异化也势必遵循这些共识的道德准则，确保人的个性和自主，尊重人格的完整性和统一性，正如康德所强调的把人当人看，而不是当作可操控的对象或工具。人及其生命是生命技术作用的直接客体和最终目的，生命技术的道德调控也必须以人及其生命为准绳，对身体的技术干预只有控制在基本的道德维度内，才能捍卫身体的尊严，也才能确保生命技术的健康发展。

德国学者罗默尔（H.Rommel）指出："个体价值应优先于其他价值，也就是说在冲突的情境下，人的个体存在以及保障这种个体存在的东西要作为价值序列的第一级而得到维护。"②这里所强调的个体价值首先是"人的个体存在以及保障这种个体存在的东西"，而"人的个体存在"即人的包括生命在内的身体的存在，而"保障这种个体存在的东西"即人的人格和尊严。人的身体的存在以及人格和尊严，高于人的其他任何方面的需要、价值和利益，这体现了对人的身体的和人格尊严的尊重。人的身体和人格尊严在其他价值、利益面前具有优先性、不可交易性和不可妥协性，康德说："超越于一切价值之上，没有等价物可替代，才是尊严。"③只有在身体和人格尊严得到保障的前提下，

① 张华夏. 现代科学与伦理世界［M］. 北京：中国人民大学出版社，2010：395.

② 甘绍平. 道德冲突与伦理应用［J］. 哲学研究，2012（6）：98.

③ ［德］康德. 道德形而上学原理［M］. 苗力，田洋，译. 上海：上海人民出版社，2002：53.

才谈得上自主、隐私、公正等其他价值或利益。生命技术对人的干预必须以维护人的身体的存在和人格尊严为前提，在尊重人的生命和尊严的基础上护卫人的其他方面的利益和需求。就器官移植而言，其目的在于救治患者的生命，但由于生命寓于身体之中，是具身性的存在，这就需要通过对身体器官的更换或组装来实现。在这里，身体与生命是直接同一的，其本身就是目的，技术以及供体器官作为移植的手段已经融入身体之中，成为人的生命和身体的一部分。也正是在这种意义上，器官移植虽然改变了原有身体的状态，但只要其维持了自我身体和身体自我的内在规定性，没有发生本质性的改变，就能够得到伦理上的辩护和说明。心脏、肾脏、肝脏、胰腺等器官移植，之所以能够得到专家、学者和公众的广泛支持，其原因就在于它们并没有逾越道德调控的底线。某些器官移植之所以饱受争议，主要是因为它们影响到了个体或社会其他方面的价值和利益，现代国际社会之所以普遍禁止"人兽混合体"的生殖性研究，正是基于对人及其身体的认定和人格尊严的维护。此外，生殖系基因治疗、生殖性克隆等技术，其伦理争议均与后代自我生命及身体的自决权，以及人格尊严等问题密切相关。

　　人的生命和尊严具有齐同性、不可量化性。只要是人类个体，无论其生命质量如何、身体状况如何，都具有同等生存的权利和尊严，捍卫生命的神圣和尊严，是生命技术伦理中义务论得以确立的基础，也是义务论进行道德判断的原点。临床上在卫生资源有限的情况下，之所以时常将患者病情的危重程度作为优先考虑救治的因素，而不是首先考虑患者社会价值的大小，正是因为每一个人的生命都具有同样的不可逆性和人格尊严的神圣性。"每条人命作为人命都是有同等价值的。人的尊严的不可侵害性的效力独立于其身心状态，也独立于'个体的人的生命的可预见的长短'。"[①]因此，只有在个体生存能够得到确保的前提下，其他利益和价值的权衡才得以可能，也只有此时功利主义的利弊计算方式才能派得上用场。正如罗默尔所言："只有在基本价值与基本权利的优先性得到保障的前提下，功利主义的原则才能发挥效力。"[②]这也印证了我国传统的古训："两害相权取其轻，两利相权取其重。"据此，当患者的知情同意权利与生命健康权利发生冲突时，生命健康权利优先于知情同意权利；当个人利益与社群利益发生冲突时，只要个人的生命健康权利和人格尊严不受

---

① 甘绍平. 道德冲突与伦理应用［J］. 哲学研究，2012（6）：99.

② 甘绍平. 道德冲突与伦理应用［J］. 哲学研究，2012（6）：99.

损害，则应当优先考虑社群利益；当社群利益与社会利益发生冲突时，整体利益高于局部利益，高位价值优先于低位价值，等等。

总之，个体生命和人格尊严的维护需要身体的在场，身体自我是生命技术调控的道德底线，一切利益取舍和价值判断必须以身体为准绳。

1.6　基于责任伦理的医疗决策主体之审视

一、关于医疗决策主体之纷争

学术界关于医疗决策的主体存在着诸多分歧。

其一，患者主体说。持这一观点的部分学者从权利所有者的视角，强调只有患者才是医疗决策权的所有者，是当然的医疗决策主体，"医疗决策权的所有者只能是患者自己"[①]。而部分学者从患者的自主权出发，强调了患者的主体地位，认为："伦理学要求病人自主（autonomy），即医务人员在为病人提供医疗照护活动之前，应先向病人说明医护活动的目的、好处以及可能的结果，然后征得病人的意见，由病人自己做出决定。"[②]

其二，医生主体说。持这一观点的学者认为"患者及家属一般情况下不可能做出正确的决定，理由很简单：他们信息不完整。因而在决策过程中必须强调以医生为主导"[③]。因此，强调医疗决策主体主要是医生。樊代明从专业的角度认为："成功经验是临床决策的重要依据……医生面对患者，务必要诚实、尽责、明确、不含糊、明智、果断地利用当前的最佳证据，基于客观的科学研究依据和成功的临床经验，来进行相应的临床决策。"[④]

---

① 蔡昱.对我国医事法律中患者自主决策权相关规定的质疑与建议［J］.法学杂志，2009（2）：117–119.

② 马丽莉，何仲.病人决策行为研究进展［J］.国际护理学杂志，2002（8）：350–351.

③ 钱宗鸣，朱宁.患者在医疗决策中的作用［J］.医学与哲学：临床决策论坛版，2008，29（8）：3–5.

④ 樊代明.临床决策研究亟待加强［J］.医学与哲学：临床决策论坛版，2005，26（12）：1–2.

其三，患者—家属主体说。部分学者从利益相关者理论出发，认为除了患者之外，患者亲属也是"医疗决策的重要主体"，因为患者的医疗决策与家属的利益密切相关，"牵涉到家庭、团体乃至社会的利益、伦理价值观以及文化结构等。因此，患者亲属参与医疗决策不仅是可能的，也是必要的"①。而部分学者根据《医疗机构管理条例》第三十三条，认为："我国法律规定的医疗决策权的权利主体是患者'和'家属，而非只有患者本人。"

其四，医生—患者主体说。持这一观点的部分学者认为："最为理想、迫切需要的是医患共同参与型的临床决策，在其中患者人格、各方面的权益受到真正的尊重和保护。"②《健康报》为了推动公众对医患共同决策问题的讨论，还开辟了"关注医患共同决策"专栏，并刊载了钟南山院士的观点："医患共同决策，是指医生跟患者共同参与，双方对治疗的各种结局进行充分讨论，最后得出相互都能够接受的、适合患者个体化治疗方案的过程。③"

以上观点，从不同的侧面反映了当前学术界对医疗决策主体的认识和分歧。笔者认为，之所以存在这些分歧，其根源在于对医疗决策概念理解的不同。

在现代管理科学中，所谓决策又称决策分析，可从三个方面来理解："一是把决策看作从几种备选的行动方案中做出最终抉择，是决策者的拍板定案，这是狭义的理解；二是认为决策是对不确定条件下发生的偶发事件所做的处理决定，这类事件既无先例，又没有可遵循的规律，做出选择要冒一定的风险，也就是说，只有冒一定风险的选择才是决策，这是对决策概念最狭义的理解；三是把决策看成是一个包括提出问题、确立目标、设计和选择方案的过程……这是广义的理解。"④医疗决策是决策分析的一种特殊形式，可在决策概念的基础上加以界定，从狭义、最狭义、广义三个层面来理解。

综上，主张"患者主体说"和"患者—家属主体说"的学者（下文将以患

---

① 李振良，李肖峰，徐康平. 患者亲属：医疗决策的重要主体［J］. 医学与哲学：临床决策论坛版，2007，28（2）：4-7.

② 张忠鲁. 多维视野下的临床决策［J］. 医学与哲学：临床决策论坛版，2005，26（9）：13-16.

③ 钟南山. 医患共同决策，是人文精神的核心体现［N］. 健康报，2015-06-19（5）.

④ 陶长琪. 决策理论与方法［M］. 北京：中国人民大学出版社，2016：2.

者为中心的利益群体的一方统称为"患方"，考虑到关于家属在医疗决策中的作用已有较多论述，笔者不再对其进行专门的剖析），是从狭义的角度来理解医疗决策的，是对几种备选方案中某一方案的拍板定案，将对方案的最终选择当作了决策。这种观点，无疑忽视了医生（下文将以医生为中心的利益群体的一方统称为"医方"）作为医疗方案的主要制定者在医疗决策中的主导作用。事实上，患方的选择只是从医方所提供的几种备选医疗方案中的被动选择，患方既不能超越医方自定方案，也不能自主修改或调整医方所制定的医疗方案，其修改或调整必须征得医方的知情并同意，也就是说，医疗决策中患方在享有其自主选择权、知情同意权的同时，必须尊重医方的知情同意权，患方无权强迫医方接受不符合诊疗规范要求的调整或修改，否则其后果应由患方负责。我国《侵权责任法》第六十条明确规定："患者有损害，因下列情形之一的，医疗机构不承担赔偿责任：（一）患者或者其近亲属不配合医疗机构进行符合诊疗规范的诊疗。"就此而言，患方所拥有的只是医疗决策方案的选择权而非医疗方案本身的决策权，患者及其家属只是选择的主体而非决策主体。

主张"医生主体说"的学者，是从最狭义的角度来理解医疗决策的，认为患方由于缺乏基本的医学知识，掌握的"信息不完整"而"不可能做出正确的决定"，只有医生才具有处理风险事件的能力，做出最适合于患者的选择。这种观点对于危急、重症患者的医疗决策具有一定的合理性，并能够得到我国法律法规的支持，《侵权责任法》第五十六条规定："因抢救生命垂危的患者等紧急情况，不能取得患者或者其近亲属意见的，经医疗机构负责人或者授权的负责人批准，可以立即实施相应的医疗措施。"但此规定只适用于"紧急情况"这一特定的情形而不具有普遍的适用性。就一般情况而言，"医生主体说"忽视了患者的主诉、价值倾向、主观体验等因素，漠视了患者家属作为利益相关者在医疗方案选择中的积极作用，是权威型、主动—被动型医患关系模式的反映。

主张"医生—患者主体说"的学者，是从广义的角度来理解医疗决策的，将医疗决策看作是"一个包括提出问题、确立目标、设计和选择方案的过程"。一般来说，医疗方案的制定需要经过形成决策问题、确定决策目标、拟订方案、选择方案、实施反馈等过程。在"确定决策目标"方面，尽管医患双方总的目标都是为了患者病痛的消除和康复，但由于医患双方往往存在较大的分歧，患方时常对医学抱有过高的期望，其期望值大多高于医方的评估和预期。正如部分学者所指出的："病人对他的医疗照护提供者的能力（知道什么是最好）有不切实际的期望。病人的喜好和价值观也随着年龄、社会地位、疾病经历、决策的重要程度发生变化。"①因此，医患双方很难达成完全一致的医疗决策目标。而决策目标是拟定、评价和选择医疗方案的基准，决定着医疗方案的拟定、评价和选择。故而，医生作为专业权威是医疗决策的重要主体，对整个医疗决策的制定发挥着主导作用，患方的作用主要体现在形成决策问题（进行主诉）、选择方案（知情同意）、实施反馈（描述感受）等过程。而且，由于在医疗活动中，有时患者的病情危重，情况紧急，根本无暇进行充分的沟通，因此患方即使参与这些环节也会受到主客观条件的限制。

综上，对医疗决策概念理解的不同是造成关于医疗决策主体分歧的根本原因。简单地强调医疗决策的主体应当是患者、医生还是医患双方，而不考虑医疗决策的具体过程、患者的病情状况及患方的医学知识水平、参与意愿等因素，这不仅不利于医疗方案的制定，而且对加强医患沟通、构建和谐医患关系也会产生消极的影响。事实上，"在医疗决策关系中，医患并没有惯例的合作形式……让病人参与医疗决策以尊重病人的自主权，病人在此过程中享有优先权，这种一维模式只适合某些情形，并不代表全部。一种符合伦理道德的模式必须考虑不同的决策背景，区别优先决策和决策权威"②。

二、患方作为医疗决策主体之反思

根据以上分析，患方虽然可以在选择的意义上看作医疗决策主体，并参与到主诉病史、方案抉择（包括否定）、反馈诊疗信息等环节，但也应当考虑到其作为决策主体可能产生的负面影响，以下主要就患方在"拟定医疗方案"环节的作用加以反思。

拟定医疗方案是实现医疗决策目标，解决患者疾病问题的方法和路径，要求医疗决策者应在患者疾病状况、当前医疗水平和技术条件等主客观因素允许下，根据医疗决策目标及收集整理的诊疗信息，尽可能地拟定出多个可行的备选方案（包括替代方案），以便为患方提供更多的选择机会。患方如果拥有相当的医学背景知识并有意愿参与医疗方案的拟定，对于集中医患双方的智慧、

---

① 马丽莉，何仲. 病人决策行为研究进展［J］. 国际护理学杂志，2002（8）：350-351.

② MCGUIRE A L, MCCULLOUGH L B. 医生是否应该让患者参与医疗决策［J］. 郭肖华，阎茹，译. 医学与哲学：临床决策论坛版，2005，26（12）：79-80.

实现知识体验的互补、达成对诊疗结果的认同，以及增强患方的理解、减少医患纠纷等都具有一定的积极作用。但是，当代决策理论的研究成果也给我们提出了另类的启示，揭示患方参与可能存在一定的消极作用。

其一，社会易化效应（social facilitation）。社会心理学家罗伯特·扎伊翁茨（Robert Zajonc）研究发现："对于那些简单的、熟练的行为，人们在有旁观者在场时通常能做得更好；但对于那些复杂的、没有掌握好的技能，人们在有他人在场时则会表现得没那么好……即使其他人并没有实际在场，只要个体预期自己的行为会受到其他人的评价，这种促进或损害的效应也会发生。"①由于医疗过程存在着许多不确定性，任何诊疗手段都没有百分之百的成功率，因此按照这一理论，患者及其家属参与决策，可能会影响医者的临床表现，尤其对于难度高、风险大的手术而言更是如此。

其二，社会性懈怠效应（social loafing）。沃尔瑟·莫德发现："当人们作为群体的一员做一件事情时，就不会像自己独立完成时那么努力。"②

因为在群体决策中，人们不会像独自决策时那样直接感受到自己的努力和最终结果之间的联系，由此对最终结果担负的责任也会在群体成员之间分散，而责任分散会对决策和判断产生强有力的影响。因此，由患者参与的医患共同决策可能会弱化医者对决策结果的责任意识。

其三，群体盲思效应（group think）。群体盲思是指心理活动的效率、对现实的检验以及道德判断的一种退化，这种退化是来自群体内压力。群体盲思往往导致集体努力对警告采取忽视的态度或者对其进行合理化；对群体固有的道德观加以毫不质疑的信任；对提出建议者充满刻板印象③。在医疗决策中，由于患方医学知识的缺失，往往对医者有高度的信赖，如果患方不能对医方的决策提出不同的意见却表示出高度的认同，则可能进一步强化医方对自己决策的信心甚至包括错误的决策，可能使医方独立决策时更加坚持自己错误的判断。

---

① 普劳斯. 决策与判断［M］. 施俊琦，王星，译. 北京：人民邮电出版社，2016：168.

② 普劳斯. 决策与判断［M］. 施俊琦，王星，译. 北京：人民邮电出版社，2016：169.

③ 普劳斯. 决策与判断［M］. 施俊琦，王星，译. 北京：人民邮电出版社，2016：179.

其四，选择转移效应（risky shift）。现代心理学研究发现，群体讨论容易增强群体成员对冒险行为达成一致的倾向，使得人们更愿意接受冒险的行动。医疗决策作为一风险决策，在没有患方参与的情况下，医方对具有风险性的决策方案会更加慎重考虑，而在患方参与尤其得到患方认同时，会更倾向于选择具有冒险性的方案。

其五，群体的非加和效应。一般说来，群体判断在某种程度上较个体判断更为准确。但是，由于群体判断的准确性受任务的性质、难度、群体成员的能力、互动方式等诸多因素的影响，其判断结果又表现出差异性。研究表明，群体决策通常比群体中的一般成员做出的判断更为准确，但群体中最好的成员经常胜过群体整体。依此，在医患共同决策中，医生作为医学权威，是决策群体中的优秀者，其决策应优于群体决策。这就意味着，共同决策的结果未必优于医生的独立决策。正如部分学者所强调的，医疗决策"需要宽松的决策氛围，在干扰极少的状态下才能做出更接近于正确的决策，任何方面的干扰或干涉都可导致决策的失误或偏离正确方向。"[①]

此外，共同决策还存在决策速度、决策效率等问题，而这些问题对于急危、重症患者的诊疗极为重要。

以上提示应客观看待患方参与医疗决策的作用。尽管患方参与有助于加强医患沟通，尊重患者自主的权利，促进医患和谐，但这不应作为医疗决策的主要目的，正如钟南山强调的："我们今天倡导医患共同决策，最终的目的是使得患者能够得到更好的、更理想的治疗效果……这个过程有利于改善医患关系，但改善医患关系并不是共同决策的唯一目的。"[②]"防病治病，救死扶伤"作为医疗服务的首要宗旨，要求医务人员在医疗决策中，始终应把治疗效果放到首位，对于患方的价值期望及要求应在不影响治疗效果和医疗安全的前提下予以适当考虑，要充分发挥医生的权威和主导作用，对于患方不合理的期望和要求应当予以解释和说明，对于有害或无益于患者生命健康的选择及行为应当行使特殊干涉的权利。"在医疗实践中并非患者或其家属的一切选择都有利于患者本人的最佳利益，有时医生按照患者或其家属的知情同意处置可能会对患

① 傅恩清.医患心灵交融，科学临床决策的前提［J］.中国医学伦理学，2007，20（4）：84-85.

② 钟南山.医患共同决策，是人文精神的核心体现［N］.健康报，2015-06-19（5）.

者产生有害的结果……如果患者及其家属的知情同意无益于患者本人的生命健康，则医务人员就有权利和义务对其加以干涉或拒绝。"①那种"我的健康我做主""患者怎么说，医生就怎么做"的观念是对患者生命健康不负责的态度和表现。

三、共享决策主体的权利与责任

"Shared decision-making"（SDM）一词，最早在1998年由美国总统顾问委员会在一份《质量第一：为所有美国人提供更好的医疗服务》的研究报告中提出的，是指"患者和医生都参与到医疗决策过程之中，医生为患者提供必要的资料信息，向患者解释治疗和替代方案，让患者选择最符合他们独特的文化和个人信仰的治疗方案的过程"②。目前，国内不少媒体和学者将"SDM"翻译为"共同决策"③，并强调患者在医疗决策中的主体地位。笔者认为，这不仅是对"shared"这一词语本身的误读，而且是对医疗决策概念的曲解。事实上，早在2004年张大庆教授④就曾撰文将"SDM"翻译为"共享决策"，并强调"共享决策是临床决策的一种方法，其要点是使病人参与决策过程，提供病人有关可选择的必要的信息，使病人的选择和价值更好地结合入医疗方案"。

"共享决策"与"共同决策"有着本质的不同。"共享"强调的是诊疗信息、医疗方案、体验感受、价值信仰等在决策中的沟通与分享，尤其是患方对医疗决策共享的权利，要求医生在决策时要充分考虑患者"独特的文化和个人信仰"，而不应独自决断。其内涵无涉患者的主体地位，相反，凸显了医生的主导作用，强调的是"医生为患者提供……向患者解释……让患者选择……"而"共同决策"意指医、患双方为医疗方案的共同制定者，患者与医生享有同

---

① 刘俊荣.知情同意与医生的责任及权利［J］.中国医院管理，2003，23（6）：57-58.

② Shared decision-making in medicine［EB/OL］.［2017—09—05］.https：//en. wikipedia. org/wiki/Shared decision-making in medicine#cite note-President. 27s Advisory Commission-4.

③ 马歇尔，碧比.我的健康我参与［N］.魏继红，张瑞玲，编译.健康报，2012-01-13（5）.

④ 张大庆.临床决策：医学哲学研究的一个重要领域［J］.医学与哲学，2004，25（12）：17-20.

样的医疗决策权利。这不仅与医学常识相违背，也不符合我国相关的医疗卫生法律。依据《执业医师法》第二十一条，医疗决策作为一项极具专业性的工作，只有依法获得执业医师资格或者执业助理医师资格并经注册的人员，才具有"在注册的执业范围内，进行医学诊查、疾病调查、医学处置、出具相应的医学证明文件，选择合理的医疗、预防、保健方案"的权利。

权利，即法律关系主体在法律规定的范围内，为满足其特定的利益而自主享有的权能和利益。权能属应然权利，它并不要求权利的绝对实现，是可实现但未实现的利益；利益属实然权利，是权能现实化的结果，是被实现了的权能。权利往往表现为享有权利的公民有权做出一定的行为和要求他人做出相应的行为，一方有权利，他方必有相应的义务，或者互为权利义务；任何公民不能只拥有权利而不履行义务，也不应只承担义务而享受不到权利。具体到医疗决策过程，既然医疗诊查、医学处置、选择合理的医疗方案等属于医师的权利，患方就有提供病史资料、配合诊疗、服从医师合理决策的义务。如果认为患方拥有与医师同样的医疗决策权利，这势必阻却医师诊疗权利的实现，其结果可能对患者的生命健康不利，甚至发生违背有利原则、不伤害原则之情形。当然，这些权利作为医师的职权，也是其应当履行的义务。在此，强调医师的自主诊疗权主要是从技术层面而言的，并没有否定患方参与诊疗、选择医疗决策方案的权利。相反，医师合理诊疗方案、医疗决策的达成需要患方的配合和信息反馈，这既是患方的义务也是患方的权利。作为患方的权利，医师有义务予以接受并鼓励患方的参与，也只有这样，才能更好地确保其诊疗方案、医疗决策的合理性。同时，从非技术层面来说，患方的医疗自主权又赋予其选择和拒绝医师医疗决策方案的权利，但对于合理决策方案的拒绝，医师也拥有特殊干涉的权利。因此，无论是医师的医疗诊查权、医学处置权、方案选择权，还是患方的医疗参与权、自主权等，都必须以"合理"为前提，目的在于维护患者的生命与健康。

基于以上分析，共享决策的实质在于决策"共享"，而不在于决策"共同制定"（以下简称"共制"）。如果像部分学者所主张的那样医患"共同"决策，那么医患双方也应当对决策的后果共同负责，而不应因为医师对方案的最终认同并签字而将责任完全归于医方。

按照汉斯·约纳斯[①]的责任伦理，"责任就是权力的一个功能，无权者无责任……人们应对他所做的事负责"。作为决策者应具有积极的责任意识和"前瞻性的责任"，决策之前应能够预见决策可能发生的后果，"对有待做的事负责"[②]并考虑：其一，决策行为与决策后果之间的必然性联系；其二，决策者应当对自己的决策后果承担责任并付出代价；其三，拒绝承担责任违背社会伦理，必将受到更严厉的惩罚。在决策"共制"中，医方作为决策主体无疑应对后果负责，但患方作为医疗决策的"共制"者也应预见到医疗决策的风险性，认识到自身行为可能对医疗决策产生的影响，尤其对于与医生判断不一致的意见要有足够的责任担当，认识到决策后果与自身决策行为的必然性关联，充分关注不良后果发生的可能性及其危害，"对不幸的预测应该比对福祉的预测给予更多的关注"。因为认识恶绝对比认识善容易："它更加直截了当，更有紧迫性，人们对它的看法也更少差异，最重要的是，无须我们去寻找，它自己就会跳出来。"[③]但调查显示（笔者就"医疗决策中基于权益位阶的利益冲突化解机制之研究"通过问卷星企业版进行了抽样调查，其中针对不同医疗决策模式决策后果的责任分担的调查结果见表1），人们更倾向于认为应当由医生承担责任，而认为患者和家属应当承担责任的占比较少。

表1　您认为由"医生+患者+家属共同决策模式（医患双方共决型）"所形成的医疗方案的决策后果应当由谁负责？

职业	医生	患者	家属	医生+患者	医生+家属	患者+家属	医生+患者+家属	视具体情况而定	合计
公务员	102（40.64%）	31（12.35%）	15（5.98%）	17（6.77%）	6（2.39%）	4（1.59%）	50（19.92%）	26（10.36%）	251
公司职员	105（20.92%）	47（9.36%）	30（5.98%）	42（8.37%）	22（4.38%）	18（3.59%）	166（33.07%）	72（14.34%）	502
企业工人	62（23.40%）	27（10.19%）	19（7.17%）	29（10.94%）	17（6.42%）	8（3.02%）	68（25.66%）	35（13.21%）	265
个体户	40（22.10%）	16（8.84%）	13（7.18%）	14（7.73%）	8（4.42%）	9（4.97%）	53（29.28%）	28（15.47%）	181

①　约纳斯.技术、医学与伦理学：责任原理的实践［M］.张荣，译.上海：上海译文出版社，2008.

②　约纳斯.技术、医学与伦理学：责任原理的实践［M］.张荣，译.上海：上海译文出版社，2008.

③　方秋明.汉斯·约纳斯论现代技术与责任伦理学［J］.国外理论动态，2007（8）：90-91.

续表

职业	医生	患者	家属	医生+患者	医生+家属	患者+家属	医生+患者+家属	视具体情况而定	合计
农民工	20（23.53%）	6（7.06%）	4（4.71%）	5（5.88%）	6（7.06%）	2（2.35%）	22（25.88%）	20（23.53%）	85
退休人员	12（38.71%）	1（3.23%）	3（9.68%）	7（22.58%）	0（0.00%）	0（0.00%）	4（12.90%）	4（12.90%）	31
自由职业者	30（13.10%）	19（8.30%）	9（3.93%）	24（10.48%）	11（4.80%）	3（1.31%）	89（38.86%）	44（19.21%）	229
事业单位人员	48（14.20%）	24（7.10%）	11（3.25%）	32（9.47%）	6（1.78%）	11（3.25%）	141（41.72%）	65（19.23%）	338
医疗机构从业人员	124（19.11%）	41（6.32%）	23（3.54%）	49（7.55%）	29（4.47%）	27（4.16%）	252（38.83%）	104（16.02%）	649
无业者	25（14.97%）	8（4.79%）	5（2.99%）	6（3.59%）	3（1.80%）	3（1.80%）	66（39.52%）	51（30.54%）	167
合计	568（21.53%）	220（8.15%）	132（4.89%）	225（8.34%）	108（4.00%）	85（3.15%）	911（33.77%）	449（16.64%）	2698

由表1可知，在关于"医生+患者+家属共同决策模式（医患双方共决型）"所形成的医疗方案的决策后果应当由谁负责的调查中，2698个调查对象有21.53%的人认为应当由医生独自承担责任，明显高于选择应当由"患者+家属"承担责任的占比（3.15%）。其实，这一现象也完全符合人们的一般理解，毕竟医生是专业权威，患者及其家属的意见和建议是否需要接受、接受哪些、接受多少等，医生应当有专业的区分和鉴别能力，这也是医患信托关系得以确立的基本前提，患者之所以将生命与健康托付给医生，首先是基于对医生执业能力和职业精神的信任，医生也应当忠诚于患者并对患者负责，"共享决策强调忠诚的重要性"[1]，其意义也正在于此。不过，调查中也有高达38.83%的医生认为，"医生+患者+家属决策模式"的决策后果应当由医生、患者及家属共同负责，这一比例远高于认为应当由医生独自负责的占比（19.11%）。也正因如此，医生们更乐意患者及其家属参与医疗决策，"他们相信，清楚医疗决策的患者会对医生更加满意，即便有抱怨也很少会投诉"[2]。

但是，笔者认为，共享决策绝不意味着减轻了医生对决策后果的义务和责任，信息的分享需要医生具有更加敏锐的判断力和鉴别力，竭力排除患者及其家属不良因素的纷扰，不应因患方参与医疗决策的制定而推卸自己对医疗方案制定所负的注意义务和主体责任。

---

[1] 张大庆. 临床决策: 医学哲学研究的一个重要领域［J］. 医学与哲学, 2004, 25（12）: 17-20.

[2] MCGUIREAL, MCCULLOUGHLB. 医生是否应该让患者参与医疗决策［J］. 郭肖华, 阎茹, 译. 医学与哲学: 临床决策论坛版, 2005, 26（12）: 79-80.

1.7　健康的道德负载及其现实意义

一、健康概念的道德缺位

苏联学者B.H.伊利因曾指出：迄今，对人的"健康"概念，还没有一个公认的科学定义，最为流行的健康定义，当推写进世界卫生组织（World Health Organization，WHO）章程序言中的那个定义："健康是一种身体上、精神上和社会上完全安宁的状态，不仅是没有躯体疾病和体质虚弱。"[①]这个定义不能被认为是令人满意的。2011年，《英国医学杂志》发表的《我们应该怎样定义健康？》一文，对WHO的健康概念之不足进行了分析，指出健康是指"个体在面临社会、生理和心理挑战时的自我管理和适应能力"[②]。依此，"健康本质的内涵不应该是WHO所界定的主观的理想状态，而应该是客观现实的生活能力。判断一个人是否健康，要看他是否具备相应的生理、心理和社会能力以履行他所属的社会共同体赋予他的社会义务并从中确立和实现自身的价值，而不是看他是否处于生理、心理、社会完全幸福的状态。"[③]事实上，这种"极端理想化、主观化的健康概念不仅无法操作、无法测量，而且把大多数人在大多数时间中的生存状态都划入了非健康状态"[③]。理想的健康状态可能只存在于人的一生中的某一时刻或时间，现实中没有任何疾病或健康问题的人微乎其微，疾病可能比健康与个体的伴随时间或机会更多。"全民健康"只是就人群健康而言的，其评价指标是指出生率、死亡率、发病率、患病率、人均期

---

① B.H.伊利因.论人的"健康"概念［J］.常世襄，译.医学与哲学，1989，10（3）：54.

② HUBER M，KNOTTNERUS J A，GREEN L，et al. How should we define health？［J］. BMJ，2011，343（4163）：235–237.

③ 周业勤.能力健康概念及其启示［J］.医学与哲学，2016，37（1A）：8–21.

望寿命、婴儿死亡率、伤残调整生命年等，考察的主要是人群健康水平及其发展变化，目的在于弄清人群中存在的主要健康问题，找出影响人群健康的主要因素，研制和评估健康规划、措施及方案的效果，全民健康并非意味着人人健康，人人健康只能是一种期望或理想目标。而且，健康与疾病甚至残疾并非互斥的，正如有学者强调的：一个人可以有疾病，但是健康的。只有当疾病发展到使一个人的能力组合（repertoire）不能和他的诸目的（profileofgoals）相适应时，才称为病。①而"能力组合"与"他的诸目的适应"表现为主观期望的平衡或感受，不同个体所具有的与"能力组合"相适应的健康期望目标不同，其个体对健康的感受和体验也就不同。依此，一个眼睛近视的人，如果他在看东西时并没有感受到不适或太大障碍，对自己目前的状态表现得相当满足，就不能称之为疾病，该个体也不能算是病人。同样，一个失去左手无名指的人，如果对此并不介意，也不能称之为病人。此观点尽管有所偏颇，但揭示了健康和疾病概念的相对性，反映了健康与个体的主观体验有关。因此，笔者认为，健康不仅是一种状态、一种能力，也是一种意识，是多种表征在个体上的综合体现，单纯强调某一个方面是片面的。这正如一个人健康水平的高低，不能仅仅从其躯体的健康状况及恢复健康的能力来评价一样，健康素养尤其是健康意识是一个不可或缺的因素。而在健康意识中，道德意识更为重要。健康的道德意识包括健康的道德观念、道德情感、道德意志、道德信念等，这种道德意识既影响着个体的自身健康，也影响着他人的健康。例如，吸烟者如果缺乏健康的道德意识，不仅可能会吸烟成嗜，损害自己的健康，也会无视吸烟对家人及他人健康的危害，从而表现得肆无忌惮，不分场合、不管他人的感受。健康道德意识是内在于健康概念之中的，不应当仅仅将其作为影响健康的一般因素。这正如人离不开道德，离开了道德人就不成其为人（至少不是正常意义上的人）一样，健康也离不开道德，离开了道德就无健康可言。此处强调道德作为一种要素在健康中的作用，并不是否定健康的自然基础和物质基础，而仅仅是就健康的一个侧面来说的。健康与强悍、雄壮等不同，它具有文化的内涵，是生理状况、心理素质、健康素养等多种因素在个体身上的体现。缺位了道德的健康只能是野蛮的、兽性的强壮，而不是作为素养意义上的人的健康。杀人者可能具有强壮的身体，但至少缺失了尊重他人生命和健康权利的道德与素养。

---

① 金大劼，邱仁宗.医学的基本概念和因果思维：哲学与医学丛书第16卷《健康、疾病和医学中的因果解释》评介［J］.医学与哲学，1985，6（8）：48-51.

我们不能因为道德是健康的影响因素，而否定其内在于健康的规定性[①]，这如同不能因为精神因素、社会因素是健康的影响因素而将其排除在健康概念之外一样。强调健康是状态、能力与意识的统一，并不意味着每一个体只有达到了这种统一才能称为健康，健康作为一种完好的状态是指向未来的、是个体为之努力的目标，这就像人人希望长生不老、长命百岁一样，仅仅是一种期望而已。这种期望可以通过健康意识、健康能力的强化和打造以趋近和部分地实现，但每个人"能力组合"与"他的诸目的适应"程度是不同的。就此而言，预设了健康的道德内涵并不意味着提高健康的标准和要求，而是要回归健康之本真。

当前，国内不少研究成果从伦理学的视角对健康责任、健康权利等问题进行了较为深入的学理性分析，论证了健康是权利，也是义务，是权利与义务的统一，并分析了健康道德、健康伦理的理论基础，阐述了健康外在、衍生的道德价值等。而对健康与道德的内在关系、健康概念的道德内涵和道德负载等尚缺乏系统的研究和梳理，主要的代表性成果如范瑞平在其《当代儒家生命伦理学》一书中指出，"儒家认为道德德性是一个健康的人的必要品质，通过学习和实践自我培养的德性，一个人能够同时追求并改善个人的健康"。[②]刘远明撰写的《个体健康责任的伦理与逻辑》一文，结合柏拉图的"灵魂的健康"概念提出了"健康作为一种合理的生活方式，是人的德性的显现"的观点。[③]杨同卫等通过对健康与道德关系的研究，提出了与前者相反的论断，认为道德只是健康的影响因素而不应将其归入界定健康概念的维度，否则就"会使健康的测量和评定变得更加困难"，"会将健康的标准无限拔高"等。[④]笔者认为，这一观点值得商榷。国内曾有作者撰文认为，WHO已将道德引入健康概念之中："1989年，WHO进一步定义了四维健康新概念，即'一个人在身体健康、心

---

① 杨同卫，封展旗，武宜金，等."道德健康"辩驳：亦论道德与健康的关系[J].医学与哲学，2019，40（1）：21-23.

② 范瑞平.当代儒家生命伦理学[M].北京：北京大学出版社，2011：21.

③ 刘远明.个体健康责任的伦理与逻辑[J].贵州社会科学，2015(9)：96-100.

④ 杨同卫，封展旗，武宜金，等."道德健康"辩驳：亦论道德与健康的关系[J].医学与哲学，2019，40（1）21—23.

理健康、社会适应健康和道德健康四个方面皆健全'。"[1]该作者对此内容标注的引文为张静撰写的《自尊问题研究综述》[2]，但经查，这篇文章中并无上述内容，也根本就没有"道德健康"这一概念。关于这一问题，杨同卫等也曾专门撰文进行了考察和批驳[3]。但遗憾的是，直到目前还有学者在以讹传讹，引用这一表述[4]。杜治政先生曾托人专门查阅过WHO的相关文件，但并未发现有以上表述，由此看来，以上表述无文献依据。

然而，这并不影响我们讨论健康概念本身是否应当包括道德健康，或者说，道德是否内在于健康概念之中等问题。这不仅涉及了健康与道德的因果性、逻辑性关系，健康与道德何者为因，何者为果？是因健康而道德，还是因道德而健康？还涉及了健康伦理的探究方式和研究主题，是以分析因道德问题引起的健康问题为主，还是以分析因健康引起的道德问题为主？是应当以论证健康的道德、社会价值为主，还是应当以论证个体、团体、社会、政府不同主体为实现健康而需履行的健康责任为主？等等。

总之，健康不仅是一种状态，也是一种能力和意识，是多种表征在个体上的综合体现。与强悍、雄壮等不同，健康渗透着文化、素养等因素，有道德的在场。健康道德是内在于健康概念之中并与健康相伴始终的。分析健康概念的道德负载，对于研究健康伦理问题有着重要的意义和启迪，需要我们深入的反思。

二、健康的道德负载

论及健康的社会作用和道德价值相信不会有人予以质疑，强调道德观念、道德行为等道德因素对健康的影响也无疑会得到广泛的认同。但主张健康的道德负载，倡导健康的道德回归和道德在场，可能会有人提出异议。事实上，无

---

① 曾承志. 健康概念的历史演进及其解读 [J]. 北京体育大学学报, 2007, 30 (5): 618–619.

② 张静. 自尊问题研究综述 [J]. 南京航空航天大学学报: 社会科学版, 2002, 4 (2): 82–86.

③ 杨同卫, 封展旗, 武宜金, 等. "道德健康"辩驳: 亦论道德与健康的关系 [J]. 医学与哲学, 2019, 40 (1): 21–23.

④ 陈煜鹏. 健康权法律性质的二重性 [J]. 社会科学家, 2020 (2): 135–142.

论古代还是近代，先哲们早已将道德纳入健康的概念之中，并将其作为健康的基本要义。

在健康问题上，柏拉图提出了"灵魂即生存""死亡是灵魂从身体的开释"等思想，认为灵魂决定生存、健康、疾病和死亡，肉体只有与灵魂结合才能存在。①身体是灵魂通向至善和真理的桎梏，身体的欲望包括食欲、性欲、名利欲等，是一种非理性的、野蛮的、自私的、邪恶的快乐。为此，他主张"灵魂的健康"，认为"美德似乎是一种心灵的健康，美和坚强有力；而邪恶则似乎是心灵的一种疾病，丑和软弱无力"。而灵魂的健康则取决于构成其要素之间的和谐，认为"灵魂是由理性、激情、欲望三个部分组成的，一个真正的人必须以理性支配激情和欲望"②。只有当理性能够控制住非理性的情感、欲望、邪恶的快乐，按照理性的智慧、勇敢、节制等美德行动时，人才能够生活有度、节食节欲，获得心灵的安宁和清静，才能最终达成心灵的健康，表现得"美和坚强"。由此，柏拉图从"灵魂的健康"出发，为人的健康赋予了美和道德的内涵，强调人的健康重要的在于灵魂的和谐、智慧、坚强和节制等美德，而不仅仅在于肉体及其功能的强壮，否则强壮的肉身只会被无限的欲望所吞食，变得更加野蛮与邪恶，玷污心灵的圣洁和美德，从而给健康带来更大的损害。

亚里士多德③作为柏拉图的承继者，认为人天生具有过"优良生活"的期望，一个人要想过上"优良生活"，必须具有三项善因，即外物诸善、躯体诸善、灵魂（性灵）诸善。其中灵魂诸善最为重要，只有该善因没有限度，其他两种善因都不应超过适当的限度，否则，就会对机体有害或至少无益。他说："外物诸善，有如一切实用工具，'其为量'一定有所限制。实际上，一切应用的事物'包括外物诸善和躯体诸善'，在这里情况完全相同；任何这类事物过了量都对物主有害，至少也一定无益。'至于灵魂诸善，情况就恰好相反。'灵魂的各种善德都愈多而愈显见其效益。"所谓灵魂诸善，就是使一个人超越了"自然"的第二个自己，成为最高贵、最卓越、最优秀的公正、智慧、勇敢、节制、虔诚等优良美德和品质。一个灵魂诸善缺失或不及的人，即使拥有

① 柏拉图.理想国［M］.郭斌和，张竹明，译.北京：商务印书馆，2002：174.

② 刘敬鲁.论海德格尔对传统形而上学人学的批判［J］.哲学研究，1997（9）：66–73.

③ 亚里士多德.政治学［M］.吴寿彭，译.北京：商务印书馆，1965：188.

大量的外物诸善，如财物、土地、美色等，只会挥霍无度、欺行霸市、花天酒地，并最终导致躯体诸善的丧失。而且，那些灵魂诸善缺失或不及的人，可能会为了获得外物诸善而不择手段、巧取豪夺、坑蒙拐骗、杀人越货，其强壮的躯体因缺乏灵魂诸善只会成为作恶的手段和条件，而失去健康之意义。因此，只有灵魂诸善越多越好，如果没有灵魂诸善来规导，其他善因越多所产生的恶可能越多。故而，外物诸善、躯体诸善对于健康的作用必须以灵魂诸善为前提，没有了灵魂诸善，就不可能拥有真正的躯体诸善及健康，即使一时的拥有也会最终丧失。由此不难看出，在健康与道德关系的问题上，亚里士多德更强调道德的优先性和始动性。

基督教从神学的视角对人及其健康、疾病等问题进行了另类的解读，认为人在其没有背离上帝之前是无罪的，《马丁·路德文选》中写道："自亚当堕落之后，凡由血气而生的人，就生而有罪，就是说，不敬畏上帝，不信靠上帝，有属血体的嗜欲；这疾病，或说这原始的过犯，是实实在在的罪。"因此，依据基督教的善恶观，疾病根源于人的本性的堕落，是人的败坏了的自由意志对上帝这一最高本体背叛的结果，疾病意味着灵魂与肉体的双重堕落，是上帝对人的惩罚和磨难，罹患疾病时只有向上帝祈求，才能根除疾病，恢复健康。因此，基督教特别强调信仰的道德力量在健康中的始因和作用。在中国古代，传统医学也十分强调人的心智、道德在健康中的始动作用。例如，中医将喜、怒、哀、思、悲、恐、惊作为疾病发生发展的七种内因，认为"七情"过度或不及，就会导致阴阳失调、气血不周而引发各种疾病。儒家传统文化极其强调"修身"，并将修身视为齐家、治国、平天下的基本条件，而修身的根本途径是修德，"大德……必得其寿""富润屋、德润身"。在儒家看来，一个健全的、有修养的人离不开"仁"和"礼"，趋"仁"从"礼"是引导人们追求善、提高自我修养和德性的内在力量，一个人缺失了基本的道德修养就不能很好地控制自己的情感，也就不能妥善地处理人际关系并适应其生存的社会，这样的人即使有着强健的身体，也算不上一个健全的人。总之，在东西方古代文化中，理性、意志、道德于健康的作用不仅仅限于一般的影响因素，而是健康与疾病的动因，正是从这种人文的视角凸显了健康的道德内涵，赋予健康以道德的意义。

至近代，西方社会受文艺复兴、宗教改革及启蒙运动的影响，理性逐渐击退信仰，首先以笛卡尔为代表的"二元论"，从身心分离的视角对人及其身体、健康等进行了系统的诠释。受笛卡尔"二元论"思想的影响，康德认为理性是人的根本属性，正是因为有了理性，人才有了知识和道德，理性既可为自然立法，也可为道德立法。人作为理性的动物，其本身就是目的。他说："你需要这样行为，做到无论是你自己或别的什么人，你始终把人当目的，总不把他只当作工具。"①从康德的这一绝对道德律令出发，任何人都应当尊重自己及他人的健康和生命，任何时候、任何情况下都不应当为了自己的目的而损害他人的健康和生命，一个人即使自我毁灭也是对自我生命的不尊重，维护生命的存在和尊严应当成为个体的首要责任。因此，按照康德的理论，健康与道德关系的逻辑应当是：人的理性决定了其道德，而道德要求尊重其健康和生命，并维护生命的存在。也就是说，正是人的理性和道德，保持了人的健康和生命的存在。

与笛卡尔的"二元论"不同，拉·梅特里作为法国机械唯物主义的集大成者，从物质本身的运动力和创造力出发提出了"人是机器"的论断，主张用有感觉、有精神的有机机器的理念来说明人。他认为，要对人有所了解，诉诸上帝、精神是毫无用处的，人体只是物质实体最完善的表现形式，而心灵则源自人体本身，只有从人体器官才可能寻求到心灵的源泉。他说："人是一架如此复杂的机器……只有设法，或者说，通过从人体的器官把心灵解剖分析出来，这样我们才有可能——我不说这样便无可争辩地发现了人性本身，但至少是——在这个问题上接近最大限度的或然性。"②从而，否定了心灵是独立的精神实体，他说："心灵只是一种运动的始基，或者脑子的一个物质的、感性的部分……可以正确地把它视为整个人体机器的一个主要机括。"③在他看来，脑部一旦出了毛病，它与感官之间的通道就会被堵塞，心灵的一切活动也就会停止。因此，他主张健全的机体组织是人的品质之基础，是人的知识、道德、能力的源泉，是首要的美德。他说："机体组织健全是人的首要美德：所有的道德家们都不把我们从自然得来的品质视为可贵的品质，而认为只有经过不断的反思和努力而得来的才是有价值的东西，这种做法是徒劳无益的。"④在他看来，与健全的机体相比，"教育便是其次的美德"，离开了健全的机体尤其是脑子，再好的教育也毫无用处。"如果我们要教育心灵、要培养它对于真理和道德的认识，一个有经验的医生总是提出适合身体健康的饮食……对于一

---

① 康德. 道德形而上学探本［M］. 唐钺重，译. 北京：商务印书馆，1959：43.

② 梅特里. 人是机器［M］. 顾寿观，译. 北京：商务印书馆，1959：17.

③ 梅特里. 人是机器［M］. 顾寿观，译. 北京：商务印书馆，1959：64—65.

④ 梅特里. 人是机器［M］. 顾寿观，译. 北京：商务印书馆，1959：38.

个生来饮食无节制的人，全部道德学说都是不生效的，饮食有节制是一切美德的根源，就像无节制是一切罪恶的根源一样。"[1]在这里，拉·梅特里从唯物论的立场得出了与柏拉图唯心论者相同的结论，即节制是健康的根源，因为只有节制饮食、情欲等才能有健全的机体，只有以健全的机体为基础才可能通过教育获得灵魂之善，以及真理和道德知识。不难看出，拉·梅特里关于健康与道德关系的逻辑是：美德（健全机体）—健康饮食—饮食节制—健全机体（美德），由此将健康与道德有机统一起来。但是，与柏拉图等唯心论者不同的是，拉·梅特里不是祈求于上帝的帮助，遵照上帝的意旨去思考，而是从人体本身看到了美德的源泉和力量，美德不是来源于上帝的启示，而是源自人的健全机体。尽管他的这一观点带有朴素的、机械论的色彩，但是对于我们思考健康与道德的关系不无裨益。

综上所述，无论是西方还是东方，无论是唯心论者还是唯物论者，都充分肯定了健康与道德的内在关系，看到了健康与道德的互渗性，揭示了道德对健康的作用不仅仅限于一般的影响因素，它对健康与疾病还有一定的始动作用，表明了健康的道德负载和固有属性。尽管柏拉图、笛卡尔、康德等唯心论者的健康道德观，带有神秘的主观色彩，有其自身的局限性，但对我们思考健康与道德的内在关系有一定的启迪。

三、厘清健康道德负载的现实意义

我们探讨健康的道德属性，强调健康的道德负载，并不是为了玩概念游戏，为概念而概念，为学术而学术，该问题的研究有着重要的现实意义。

1.有助于提高对健康问题的认识

健康的道德负载，反映了个体的道德状况会影响其生活方式、处世态度、人际关系等方面，并由此对健康和疾病产生影响，尽管这种影响的危害程度没有细菌、病毒等外在因素的影响那样直接和剧烈，但它会伴随个体终身，甚至比外在因素的影响更加持久和深刻，而且具有一定的传承性，直接影响后代及家庭的生活方式、行为习惯和健康。在日常生活中，虽然大家都知道乱扔垃圾、随地吐痰、暴饮暴食、抽烟、酗酒等对健康有害，但总有部分人仍我行我素，这不仅与其将这些习惯只是看作影响个体健康的一般因素有关，更是没有

---

① 梅特里.人是机器［M］.顾寿观，译.北京：商务印书馆，1959：65.

从问题产生的道德动因进行反思，没有充分考虑其传承性及其可能对后代、家庭的负面影响，更是缺乏深层的健康道德理性、道德意志、道德习惯的必然结果。健康道德作为调整人际关系的规范，它更加关注健康与他人、社会、环境的关系及其健康行为对他人、社会的影响，而不是仅仅关注个体自身的利益和健康。只有强化内在的健康道德意识，树立健康负载道德的理念，形成健康的道德行为习惯，并将其与后代、家庭的健康利益关联起来，才能切实增强人们的道德自觉，发挥健康伦理规范的应有作用。

我们强调健康的道德负载，主张将道德融入健康，并不是说要从道德的维度审视人的疾病，甚至分列出"道德疾病"①。健康或疾病原本是生理、精神、社会、道德等方面的综合反映，是多因素互相作用的结果，疾病的临床分科只是基于生物医学模式而有所侧重的操作之便，是就疾病发生发展中的因果逻辑关系而言的，实践中并不存在与生理无关的精神、心理性疾病，也不存在与精神、心理无关的躯体性疾病，更不存在单纯的道德疾病。笔者认为，研究道德与健康的内生性关系，分析道德情感、道德意志、道德信念等道德意识对人的健康的影响，有助于全面剖析道德意识和道德行为与健康的互动、互渗机制及其异质性，从本源上考察健康、疾病发生发展的道德始因。从而，为制定科学的健康促进、疾病预防措施提供更加有效的伦理指导，增强伦理规范的可接受性和实效性，走出仅仅将道德作为健康的一般影响因素加以考察的藩篱。

2.有助于强化个体的健康责任

将道德作为影响健康的内在动因，从健康的道德负载思考问题，更有助于深化公众对健康责任问题的认识，真正体认到健康的身体既不取决于父母的遗传，也不是上帝的恩赐，身体的健康只有靠自己的理智、勤奋和节制，与幸福一样，健康只能通过自己的勤奋努力来实现，自己才是个人健康的第一责任人，健康是一种责任而不是权利。WHO的一份统计结果显示，在影响健康的因素中，生物遗传学因素仅占15%，其他后天因素则占了85%。而在后天因素中，家庭、社会和政府只能对个体提供有利于自己健康成长和健康生活的基本条件和环境，提供基本的公共卫生服务和基本的医疗保障，但这些基本的条件能否被个体所利用、能够利用到何种程度等，仍需个体的努力和协作。没有个人的努力和争取，健康权作为一种理念的普遍化也是不可能的。在此种意义

---

① 杨同卫，封展旗，武宜金，等."道德健康"辩驳：亦论道德与健康的关系［J］. 医学与哲学，2019，40（1）：21-23.

上，"如果说健康是一种权利的话，那么尽力维护这种权利得以存在、保持自身的健康生活则是一种道德责任。"①1977年，美国洛克菲勒基金会主席诺尔斯（J.H.Knowles）在其发表的题为《个人的健康责任》一文中曾指出："人们的健康决定于他们的行为、食物以及他们的生存环境状况"，强调在现代医学和医疗制度背景下，只有健康责任而且是个人的健康责任才是公民健康的出路。他指出："个人的健康权利或自由对他人来说就是税费枷锁。"②尽管诺尔斯的主张带有一定的极端性，但其观点对我们全面反思健康权利问题提供了新的视角。在构筑健康中国之路的今天，不仅需要党和政府的有力部署与切实推动，也需要公众树立正确的健康道德观念，承担起"自己是健康第一责任人"的责任。

3.有助于丰富健康素养的内涵

中共中央、国务院印发的《"健康中国2030"规划纲要》强调要"提高全民健康素养"。关于健康素养目前主要有以下几种界定：（1）健康素养是个体获取和加工健康信息和健康服务的能力或技能；（2）健康素养是个体寻找、理解、评价和应用健康信息以做出合理决策，降低健康风险和提高生活质量的一系列能力和技能；（3）健康素养是个体获取、理解、评价和应用健康信息以做出健康决策的知识、动机和能力的综合体。③不难看出，当前关于健康素养的界定，主要局限于知识、能力、技能等层面，而对道德意识、道德意志等意识层面的内容尚没有给予足够的重视。事实上，只有健康道德意识的增加，人们才能形成健康促进的自觉，才能主动地获取健康信息、保持健康的生活方式、遵守公共健康道德、促进他人及人群健康、克服"健康是个人的私事，与他人无关"的错误认识。提高人们的健康素养，不仅仅是丰富人们的健康知识、形成对健康问题的认识、提高人们的健康技能，关键是要养成对健康重要性的肯定性情感，因为只有在认识的基础上对其产生肯定性的情感，才能真正接受关于健康问题的理论和知识，对健康教育加以认同，养成健康的行为习惯。罗素认为：信念是"由一个观念或意象加上一种感到对的情感所构成

① 刘俊荣.人人都应是自己健康第一责任人［N］.健康报，2020-03-20（5）.

② 医师资格考试指导用书专家编写组.2019年国家医师资格考试医学综合指导用书：医学人文概要［M］.北京：人民卫生出版社，2018：149.

③ 贾绪计，王庆瑾，李雅倩，等.健康素养的内涵与评价［J］.北京师范大学学报：社会科学版，2019（2）：67-72.

的"①。"感到对的情感"即主体对某一事件或对象的相信，这种情感是激发其内心自觉的关键。那些为个体所知而不为其所信的知识、能力和技能，虽可通过外部的强制得以掌握，但决不会持久和深入。只有确立了对健康重要的道德意识，并形成了对健康生活方式、健康行为的道德意志，才能真正自觉地抵制各种不健康因素，提高自身的健康素养。

　　总之，道德是内在于健康的不可或缺的组成部分，而不能仅仅将其看作影响健康的一般因素。正确认识健康的道德负载，有助于增强个体的健康道德自觉，丰富健康素养的内涵，增强健康教育的实效。

---

　　① 罗素.人类的知识：其范围与限度［M］.张金言，译.北京：商务印书馆，1983：183.

§2　医学问题的伦理之思

2.1　医疗决策中利益冲突的伦理纷争
——以吴某"舍命产子"事件为例

刘俊荣：2019年关于吴某"舍命产子"事件引起了公众的热议，该案例涉及医疗决策中医生的特殊干涉权与患者的自主选择权、患者的生命权与生育权等方面的利益冲突，涉及生命权、自主权、生育权等方面的权益位阶等问题，需要从伦理、法律、心理等多个视角加以探讨。为此，我们邀请了不同专业的学者对该事件进行再讨论。

首先，我对案情作一简单的介绍，所谓"舍命产子"案，大概情况如下：2013年11月，吴女士（以下称"患者"）被确诊患有肺动脉高压，该病在多个国家被列为妊娠禁忌证。42岁时患者经查怀孕，但她不顾产科和心肺科医生的劝阻，签下免责声明，自称愿"为医学献身"，如果手术失败，医院无须承担责任。自此，包括胸外科专家在内的医护人员为患者孕期保驾护航，直到2018年6月16日患者如愿产子。但3日后，她住进重症监护病房，接受了"换肺"手术。2019年4月1日，在经历"冒死产子""心脏房间隔缺损修补术+肺移植术"后不足一年，她没有创造"医学奇迹"，病逝于无锡。留下两个儿子、挚爱的丈夫和花甲双亲。对此，有人认为患者是"道德绑架医生"；有人认为医生在明知患者远期生存率很小的情况下还为其全力"护航"直至进行"补心换肺"手术，是"浪费宝贵的医疗资源"；也有人认为，患者的行为彰显了母亲的大爱，为了孩子宁愿舍弃自己的生命；还有人认为，患者对自身决定有清晰的认知，当她怀孕后健康面临风险时，医生没有权利也不可能强制她堕胎，当然应该持续治疗。由于该事件涉及多个方面的伦理与法律问题，在讨论时我们可以围绕但不限于以下几个方面的问题进行讨论：①如何评价和处理患者自主权与其生命健康权之间的利益冲突问题？②如何评价和处理医疗决策中医者的特殊干涉权与患者自主权之间的冲突问题？③当患者的自主意愿违背医学适应证和临床指南时，医者是否应依其自主意愿实施？④当患者签署"免责声明"时，实施违背医学适应证和临床指南的手术，医者能否免责？

一、关于医疗决策中医者的特殊干涉权与患者的自主权之冲突问题

李平龙：本案例涉及的核心问题之一，是患者不顾自身病情坚持妊娠，医生是否应拒绝为其提供妊娠期间的医疗服务？从法律角度看，问题也就是，在患者拒绝遵从医嘱的情况下，医院是否有权解除医疗服务合同？在患者拒不遵从医嘱且可能严重影响其健康的情况下，是否应赋予医院（医生）解除医疗服务合同的权利？如果赋予医院（医生）解除医疗服务合同的权利，能否得到伦理学上的辩护？医疗服务合同属于无名合同，我国《合同法》或其他法律均未对医疗服务合同的解除做出规定，能否参照《合同法》第94条的规定，值得探讨。从医学伦理角度看，疾病治疗的过程应当是医患紧密合作的过程，在这一过程中，患者有自主决定权，医师有义务予以尊重。同时，在该过程中，医师有采取适当医疗措施的权利，而患者也有义务配合医师的医疗措施，只有医患充分、密切配合，才能完成共同的目标——战胜疾病。在医生符合诊疗规范的前提下，患者的配合治疗（内因）才是战胜疾病的关键，如果患者不遵医嘱，不配合治疗，会无所助益。因此，从这个角度说，在患者拒不遵照遗嘱且可能严重影响其健康的情况下，赋予医院（医生）解除医疗服务合同的权利，或许是符合医学伦理学的。因此，如果患者本人的治疗意愿违背医学适应证，医生应当有权拒绝。

刘涛：中国传统医德说医者仁心，仁心的最重要的体现就是治病救人，注重对患者生命权的呵护，但同样有扁鹊的"六不治"，对不配合的患者，医生有权拒绝治疗。现代医学伦理也要求平衡患者自主、有利、公正等原则。目前的困境是，医生有时很难越过患者自主权去救治其生命（如"李丽云事件"），也很难为了维护其生命而拒绝患者的一些要求（如本案例）。吴某的经治医生的为难之处，正在于他深切感受到，面对患者的自主权，医生对患者的有利考量和特殊干涉，目前都处于相对弱势的位置。医生的特殊干涉权往往因让位于患者的自主权而出现"虚而不实"的现象。现代医学伦理原则的设定，往往是

在保护患者权利的基础上考虑的，但医生的权力也需要给予肯定。问题的关键在于，遇到上述冲突事件时，能不能"实质性地"赋予医生、医疗机构一定的特殊干涉权？让医生可以实施救治或拒绝接诊。

徐喜荣：本案例涉及患者自主权、生育权、医生治疗权利和义务、胎儿利益保护等问题的平衡，如果有行为能力的患者在自主自愿的前提下，医生完全尽到了告知义务，取得了患者的真实意见，按照现行法律，医生不得违背患者意愿，而且还涉及胎儿这个第三者利益的保护，如果胎儿是健康的，不论母抑或子都是生命。实施未经患者同意的医疗行为应当慎之又慎，只能在法定的范围内，比如对有严重损害第三人的精神障碍患者的强制医疗。实施未经有行为能力的（非精神患者）患者同意的医疗措施，有的国家限定得非常严格，如《以色列患者权利法》第15条"未经同意之医疗"的规定：①就本法附录列举之外的医疗措施，下列条件全部得以满足的，临床医生得不经患者知情同意而为之：依患者的身体或心理状况，不允许获取其知情同意；临床医生未闻患者或其监护人反对过此种医疗措施；若依本法第16条指定了代理人，不能获得代理人的同意，或者，若患者未成年或欠缺能力，不能获得监护人的同意；②患者身处重大危险，依其危险情况，某种医疗措施必须尽可能快地履行，患者却加以反对的，倘伦理委员会确信，下列条件全部得以满足，临床医生则得不恤患者意志而施治：为知情同意所需要的信息，已经告知患者；该种医疗措施相信可以显著改善患者健康状况；有合理理由相信，患者于接受治疗后，当会溯及给予同意；③在紧急情况下，因情势之紧急（包括患者的身体或心理状况），不可能获取患者知情同意的，临床医生得不经患者知情同意而施行紧急医疗措施，就本法附录列举之医疗措施，则须经3位医生同意方得为之，情势紧迫不许为此的除外①。以上规定，对于我国有值得借鉴之处。

刘俊荣：上面刘涛提到的扁鹊的"六不治"思想是在古代单向的义务论、美德论的背景下来说的，在当下医患之间权利义务关系境遇下，如果赋予医者以拒绝治疗权，这一权利的适用边界是什么？是否与救死扶伤的宗旨相违背？徐喜荣强调了医者有尊重患者自主权的义务，但如果医者明知患者的选择对其生命安康有害且医者有能力加以防范伤害的发生，而不实施防范伤害发生的行为，这与过失行为有什么不同？医生明知患者吴某在怀孕期间使用的药物可能

---

① M L Gross. Treating competent patients by force: the limits and lessons of Israel's patient's Rights Act［J］. Journal of Law Medicine & Ethics，2005（1）：4.

对胎儿产生不利影响而为了救治吴某继续使用，这是否违背了不伤害、公正原则？如何看待胎儿的健康权问题？李平龙说："如果患者本人的治疗意愿违背医学适应证，医生应当有权拒绝"。但在该案例中，吴某自己选择了违背医学禁忌证的行为（继续妊娠），如果医生对其选择加以拒绝，如何看待不伤害与尊重之间的关系？

刘涛：该案例的核心问题应当是，如何处理患者自主权和医生特殊干涉权之间的关系？一般情况下，患者有自己的主见，医生应该尊重患者自主权。但特殊情况下，医生具有特殊干涉权，设置这个权力的初衷，也是为了治病救人。医生的特殊干涉权本来就是在特殊情况下对患者自主权的否定。可现实中，医生往往无法越过自主权来实施特殊干涉。困难之处在于，怎样来厘清医生使用特殊干涉权的具体情境，并给予保障。现实的情况千差万别，很难有个具体的标准来界定清楚。比如医生想救治患者的生命，但患者认为自己有比生命更重要的价值取向。当前，医生的特殊干涉权，在现实中已被压缩为只有在患者（或其家属）不能表达具体的一致意见时，才能实施。也就是说，特殊干涉权无法取得与患者自主权同等甚至更高的力量。"李丽云事件""榆林产妇跳楼事件"以及该案例都是这个问题。2018年3月，最高人民法院周强院长在"两会"时提出一个建议：医院在紧急情况下，可不征求患者家属同意（实施抢救），经过医院院长同意后，医院救死扶伤可免责。这个建议，其实是想赋予医生特殊干涉权以更加实质的、在特殊情况下能超越患者（家属）自主权的地位，但可能在实际操作中有一定的难度。我觉得，这类事件的不断发生，根本原因在于我们没有对患者自主权和医生特殊干涉权之间的关系进行广泛的讨论，没有拿出可操作的方案，如果这个问题不解决，今后恐怕还会发生类似情况。在此，我个人有个不成熟的看法：如果经广泛讨论，大家认为医生特殊干涉权不能超过患者自主权，那么就应该对医生实行免责；如果认为特殊干涉权在特殊情况下可以超越患者自主权而成立，那么，是否可由医生单独判断，或成立一个类似伦理审查委员会的机构，或者医院、医疗部门组成的相关机构，对发生的事件进行判断，若判断可以实施特殊干涉权，则此决定可越过患者自主权而施行救治或不予救治。

田冬霞：徐喜荣强调了医者有尊重患者自主权的义务，但在明知患者的选择对其生命安康有害且医者有能力加以防范伤害的发生，而不实施防范伤害发生的行为，是否属于过失行为？医生明知患者吴某在怀孕期间使用的药物可能对胎儿产生不利影响而为了救治吴某继续使用，这是否违背了不伤害、公正原则？个人认为：其一，本案例中医生的行为不同于过失。医疗过失行为是指医务人员在医务活动中因违反了医疗卫生管理法律、行政法规、部门规章和诊疗护理规范、常规，不是主观故意而是客观上有过错造成患者损害的医疗行为。医者在具体实施医疗行为时没有履行应尽的注意义务，表现为未能预见并避免损害结果的发生，从而导致患者人身或财产利益受损。在此案例中，医方没有违背法规与诊疗常规，而是已经明确告知了医疗抉择风险利弊，只是规劝失败，而且评估了患者的能力与决定的理性，患者已经明确医疗选择的不良后果并愿意承受风险，此时医生没有违背应尽的注意义务，不存在过失。在此，医师的特殊干涉权不适用。一般说来，在危急情况下，拒绝治疗将给患者带来严重后果或不可挽救的损失（生命的丧失）时，才适用医师的特殊干涉权。但该案例中，不存在类似于"李丽云事件"中代理人不理智决策（不以患者生命健康利益为主），也不存在类似广州某产妇甘冒风险而坚持自己分娩（孕妇在其夫签字送手术间时还清醒地坚持自然分娩的不理性抉择）等事件。本案中的患者以自己的生命博取孩子的生命（不存在代理决定），虽然其抉择的确是风险极高，但是如果医务人员阐明风险且耐心规劝无效后，患者仍然决定有害于其生命利益的选择，这就进一步需要评估患者的决策能力，尤其要搞清楚患者所做决定之深层次原因，其决定是否忽视了风险，是否深思熟虑，是否与其人生观及生活信念契合等。在本案例中，患者是知识女性且自信，其决定不是不契合其人生观与生活信念，因此，医生尊重其个人意愿并无不妥之处；其二，就医生明知患者怀孕使用药物对孩子有害，这应当涉及医生的专业判断与充分知情告知后的患者及其家属的抉择问题，医生应权衡药物毒副作用对胎儿的影响程度与对患者生命健康的影响程度，而且应当与患者及其家属充分交流沟通这种影响从而获得患者的知情同意。至于是否违背不伤害、公正原则，一般说来，当胎儿的生命健康威胁到孕妇的生命健康时，终止妊娠就是合乎伦理的。但是，如果孕妇理性衡量后愿意牺牲自己并承受风险，去保全胎儿的生命也是能够得到伦理辩护的。

李平龙：患者继续妊娠，如果不去医院就诊，自然无人知晓，亦无后续医疗行为。在本案中，医生建议终止妊娠，但患者不同意，并要求医院继续为其提供妊娠期间的系列医疗服务，直至剖宫产，生下孩子，这应该可以理解为患者本人的医疗意愿违背医学适应证。本案后续的移植手术，以及死亡结果，都与此有密切关系，甚至是必然结果。

刘俊荣：根据以上的讨论可以看出，在医者的特殊干涉权与患者的自主权发生冲突时，大家普遍认为医生特殊干涉权的履行不能一概而论，要根据患者的行为能力、疾病情况、紧急程度，以及患者家属或代理人、监护人的意见等具体境况进行具体分析。但无论如何，医生特殊干涉的目的必须是基于对患者生命的保护，而不是其他利益的考量。

二、关于医疗决策中的患者不同权利之间的权益位阶问题

韩丹： 尹秀云博士曾在媒体发表自己的看法时认为"以结果概率而不是患者权利来决策"的现象使得案例中的当事医生面临了一种"伦理困境"①。那么，这种伦理困境的解决之道似乎应该是医生不要以结果概率来作决定。这个论断听上去容易引起歧义，我们将它换一种说法就是，当医患双方在治疗预期和医疗目标上存在分歧时，医生不应以结果概率而应以患者权利来决策。这似乎是一个正确的观点，最有利的佐证是耶和华见证派会员患者拒绝输血的案例，在此经典案例中，患者宁愿选择用死亡维护其信仰的纯洁性，而医生按照其丈夫及法官的意见对她实施了积极救治并得以成功，但在事后患者诉告的过程中，二审法院判决医院败诉。问题在于，无论情况如何，患者是不是都无差别地有权拒绝或要求医生救治？尹秀云认为："患者对自身决定有清晰的认知，当她怀孕后健康面临风险时，医生没有权利也不可能强制她堕胎，当然应该持续治疗。"对于"当然应该持续治疗"的结论，我想知道进一步的理由。各位专家或许可以反思一下，为什么当代医学伦理原则要从患者权利出发？医学的强者心态很有可能是另一种形式的作茧自缚。有没有可能，医生并非成全了患者的自主权利，而是患者想要的（信仰纯洁性）但他没有办法做到，既然做不到才让位于沉默。所有的专业技术人员都有其能力边界，在能做的范围之内患者才能自主选择，这一点不应该有异议。在这个案例中，医生已经明确表达过他做不到。

关于该事件，张新庆教授也曾撰文认为，"尊重'病患偏好'最好是建立在医患充分沟通基础之上，尤其是医患双方在充分分享对方的想法后再共同做

---

① 李子君. 换个姿势讨论"舍命产子"法律和伦理早已"划好了线"［EB/OL］.（2019-04-12）.［2020-02-21］. https: //www. cn-healthcare. com/article/20190412/content-517399. html.

出这个生死抉择。"①这个观点本身没有问题，问题是好像并不太适用于这个案例。该案例中，患者坚决要求妊娠，医方已充分告知风险，问题似乎应该是：患者偏好优先，还是医疗适用性优先？医疗适用性优先这一点应已达成共识，没有问题。剩下的问题就是在保证患者最佳利益的前提下，有没有什么方法和手段能够最大限度地满足患者的个人偏好（或者其他权利如生育权）等。这又涉及利益、价值的排序问题。一般说来，医学领域内的价值排序问题是相对清晰的，保障患者本人的生命安全和生命质量是其首要意义。最后，可能会涉及何谓患者的最佳利益，以及谁能够真正代表患者的最佳利益等争论。讨论到这个层面，因果链不能再无穷后推。由于医学的有限性，我们只能以就近原则来判断行动。在认同医疗适用性的基础上，临床医生有没有权利拒绝"免责声明"，有没有权利拒绝接诊不遵医嘱的患者？

刘俊荣：韩丹说道："医学领域内的价值排序问题是相对清晰的，保障患者本人的生命安全和生命质量是其首要意义。"但生命安康是否在所有人的价值排序中都被置于了首要位置？是否就是患者的最佳利益？耶和华见证派会员患者拒绝输血案仅是个例，能否将医者的或普遍性的价值判断推演到所有患者身上？谁有权做出这一推演？患者家属、医生有这一权利吗？若有，适用的条件是什么？

韩丹：生命的健康与安全并不是每一个患者的首选价值。可是，那些不把生命作为首选价值的患者为什么还要到医院来救助于医生呢？这说明她仍需要借助于医学的力量和医生的帮助，生命是一切价值的基础。退一步，默认她的首选价值就是她的最佳利益，如果患者的首要价值（最佳利益）必须依赖医生才能实现，试问：那个能帮助实现其最佳利益的医生应该是谁？一定是患者指定的那个医生吗？我想，至少应该是那个自我评估有可能协助她实现其首选价值（最佳利益）的医生。如果这一点可以达成共识，在医疗活动中不是患者选择了哪位医生，哪位就得上，这样来说，赋予医生拒绝的权利就是应有之义了。

徐喜荣：当医者已经尽到告知义务时，一个有行为能力的患者做出的自主选择，只要不损害第三人利益，患者的选择一般应当得到尊重。如果说信仰能

---

① 张新庆.再谈吴梦闹产子：当患者意愿违背医学原则时，医生该如何选择？[EB/OL].（2019-04-12）[2020-02-21].https：//mp.weixin.qq.com/s/kd4XePKzugh12F8AKWUj1w.

够得到比患者生命还要重要的尊重，那么就本案来说，如果患者真实自主的意愿是把后代看得比她的生命更重要，为什么不能得到尊重呢？什么最重要，我想只有患者本人才最清楚，就目前中国的立法看来，患者真实自愿的决定是排在医生的治疗决定之上的。患者拒绝接受符合诊疗规范的诊疗，医者即使不予实施也不存在过失。虽然对患者吴某的治疗药物可能伤害胎儿，但如果别无选择，不救母亲，又哪来的胎儿出生？两害相权取其轻，是不是也可以理解为符合不伤害（或有利）原则呢？

龚波：对于患者而言，在其自身的生命健康权和生育权之间有选择的权利，优先选择生育权，并不意味着她放弃了自身的生命健康权；而对于医生而言，我国的《母婴保健法》明确规定，经产前诊断，遇胎儿患严重遗传性疾病、胎儿有严重缺陷的或因患严重疾病，继续妊娠可能危及孕妇生命安全或者严重危害孕妇健康的情形，医师应当向夫妻双方说明情况，并提出终止妊娠的医学意见。患者身体状况绝对不适合怀孕时，医生可以在知情同意告知时为患者及其家属说明情况提出终止妊娠的建议，但是不能替患者作终止妊娠的决定，更不能拒绝给患者提供必要的救助。医生只是依照专业知识提出医学建议，但不能为患者做出决定，最终决定权还在患者。

刘俊荣：就一般人而言，生命权是首要的，是其他一切权利得以实现的基础。尤其在医患关系中，患者之所以就医，其目的正是为了使生命得以健康的、高质量的存续，如果不是为了生命健康则没有必要就医了。然而，生命权作为最重要的权利未必就是患者的最佳利益，患者的不同权利之间孰轻孰重，只有患者本人才是最高的裁决者。正如约翰·密尔所指出："对于一个人的福祉，本人是关切最深的人；除在一些私人联系很强的情事上外，任何他人对于他的福祉所怀有的关切，和他自己所怀有的关切比较起来，都是微薄而肤浅的"[①]

三、关于患者的"免责声明"与医者拒绝施治的权利问题

刘俊荣：有人认为，患者吴某以"免责声明"绑架了医生，大家对此如何评价？作为经治医生，在不符合医学适应证的前提下，有无拒绝施治的权利？

陈化：本案例核心的伦理问题是医者救治的义务与患者自主权的冲突，即

① 约翰·密尔.论自由［M］.北京：商务印书馆，1982：82.

恩格尔哈特所说的行善与自主的冲突。但该问题在案例中的表现与以往讨论的案例略有不同，即以往案例是患者拒绝医生的治疗方案，医生在必要时是否使用特殊干涉权；而本案例是患者已经知道医疗选择的风险，能否要求医生进行不顾一切地抢救，如肺移植。我认为，本案例应该分为两个阶段：第一个阶段是肺动脉高压能否自己选择"冒死产子"；第二个阶段是剖宫产后面临心肺衰竭，医院是否需要进行肺移植。在第一个阶段，讨论的核心问题是患者的自主生育权的实现。生育权作为公民人身权的范畴，实质上是生育自由。尽管这种自由会受到夫妻双方意愿、国家政策等因素制约，就本案例而言，如果医者已经告知其风险以及预防措施，且本人与家属均知晓并理解，那么医院没有权力干涉对方生育行为。在现实中，冒死产子的案例并非没有，如孕妇被证实为癌症患者晚期，医生建议堕胎，但患者依然选择生育。第二阶段，剖宫产后医生进行双肺移植。这是问题讨论的焦点，也是经治医生不开心的问题，即医生团队并不想实施肺移植，但医院和医生被患者"绑架"了，患者签署"免责声明"希望医院尽最大努力抢救。我认为，在此需要理性区分医疗抢救及其限度，临床诊疗既需要审视患者病情，又需要考量抢救的现实可能性。案例中因患者生命危险，必须紧急抢救是基于患者的生命权要求。但是，需要进行紧急抢救不等同于需要进行肺移植。按照纽约大学Josen等"临床伦理学"的"四象限"决策模式，需要考虑患者的医学指证、患者偏好以及社会语境如卫生资源分配等要素。如果证明不适合进行肺移植，那么医院是可以拒绝肺移植的。我国《人体器官移植条例》第十八条明确要求：人体器官移植技术临床应用与伦理委员会收到摘取人体器官审查申请后，需要审查人体器官的配型和接受人的适应证是否符合伦理原则和人体器官移植技术管理规范。这表明，器官移植伦理委员会的伦理审查在解决该问题上应该扮演"守门人"角色。而伦理审查的独立性决定了其决策的权威性。从这个意义上说，根据目前看到的资料，患者绑架医生的情形并不存在。如果医院伦理审查是根据患者要求而非医学标准开展，那只能说明医院伦理委员会的职责"缺位"。关于器官分配系统，2013年原国家卫计委制定的《人体捐献器官获取与分配管理规定》（2019年1月28日修订）第二十六条规定：捐献器官必须通过器官分配系统进行分配，保证捐献器官可溯源。任何机构、组织和个人不得在器官分配系统外擅自分配捐献器官，不得干扰、阻碍器官分配（现有资料并未提及如何分配的）。这些都表明，对于医疗尤其是器官移植抢救，我国已经建立了一套规章制度，或许不完善，但还不至于到患者可以违规"绑架"医院的程度。如果提升到一个理论问题，医院或医生能否拒绝患者的要求？我主张通过伦理咨询与司法干预两种路径来解决。英国2017年的查理案例，就采取了司法审判的方式。尽管法律体系可能存有差别，但是，随着生物技术在临床中的应用日益普及，人们生死观也在发生改变，这两种方式应该可以为我们解决临床难题提供参考。

　　田冬霞：我们常常强调医生负有治病救人、守护健康的义务，而较少讨论医生拒绝施治的权利。但临床实践中医生拒绝治疗情况并非罕见，如考虑到患者的病情太重或者超过了自己的施治能力，医生有时会说："你这病我们经验水平有限，最好到大医院看。"在此，需要医生处理好"审慎与胆识"的关系。关于医生拒绝施治的权利，需要有严格的边界与限制，至少可以考虑以下因素：其一，超越了医疗机构与医生的执业范围；其二，患者殴打或辱骂医生等导致医生的救治行为无法进行；其三，超出了医生的专业技能能力，但这一点是非常难以客观评判的。本案例是高风险手术，需要医生明晰自己专业水平与为患者承担风险的仁者之心，也需要患者对医生的信任与对抉择风险的承担，简言之，医患信任与配合是关键。医生在行使拒绝权时，需要履行好注意义务与紧急救治的责任。国外医生有"良心的拒绝"的情形，比较多见于医生基于信仰的原因而不实施堕胎术等，但他们会替患者做好转介服务。

　　尚鹤睿：医生除了不负责任或推卸责任而拒绝治疗外，真正能合理行使拒绝权的医生是少之又少。一是缺乏对患者疾病愈后的准确判断；二是缺乏对患者生命质量和尊严的真正关怀；三是缺乏患者家属的配合和信任。

　　田冬霞：同意尚鹤睿教授的观点。目前医疗界由于医疗纠纷举证责任倒置及市场化医改的影响，越来越多的医生不乐意为患者承担合理的风险来实施医疗操作，甚至是不合乎伦理的拒绝患者，这只怕也是何以论及医生的拒绝权较少的原因之一。而在这种境况下，"医师的特殊干涉权"的确需要有更强、更具有可操作性的法律支持。《中华人民共和国侵权责任法》第五十六条只给了一个倡导性规则，留给医疗机构负责人的自主良心裁决，对于治疗特权抉择的免责保护不够，这样只怕难以发挥作用。

　　徐喜荣：事实上，田冬霞所说的情况目前已有明确的法律文件，《最高人民法院关于审理医疗损害责任纠纷案件适用法律若干问题的解释》第十八条规定："因抢救生命垂危的患者等紧急情况且不能取得患者意见时，下列情形可以认定为侵权责任法第五十六条规定的不能取得患者近亲属意见：（一）近亲属不明的；（二）不能及时联系到近亲属的；（三）近亲属拒绝发表意见的；（四）近亲属达不成一致意见的；（五）法律、法规规定的其他情形。"而且规定："前款情形，医务人员经医疗机构负责人或者授权的负责人批准立即实施相应医疗措施，患者因此请求医疗机构承担赔偿责任的，不予支持；医疗机构及其医务人员怠于实施相应医疗措施造成损害，患者请求医疗机构承担赔偿责任的，应予支持。"由此可以看出，在紧急情况下，为了维护患者的生命，国家已经赋予医疗机构及其医务人员一定的特殊干涉权，并非任何情况下都需要履行知情同意。

我国专断医疗的前提是不能取得患者或其近亲属意见。能够取得，医生是不能采取专断医疗的。除非符合强制医疗的情形（如可能严重损害第三人利益的精神病患者）。不能取得患者或其近亲属意见，是意见只有在确实不能取得时（所谓的意见，可以是同意，也可以是拒绝，也可以选择她认为最适合自己的治疗方式），医生才能够实施专断医疗，只要诊疗过程没有过错，司法解释已经明确规定医护人员无须承担责任。如果患者有行为能力，医护人员实施了符合法定要求的知情选择过程，经过充分的沟通，不存在欺诈、胁迫、利诱、乘人之危等情形，取得了患者自主自愿作出的认为最符合自己利益的选择，同时不损害第三人的利益，我认为这个时候医务人员应当尊重患者的自主权。选择舍命产子，是不是可以理解为她选择了她认为最有意义的生命质量？

刘俊荣：患者对生命权的拥有，是否仅仅意味活着？是否包括对自己生命的处置权？

徐喜荣：个人认为生命权不仅仅是活着，还应当包括生命的安宁与质量。虽然未见我国立法规定对自己生命的处置权（《刑法》规定了死刑），但是舍己救人的行为又如何解释？放弃治疗又如何解释？《民法典》第一千一百七十六条规定：自愿参加具有一定风险的文体活动，因其他参加者的行为受到损害的，受害人不得请求其他参加者承担侵权责任；但是，其他参加者对损害的发生有故意或者重大过失的除外。自甘冒险规则会由《民法典》明确规定。就个人所见的立法例，对具有完全行为能力的患者之自主决定进行限制的立法例极少（以色列为一例），但对代理人做出的明显违背患者最佳利益的医疗决定进行限制的立法例不少；医方的决定更多考虑的是医学标准，但有时候患者作出医疗决定时，考虑的可能并不仅仅是医学标准，可能还有他更加追求的价值（信仰、美丽、后代、经济等）。

刘俊荣：是否拥有对自己生命的处置权涉及生命权与知情同意权冲突的处理、安乐死、放弃治疗等问题。如果说本人对自己的生命有处置权，如何看待这一权利与人类视角下的生存义务、健康责任的关系？自杀是个人的权利吗？他人对自杀者应否干涉？

徐喜荣：根据现行立法，可以肯定的是，自己可以在一定限度内处置自己的健康权、身体权，比如捐献器官。生命权能不能处置，法律没有明文规定，但如果生命权是一项权利的话，生命权的权能是不是应该包括活着，选择如何活着、甚至包括选择死亡等权利？然而，生命权毕竟是人最重要的权利，甚至是其他权利的基础，需要受到怎样的严格限制？这是需要讨论的。安乐死在中国不合法但在有些国家合法；自杀我们不能说其违法，放弃治疗也不能说违法；自甘冒险是不是也在一定程度上触犯了生命权？如果生存是义务，那违反生存义务的法律后果是什么呢？这些问题可能还需要更深层的探讨。

刘俊荣：救死扶伤是医者的天职，就此而言，医者没有拒绝为患者施治的权利。但施治的目的在于减轻患者的痛苦，维护其生命安康，如果施治作为手段给患者带来的是更大、更多的痛苦，是对生命安康的损害，那么医者的拒绝在一定意义上应能够得到伦理的辩护。然而，医者这种拒绝施治的权利必须基于对患者的爱或善的目的，而且应当符合国家法律法规，需要加以严格的规制，否则就可能给患者造成不利的后果。

（本文由刘俊荣根据每位发言人的观点整理而成）

2.2　"家庭共决"保障脆弱人群的伦理限度及困境

罗秉祥教授撰写的《家庭作为弱势人群的首重保障：儒家伦理与医疗伦理》①一文（以下简称"罗文"），从儒家伦理的视角，论证了"家庭共决"（family co-determination）模式在保障"脆弱人群"（the vulnerable）②权益中的首要作用，笔者受益匪浅。但笔者对文中部分观点不敢苟同，笔者将以放弃治疗为例，与罗先生一同商榷。

一、关于"家庭共决"的伦理限度

罗文所言的"家庭共决"与"家庭决定"不同。他认为，在国际生命伦理委员会《报告书》第27项所载案例中，患者女儿在没有考虑其父亲自主放弃治疗的意愿而要求医务人员对其父亲实施气管插管的行为，属"家庭决定"，它具有"家庭主义"的色彩，"病人的清晰意愿受到忽视，其自主性因而不获尊

① 罗秉祥：《家庭作为弱势人群的首重保障：儒家伦理与医疗伦理》，载范瑞平编，《中外医学哲学》，2013 年，第 XI 卷，第 2 期。〔英文原文：Lo, Ping-cheung, "Family as First Bulwark for the Vulnerable: Confucian Perspectives on the Anthropology and Ethics of Human Vulnerability," keynote address presented at the 7th Symposium on Bioethics from Chinese Philosophical/Religious Perspectives, Dalian University of Medicine, PRC, 27–29 June 2013.〕

② 罗文将 "the vulnerable" 译为 "弱势人群"；笔者则认为译为 "脆弱人群" 更为贴切。"脆弱人群" 特指有生理、心理或社会沟通疾患或能力缺陷的人。"弱势人群" 则是社会学的概念，泛指在现代社会经济利益和权力分配不公、社会结构不协调、不合理等情况下而处于相对劣势的群体，他们未必存在身心疾患或缺陷。

重"①；而"家庭共决"则是包括患者本人在内的家庭成员之共同决定。并非患者本人或家庭某一权威成员的个人决定，它体现了个人主义与家庭主义的统一。罗文指出："家庭共决，有东西方共识……我们不应各走极端，以所谓'家庭主义'对抗西方的个人主义，以家属凌驾病者，实施仁慈专制。"②但同时，罗文又认同美国医生佐安·林恩（Joanne Lynn）的观点："只有当脆弱群体的首重保障不存在或失去某方面的功能（家庭功能不能发挥），生前预嘱才有派上用场的需要"，并认为"如果病人于生命最后旅程失去知觉，而家庭能发挥作用成为脆弱病人的首重保护墙，生前预嘱便不具特别意义。"③可见，在罗先生看来，"家庭共决"高于"生前预嘱"，"生前预嘱"只有当家庭功能不能履行才具有意义："如果我们的人观是'家庭人'（person-in-the-family），而不是'孤立个体人'（persons as isolated individuals），我们的医疗伦理原则是家庭共决而不是个体自决，生前预嘱根本并不重要。"④毋庸置疑，"家庭共决"有一定合理性，它既不同于儒家伦理"君为臣纲，父为子纲，夫为妻纲"的道德律令，也有别于西方伦理的个人主义，对于避免"家庭主义"的独断专行，维护脆弱人群的自主权利和尊严具有积极的作用。

但是，笔者认为，"家庭共决"应以尊重患者的自主权利为前提，就放弃治疗而言，应充分考虑患者的"生前预嘱"，"生前预嘱"高于"家庭共决"而不是相反，否则"家庭共决"就像"家庭决定"一样有"仁慈专制"的潜在风险。"对于一个人的福祉，本人是关切最深的人；除在一些私人联系很强的事情上外，任何他人对于他的福祉所怀有的关切，和他自己所怀有的关切比较起来，都是微薄而肤浅的。"⑤因此，只有个体才是自己的"最高主权者"。事实上，即使罗文强调"家庭共决"，也没有完全否定这一点，他说："就儒

---

① 罗秉祥.家庭作为弱势人群的首重保障：儒家伦理与医疗伦理［J］.载范瑞平编.中外医学哲学，2013年XI卷（2）：7-13.

② 罗秉祥.家庭作为弱势人群的首重保障：儒家伦理与医疗伦理［J］.载范瑞平编.中外医学哲学，2013年XI卷（2）：7-30.

③ 罗秉祥.家庭作为弱势人群的首重保障：儒家伦理与医疗伦理［J］.载范瑞平编.中外医学哲学，2013年XI卷（2）：7-30.

④ 罗秉祥.家庭作为弱势人群的首重保障：儒家伦理与医疗伦理［J］.载范瑞平编.中外医学哲学，2013年XI卷（2）：7-30.

⑤ 约翰·密尔.论自由［M］.程崇华，译.北京：商务印书馆，1982：82.

家而言，家庭关系构成的自我并不是'他律'，因为他仍然可以作出自我决定，只是这决定往往与家庭各成员共同协商而已。当协商不能产生共识，并不能一味简单地遵循'少数服从多数'的原则，而要看事情令谁最受影响（如婚姻大事，不可因为大部分家人反对，便不让孩子结婚，否则就是他律了）。"①在此，罗文一方面强调儒家家庭"共决"的作用，另一方面又主张个人为重大事情自决的优先性，认为"如果病人与家人未能就医疗决定达成共识，医疗小组不可不顾病人自己的意愿"②。这又如何说明家庭保障"脆弱人群"权益的"首要"作用呢？

笔者认为，在重大事情的决策中，即使家庭得到了个体明确的授权，也需要分析授权的内容是什么、授权的范围有多大？更不必说没有授权的情形了。"在无法穷尽医疗决策的可能性的时候，我们至少可以反向地去思考哪些决策是必须只能由病人本人做出的，而绝对不包括代理人。极端的例子就是放弃生命的决定，代理人有没有权利依一般性授权委托而做出，或者就算存在特别的有关生命事宜的决策的委托，这样的授权在伦理上能否获得辩护，在法律上是否有效？"③

为防止家庭成员基于自身利益而非患者之最佳利益而作医疗决定，笔者主张为放弃治疗的"家庭共决"考虑以下问题：（1）"家庭共决"是在患者有意识能力时提出，且应自患者丧失意识能力时才得以行使；（2）若"家庭共决"有损患者利益，"家庭共决"参与人不得借家庭共决行为而受利，如财产继承等；（3）"家庭共决"必须确保所拟落实的决定如放弃治疗，有助于减少患者的痛苦且不违背患者的意愿；（4）经治医师需确信家庭成员对患者病情有足够的认识和理解；（5）应确保"家庭共决"及其代理人符合法律规定，且患者之其他利害关系人，有权向主管机关申请撤销不当的"家庭共决"。此外，对于根本不曾有意识自控能力的婴儿、儿童等无行为能力的病人，放弃治疗的"家庭共决"更需受严格控制；如应设立放弃治疗的伦理审查制度和具体

① 罗秉祥. 家庭作为弱势人群的首重保障：儒家伦理与医疗伦理［J］. 载范瑞平编. 中外医学哲学，2013年XI卷（2）：7-30.

② 罗秉祥. 家庭作为弱势人群的首重保障：儒家伦理与医疗伦理［J］. 载范瑞平编. 中外医学哲学，2013年XI卷（2）：7-30.

③ 刘俊荣，张强，翟晓梅. 当代生命伦理的争鸣与探讨［M］. 北京：中央编译出版社，2010.

的评估机制，只有当医务人员做了伦理审查和评估而认为病例符合放弃治疗的标准后，家庭才可共同决定是否放弃治疗。

二、关于"家庭共决"的伦理困境

在罗先生看来，"家庭共决，结合中西文化的优点，是一个值得推行的应然。"①笔者认为，由于"家庭共决"必须以患者与家庭成员之间，以及家庭成员之间能达成共识为基础，而他们往往因价值理念、宗教信仰、对生活品质的观感、治疗效果的期望等方面存在差异而意见不一，尤其在难以辩明各方真实意愿的境遇下，"家庭共决"势必陷入决策困境之中。"家庭共决"面对此种困境显得无能为力，因而不仅需要政府、社会或第三方如医务人员的介入，也需要法律及道德的支撑。政府在脆弱人群权利的保护中有着不可推卸的责任，也拥有更加强大的调节功能。脆弱人群由于其自身的脆弱性，尤其在面临利益冲突之时，往往无法仅靠自身及其家庭力量而确保应有权利和法律保障。法律和道德作为守护公平、正义的基石，其首要作用就在于将家庭、社会成员的矛盾和冲突控制在合理的限度之内。当脆弱人群得不到权利的法律保障，甚至陷入生命危机时，就可能成为社会稳定与安全的潜在乃至现实威胁，而若这种威胁扩大和普遍化，势必造成社会动荡不安、民生痛苦。因此，家庭虽然是保护脆弱人群的第一道防线，但作为社会的基本单位，家庭离不开特定的社会政治、经济、文化及法律环境，离不开社会的支持和监督，政府和社会在保障脆弱人群权利中发挥着更根本的作用。

就放弃治疗而言，如果没有医务人员或法律的监督，家庭可能出于经济因素考虑而放弃本不应放弃的治疗，以致危及患者生命。此时，首先需要医务人员判明患者的病情是否符合放弃治疗的标准，只有在符合放弃治疗标准的情形下，才能够进一步考虑遵从哪一方的意见。如果不符合放弃治疗的标准，即使患者家属要求，也不应贸然放弃治疗。如果患者或家属所做出的放弃决定明显错误，或只是迫于某种利益和条件而做出的无奈选择，医务人员应履行其解释说明的责任，向患方详尽地、客观地介绍病情及各种可能发生的情况，为患方提供正确选择的依据。只有在医务人员劝阻无效，仍不能改变患者及其家属的

① 罗秉祥. 家庭作为弱势人群的首重保障：儒家伦理与医疗伦理［J］. 载范瑞平编. 中外医学哲学，2013年XI卷（2）：7-30.

错误决定时，才可考虑尊重其自主选择的权利。因为医务人员的医疗判断仅仅是基于临床分析及自身的价值理念而做出，并不能代替患者及其家属的价值选择。正如美国含温·努兰（Sherwin B. Nuland）指出：对于患者来说，"一个受过严格训练的高科技医师，并不知道我是谁"。①

　　因此，"家庭共决"并非总是有效的，家庭作为脆弱人群的"首重保障"的力量极其有限，甚至其决定本身也可能是错误的，它虽能为脆弱人群提供决策参考或主张，但未必能确保他们实现应得权利。权利的实现有赖于政府与社会履行责任，政府和社会对脆弱人群肩负着更重要的保护责任。

---

① 黄丁全.医疗法律与生命伦理［M］.北京：法律出版社，2007：122.

2.3 艾滋病防治中的利益冲突及其伦理决策

艾滋病作为一种以性行为传播为主要途径的疾病，在其防控、检测、诊治过程中因涉及医患双方的权利与义务，极易产生各种各样的利益冲突。所谓利益冲突，就是在特定的境遇下同一主体的不同利益之间或不同主体的利益之间出现矛盾，行为主体依据不同的社会规范或原则会得到不同甚至相反的选择结果，使行为主体处于利益博弈、左右为难的境地。艾滋病作为一种特殊的传染性疾病，医务人员在其防控和诊治的特定境遇中，需要做出合乎伦理的决策和选择。

一、艾滋病检测中知情同意履行的利益冲突

技术追求的是自然之事，伦理强调的是应然之事，技术上能为的，伦理上并非应为。从技术上来说，艾滋病检测不仅具有技术上的可行性，也有其必要性。早期检测对于艾滋病诊断和防控具有十分重要的价值。但是，在检测过程中，却可能存在诸多的利益冲突。如目前部分医疗机构实施的常规术前"四项检测"（乙肝、丙肝、艾滋病、梅毒的相关病原学检查），对患者传染病的诊治、降低医源性感染等方面而言无疑具有积极意义；但这可能与患者的自主权、经济利益发生冲突，甚至产生医疗纠纷。

据报道①，40岁的李先生在骑电动车时不慎摔伤，120急救车将他送到某市一家医院进行救治，医院给其做了艾滋病、梅毒检查。李先生认为，自己只是受了点皮外伤，医院却给他做了与伤势无关的艾滋病、梅毒等检查，"打死我，我也想不通。"而医方则强调，艾滋病、梅毒会通过血液传播，做手术前

---

① 柏立诚.男子头部皮外伤，医院要其做梅毒艾滋检查［EB/OL］.（2017−08−13）［2017−06−27］. http：//news. ifeng. com/a/20140813/41554960_0. shtml.

检查，是为医生的安全着想。另外，如果检查到患者感染有艾滋病、梅毒等要及时上报。如果他们不检查、不上报，这些患者携带病毒四处走动，病毒很容易感染他人，这是医院对社会不负责任的表现。同时，也有医院认为，如果术前不进行"四项检测"而术后患者发现自己感染了艾滋病、梅毒等病毒，就可能将责任归咎于医院，从而给医院带来不利影响。

在该案例中，医患双方各执一词。就患方来说，"四项检测"尤其是艾滋病，只有"高危人群"才有可能感染，让每一位患者都做这些检测有"滥检查"、增加医疗收费之嫌，是将每一位患者都当作了疑似病人，甚至有患者认为"这是人格侮辱"。而就医方来说，术前感染项目检测不仅是一项技术要求，也是一项制度安排，《中华人民共和国传染病防治法》第七条规定："医疗机构承担与医疗救治有关的传染病防治工作和责任区域内的传染病预防工作。"第十二条则明确要求："在中华人民共和国领域内的一切单位和个人，必须接受疾病预防控制机构、医疗机构有关传染病的调查、检验、采集样本、隔离治疗等预防、控制措施，如实提供有关情况。"如果术前检测发现患者感染了艾滋病等传染性疾病，该患者就需要转至传染病专科医院进行治疗，并被安排到专门的手术室，其使用过的物品及器械等也必须进行特殊的消毒灭菌处理，而且其使用过的手术间也必须进行特殊消毒处理，医务人员也需倍加警惕，加强个人防护等。若术前不进行感染项目检查，为避免院内交叉感染，则需将每一位手术患者均当作传染病患者或感染者而在术中、术后采取特殊的防护措施，其代价可想而知，会大大增加医疗和时间成本。因此，术前"四项检测"有助于医生针对不同的患者制定不同的治疗方案。

然而，问题在于：其一，医院有无强制患者接受"四项检测"的权利？其二，强制性检测的费用应否由患者负担？按照我国《艾滋病防治条例》第二十三条之规定："国家实行艾滋病自愿咨询和自愿检测制度"，患者拥有对临床医疗检查项目知情同意的权利。这就要求医务人员在进行"四项检测"时，应当履行告知的义务，将检测的具体项目、必要性、不检测的风险、大概费用等向患者说明。这不仅有助于获得患者的合作与支持，方便医务人员正常工作的开展，更重要的是对患者自主权的尊重。而且，医院内部感染主要取决于医务人员是否遵守标准防护原则，而不是取决于患者是否接受"四项检测"。因为病毒感染往往有一定的窗口期，仅仅依靠检测而不是依靠标准防护原则，不严格执行操作规程和消毒管理制度，反而会增加医院内部感染的风险。当然，作为患者也有积极配合诊疗的法律和道德义务，有责任协助医务人员为其他患者及医务人员提供健康的诊疗环境并促进自身及他人的健康。尤其是对于人体器官、组织、血液、骨髓等生命成分的捐献者，应当依法自觉接受"四项检测"，以确保受者的健康利益。然而，就临床工作而言，一切诊疗项目都应当以患者疾病的诊治为目的，出于患者疾病诊治的需要，而将艾滋病等检测作为术前常规检测项目，对不少患者而言显然已超出了疾病诊疗之需要，更多的是为了疾病防控之目的。因此，为了鼓励患者积极配合艾滋病等传染疾病检测，促进全民健康，国家应当给予政策支持，实施免费或补偿检测，而不应当由患者或医疗机构完全承担。我国虽然已于2004年出台了《艾滋病免费自愿咨询检测管理办法（试行）》，且明确规定对于自愿到各级疾病预防控制机构和各级卫生行政部门选定的医疗等机构接受艾滋病咨询检测的人员实行免费咨询检测工作，免费范围为艾滋病咨询和初筛试剂，包括酶联免疫吸附试验（ELISA）和快速凝集法（PA）试验试剂及相关咨询。但是，此类免费咨询检测仅仅限于以上特定机构且必须为自愿接受咨询检测者，而对于到普通医疗机构和非主动自愿咨询检测者并不免费。

另外，在对孕妇进行艾滋病检测时，可能潜藏着孕妇利益与胎儿利益的冲突问题。一方面，孕妇有拒绝艾滋病等传染病检测的权利，医务人员不应对其强制检测；另一方面，如果不进行检测则可能会给胎儿带来不利影响，将孕妇所携带的病毒传染给胎儿。因此，部分学者主张对孕妇尤其需要手术者应当强制检测，认为"法律条文任由父母做出可检可不检的决定，确实使一部分患儿漏检……征求意见就意味着尊重家长的否定意见。我们对这种做法的意义表示怀疑。如果儿童的健康利益是最主要的问题，这种利益只有实施强行筛检才能实现"。[①]在我国目前尚没有法律强制规定的情形下，医务人员应当充分履行知情同意，告知孕妇不进行检测可能对胎儿潜在的感染风险，并尽到自己的注意义务，但不宜强制实施。而且，在对妊娠合并艾滋病的孕妇进行临床治疗中，应当做好母婴阻断护理工作，最大限度地改善孕产妇的围生期结局。

二、艾滋病诊治中患者隐私保护的利益冲突

在当前的世俗观念中，人们往往认为心脏病、糖尿病等非传染的躯体性疾病由于不是患者的主动行为所致，因此患者无须为此类疾病承担责任；而艾滋

---

① Faden, R, Holtzman, Nand Chwalow J. Parental rights, child welfare, and public screenign［J］. Ameriican Journal of Public Health, 1982, 72: 1397.

病可能与患者本身不健康的甚至不道德的性行为有关，故患者本身应对此承担责任。另外，由于大部分人缺乏对这些疾病的基本知识，故而产生了对艾滋病患者的偏见和歧视。近来，一则《广州一职工感染艾滋病，单位要求其离岗休息被判违法》[①]的报道引起了社会的广泛关注，此案例即说明当前部分单位和人员对艾滋病患者尚存在着严重的歧视问题。这种现象致使部分艾滋病患者常常产生焦虑、悲观、自卑、失望等负性情绪，在担心疾病难以治愈的同时，更加担心被家人、医务人员及公众所歧视，尤其是由不洁性生活造成的感染者患病后甚至产生犯罪感，思想负担沉重，往往产生否认、畏惧、羞怯、麻木等心理。这就要求医务人员在对接受艾滋病检测的患者进行诊治时，能够以普同一等、友好和善的态度对待患者，并注意使用治疗性、保护性语言，避免询问病情时让患者感到难堪与尴尬。同时，要充分尊重患者的隐私，做好患者隐私的保密工作，包括患者的个人身份信息、家庭信息、财产状况、通讯方式、健康医疗信息等资料，以取得患者的信任和配合。《中华人民共和国执业医师法》第二十一条要求医师在执业活动中"关心、爱护、尊重患者，保护患者的隐私"；《中华人民共和国传染病防治法》第十二条规定："疾病预防控制机构、医疗机构不得泄露涉及个人隐私的有关信息、资料。"《中华人民共和国侵权责任法》第六十二条规定："医疗机构及其医务人员应当对患者的隐私保密。泄露患者隐私或者未经患者同意公开其病历资料，造成患者损害的，应当承担侵权责任。"

但是，在对患者隐私的保护中还需要兼顾利益相关人的权利和义务，如患者配偶或性伴侣的知情权、医务人员疫情上报的义务等。这势必会产生患者与权益相关人之间的利益冲突。

首先，关于患者配偶或性伴侣告知中的利益冲突。艾滋病作为一种性传播疾病，如果不采取严格的防护措施很可能会传染给患者的配偶或性伴侣，但在临床诊疗中，部分患者因担心被配偶或性伴侣知情后会产生家庭矛盾、离婚或失去性伴侣等后果，要求医务人员为其保密而不告诉任何人，包括其配偶或性伴侣。由此，使医务人员处于两难的道德境地。一方面，如果不告知其配偶或性伴侣，就无法确保他们知情的权利，可能会使他们处于被感染的风险之中；

---

① 广州一职工感染艾滋病，单位要求其离岗休息被判违法［EB/OL］.（2017-06-22）［2017-06-27］. http：//gz. southcn. com/content/2017-06/22/content_173034751. htm？ search-menu=216505&search=艾滋病.

另一方面，如果告知其配偶或性伴侣，则可能失去患者对医务人员的信任和配合，甚至导致家庭矛盾和情感纠纷。此外，如果需要告知，经治的医务人员应否承担告知的义务、是不是当然的告知主体？告知主体应当按照什么样的程序告知？应当在什么样的时限内告知？应当告知哪些内容？应当以电话、电子信息、纸质通知、家庭访谈或是以其他什么方式告知？对此，目前国家尚没有统一的规范和要求，部分省市如浙江省关于《艾滋病检测阳性结果告知规范（试行）》（以下简称"《规范》"）的做法值得参考。该《规范》对责任告知机构、责任告知人、告知对象、告知时限、告知流程、告知方式、告知内容等作出了明确规定，只有"经省卫生行政部门培训合格由责任告知单位指定的医疗卫生人员"才可作为责任告知人，这不仅有助于正确地履行告知义务，而且有助于增进医患信任，减少医患矛盾。然而，每个经治医生都有责任劝说患者将阳性检测结果告知其配偶和性伴侣，向其说明患者应当履行的告知义务，并说明不履行告知义务可能潜在的感染风险，同时做好告知书的签字和留存。这既有助于保护患者及其配偶或性伴侣的利益，也有助于保护医务人员的正当利益，避免事后举证无力的尴尬。

其次，关于艾滋病疫情依法上报中的利益冲突。按照《中华人民共和国传染病防治法》第三十条之规定："疾病预防控制机构、医疗机构和采供血机构及其执行职务的人员发现本法规定的传染病疫情或者发现其他传染病暴发、流行以及突发原因不明的传染病时，应当遵循疫情报告属地管理原则，按照国务院规定的或者国务院卫生行政部门规定的内容、程序、方式和时限报告。"而且在传染病报告卡中，要求注明患者的姓名、性别、身份证号、工作单位、现住址、联系电话等身份信息。有部分患者质疑这是否侵犯了其个人权利和隐私，甚至希望匿名上报。显然，这不符合疫情报告的要求，而且对传染病疫情的防控不利，可能会对公众的健康利益造成损害。对此，需要医务人员向患者做好解释说明工作，并严格依法履行上报的义务。同时，一般医务人员在疫情上报时应当注意上报规程。按照《中华人民共和国传染病防治法》第二十一条之规定："医疗机构应当确定专门的部门或者人员，承担传染病疫情报告、本单位的传染病预防、控制以及责任区域内的传染病预防工作。"也就是说，经治医师应当首先报告给所在医疗机构确定的专门部门或人员，由后者依法上报，而不是由经治医师直接上报给当地的疾病控制或政府主管部门。

此外，在临床操作中，经治医师将患者的阳性检测结果告知其他相关医务人员是否属于泄露患者隐私？隐私保护的目的在于尊重当事人的人格、尊严、名誉等权利，而且隐私保护应当以不危及社会及其他人的利益为前提。如果为了保护某个人的隐私而可能给社会及其他人带来伤害或伤害的风险，则对这种隐私的绝对保护就失去了正当性，违背了公益原则的要求。因此，在医疗活动中，为了避免与艾滋病患者直接接触的医务人员被感染，告知其部分信息无论从动机还是从目的而言，都能够得到伦理辩护。但需要强调的是，告知范围应当仅限于与艾滋病患者可能直接接触的医务人员，告知内容应隐去患者的身份信息及不影响院内感染管理的其他信息，而且医务人员不能因患者感染艾滋病病毒而对其歧视、讥讽或嘲笑，应当一视同仁，尊重患者并做好患者隐私的保护工作，不得向与治疗无关的人员泄露患者信息。同时，医务人员应当做好职业防护，这不仅是对医务人员的关爱，也是对患者的保护。

三、艾滋病防控中公共利益与个人权利的冲突

艾滋病作为一种传染性疾病，对患者及公众的健康有着较大的威胁。公众不仅有权利了解其传播方式、预防途径，也有权利知晓目前艾滋病的传播情况，包括致病人数和主要感染人群等信息。当然，如果公众能够确切知道究竟有哪些人感染此类疾病，无疑对于公众规避感染的风险更有助益。但如果承认个人信息的绝对私密性，公众就无法掌握艾滋病病源的充分信息，从而将对公众健康的维护带来影响。由此，就需要考虑应否把患者的相关信息公布于众，应当公布哪些信息？一般说来，公开的信息量越大、信息越完整，公众的利益越能得到保障。但问题在于，如何在尊重患者个人权利的前提下，保护好公众的健康利益？也就是说，如何平衡患者与公众的利益？

在自由主义法理学家罗纳德·德沃金看来，如果某人对某事享有权利，那么即使否认这种权利符合普遍利益，政府否认这种权利也是错误的[①]。依此，既然艾滋病患者拥有隐私保护权，即使公布其信息符合公众的普遍利益，政府公布其信息也是错误的。而在社群主义者看来，社群的权利和利益高于个体的权利和利益，维护社群的公共利益不仅是个体的义务，也是实现个体利益的必然选择。"牺牲小家，成就大家"是社群主义精神的体现。依此，为了公众不被艾滋病感染，公布艾滋病患者的信息是完全正当的。显然，这两种观点都过于极端，要么把个人利益的至上性绝对化，要么把社群利益的至上性绝对化，

---

① 罗纳德·德沃金.认真对待权利［M］.信春鹰，吴玉章，译.北京：中国大百科全书出版社，1998：352.

在实践中势必造成个人利益与社群利益的冲突，无益于和谐社会的构建。

按照康德的第一条绝对命令："不论做什么，总应该做到使你的意志所遵循的准则永远同时能够成为一条普遍立法原理。"①依此，如果自己就是一名艾滋病患者，当回答是否同意政府公布自己的个人信息时，首先需要换位思考：如果自己作为一位健康者，同时也是一位理性人，是否希望对艾滋病患者个人信息绝对保密？显然，作为一个理性的健康者，人们都希望过一种安康的生活，不希望生活在一个有可能遭受艾滋病感染的环境中，因而不会赞同对艾滋病患者的一切信息保密。只要艾滋病患者可能威胁到他人的健康，其隐私权就应受到适当限制。而作为一个艾滋病病患，是否其所有的公民权利就不复存在或者说不能行使了呢？答案显然是否定的，其最基本的公民权利如人格尊严权、生命权等依然拥有。而且仅就其作为艾滋病病患来说，这些权利就是任何国家权力和社群权力都不得触犯的个体权利之下限。不能因为一个人是艾滋病患者就因此蔑视其人格尊严甚至将其处死，把艾滋病患者当作为社群、他人牺牲的工具，否则就违背了康德的第二条绝对命令："你的行动，要把你本己中的人和其他本己中的人，在任何时候都同样看作目的，永远不能只看作手段。"②

因此在任何情况下，作为一个公民其权利都不会因一时一事而消失殆尽。当然，公民权利也不是随心所欲、为所欲为的，任何权利都有其特定的边界，有其适用的权利上限和下限。当社群权利的行使和维护与个体权利的下限发生冲突时，就应该牺牲社群权利，尊重个体权利的下限。正如部分学者所强调的："如果为了不使集体感染到我的病毒，为了顾全集体权利和集体中其他所有个体的身体安全，从而牺牲或剥夺我作为个体的最基本权利的生命权，这就是不合道德的。"③事实上，这也不符合社会正义，不是艾滋病患者所应得的。"所以，集体权利的上限是个体权利的下限，当二者发生冲突时，只能牺牲前者而选择后者。"④没有人需要为了社群利益和社群权利而必须牺牲自己

---

① 康德.实践理性批判［M］.北京：商务印书馆，1961：30.

② 康德.道德形而上学原理［M］.上海：上海人民出版社，1986：81.

③ 欧阳景根.从公共卫生事件应对过程看国家权力、公民权利与义务［J］.中国人民大学学报，2010（2）：140.

④ 欧阳景根.从公共卫生事件应对过程看国家权力、公民权利与义务［J］.中国人民大学学报，2010（2）：140.

的最基本权利，也没有谁有权强迫他人必须牺牲其个体权利来维护抽象的社群权利。当社群权利与作为个体权利下限的最基本权利没有冲突时，就应当优先考虑社群权利，并牺牲个体非基本性的次要权利。如在捐献血液时，如果献血者是艾滋病病毒感染者，就可能使接受其献血的其他社会成员面临被感染的风险。此时，献血者就有义务接受检测，其自主权就应受到必要的限制，以便采取防范措施，确保其他社会成员的健康利益；为了使社群、公众了解艾滋病的疫情信息，就需要在隐去身份信息的前提下将艾滋病患者的年龄、性别、病情进展、生存状况作为样本统计信息予以公布等。这些措施尽管可能会给艾滋病患者带来一定的影响，但这并没有侵犯其基本权利。因此，在特定情境中，当社群中的大部分人都愿意为社群利益而牺牲其个体的某种权利时，这就是社群至少应当拥有的权利下限。而且，只要这一下限与公民的最基本权利保持一致，社群对这种权利的拥有就能够得到伦理辩护。

总之，在对艾滋病患者进行检测、防控和诊疗的过程中，应在维护公众利益的基础上最大限度地保护患者的个人利益，尊重其人格尊严，保护其隐私，在公布疫情信息时必须把对当事人的负面影响控制在最低程度，防止信息的过度扩散和传播，做好公众知情权与患者隐私权之间的平衡。否则，就会使其人格尊严得不到保障，并可能使其隐瞒病情，这无论对其个人还是公众都是极其不利的。应该营造对艾滋病患者宽容的社会道德环境，减少艾滋病对患者社会生活的影响。如此，患者才有可能消除顾忌，积极配合相关信息的公布，消解艾滋病患者个人利益与社群利益的冲突。

2.4 医疗决策模式与决策主体的选择倾向

一、研究对象

本研究的调查对象包括医疗机构从业人员在内的各行业人员。根据研究需要，将样本人群分为公务员、公司职员、企业工人、个体户、农民工、退休人员、自由职业者、事业单位人员、医疗机构从业人员、无业者等。其中，为了对医疗机构从业人员与非医疗机构从业人员之间进行比较分析，特将其从事业单位人员中独立进行调查。在收到的有效问卷中，医疗机构从业人员650人、公司职员502人、事业单位人员（不含医疗机构）339人、企业工人265人、公务员250人，其他人员共690人，具有广泛的代表性。

二、研究方法

1.问卷调查及质量控制

问卷设计：在问卷设计时，为了避免答题中的歧义，首先对相关概念如医疗决策、医疗决策主体等进行了界定。此后，根据研究目的和研究内容自行设计调查问卷，并导入问卷星企业版系统。经预调查并咨询统计学、医学伦理学等专家，对该问卷进行了三轮修改，形成最终版问卷。

在问卷星系统中进行了质量控制，如在配额规则中设置了不同职业人员问卷分配比例、在筛选规则中设置了填写所用时间等信息；设置了答题权限、开始时间、公开级别、最大问答数量、激励措施、防重复填写等信息；限定提交时需输入验证码，同一IP地址、同一台电脑及手机只能填写一次等。最后，通过微信发布，开展便利抽样调查。共收到有效问卷2696份，隔离及剔除无效问卷2858份（以自动隔离为主）。

符合以下情况者为无效问卷：（1）所用填写时间少于100秒，无论所填内容如何；（2）所用填写时间少于500秒且在必须填写的个别填空题目（如第9题、11题等）中出现无意义字符如数字、字母、连续的标点符号及与题目毫无关系的内容；（3）在必须填写的多个填空题目中多次出现无意义字符或与题目毫无关系的随意字句；（4）在限项题目（第26题）中所填选项少于4项；（5）重复提交，被系统自动识别并隔离；（6）为了确保各类人员所填身份与实际身份相符，课题组在问卷星中设计了陷阱题，如通过3-1所学专业、4-1-4所在医疗机构的类型、4-1-5所在机构的级别及4-1-7职业岗位的匹配性，进行识别和筛选。例如，问卷筛选中如发现将社区卫生机构选作三级医疗机构等不匹配者均予以淘汰。

2.数据处理及统计方法

将收集到的问卷星数据库请专业人员用SPSS21.0、Excel2016和SPSSAU6.0软件进行处理。在此基础上进行Pearson卡方检验、单因素方差分析等。$P<0.05$表示差异有统计学意义。

三、研究结果

1.样本人群的人口社会学特征

本调查的2696例有效样本，在性别分布上，女性占61.0%，男性占39.0%；在职称分布上，高级占23.4%，中级占35.2%，初级占29.4%，无职称者占12.0%；在学历分布上，本科及以上占50.4%，专科占21.7%，中专（高中）占21.0%，初中及以下占6.9%；在年龄分布上，18～44岁占83.6%，45～59岁占15.1%，60岁以上占1.3%。

2.医疗机构从业人员的基本情况

从样本分布的机构性质上说，非营利性医院（公立）占86.2%，营利性医院（私立）占13.8%；从机构类型上说，综合医院占59.7%，专科医院占13.7%，中医院占9.1%，社区卫生服务中心（卫生院）占6.9%，妇幼保健院（妇儿医疗中心、妇婴医院、儿童医院等）占10.6%；从级别上说，大多数样本来自三级或者二级医疗机构，占比分别为55.2%和32.5%，而一级及无等级机构仅占12.3%；在科室分布上，内科、外科样本量相对较多，分别占17.2%和15.8%，其次是儿科和妇（产）科，分别占14.1%和10.9%。其他19个科室共占42.0%，如果从单一科室上说占比偏低，不具有统计学意义；在职业岗位上，多数是医师和护士，占比分别为54.0%和24.6%，其他人员共占21.4%。以上分布基本上反映了当前医疗机构及其医务人员的总体分布情况。

3. 样本人群对医疗决策模式的总体选择倾向

本文所谓的医疗决策模式，就是医疗活动中依据决策主体之不同而抽象概括出来的医疗决策样式或医疗决策情形。可将其分为医生权威决策型、医生指导—合作型、患者决策型、家属决策型、医生+患者共同决策型、患者+家属共同决策型、医生+患者+家属共同决策型。在医疗决策模式的选择上，样本人群主张医生决策者最多（合计53.1%），而认为应当由患者、家属或两者共同决策者均较少，合计共占8.8%，见表1。

表1　样本人群医疗决策模式选择情况统计

选项	频次	百分比（%）
医生决策1（权威型）	626	23.2
医生决策2（指导—合作型）	806	29.9
患者决策	114	4.2
家属决策	47	1.7
医生+患者共同决策	365	13.5
患者+家属共同决策	79	2.9
医生+患者+家属共同决策	659	24.4
合计	2696	100.0

（1）样本人群人口社会学特征与医疗决策模式选择的相关性

不同人口社会学背景者，包括性别、年龄、学历、宗教信仰、生育情况等，对于医疗决策模式的偏好均有着显著性差异（$P<0.01$），见表2。

（2）医疗机构从业人员样本特征与医疗决策模式选择的相关性

就医疗机构从业人员来说，不同学历、职称、机构级别、机构类型不同的群体，对于医疗决策模式的偏好有显著性差异（$P<0.01$）。见表3。

4. 样本人群对医疗决策主体的选择倾向

面对具有完全行为能力的患者与无行为能力的患者，样本人群对医疗决策主体的选择存在显著性差异（$P<0.01$）。而且，面对不同的医疗决策事项，如对同一医疗方案内容的调整、对多个医疗方案的选择等情形下，样本人群对医疗决策主体也有着不同的选择，见表4。

四、讨论与建议

1.样本人群对医疗决策模式的选择倾向

研究结果显示，大多数调查对象在医疗决策上还是非常理性的，能够看到医生在医疗知识上的优势，普遍尊重医生在医疗决策中的作用，由表1可知，在主张医生决策的人群中，主张采取指导—合作型决策的占比（29.9%）高于主张采取权威型决策的占比（23.2%）。而且主张医生—患者—家属三者共同决策的占比（24.4%）也较高。这提示，多数调查对象（54.3%）希望患者及家属能够参与到医疗决策之中，而不是由医生单独决策。这可能与个人权利意识的增强，以及医学常识的逐渐普及有关。正如部分学者指出的："随着患者权利意识的增强及患者权利趋于多元化，医患关系逐渐由医生家长主义模式向患者自主决定模式转变。"①

表2　样本人群人口社会学特征与医疗决策模式选择的相关性

选项	医疗决策模式偏好							合计	x^2值
	权威型	指导—合作型	患者决策	家属决策	医生+患者共同决策	患者+家属共同决策	医生+患者+家属共同决策		
性别									
男	292（27.8）	307（29.2）	38（3.6）	20（1.9）	142（13.5）	36（3.4）	217（20.6）	1052	29.089**
女	334（20.3）	499（30.4）	76（4.6）	27（1.6）	223（13.6）	43（2.6）	442（26.9）	1644	
合计	626（23.2）	806（29.9）	114（4.2）	47（1.7）	365（13.5）	79（2.9）	659（24.4）	2696	
年龄									
18~45岁	485（21.5）	682（30.3）	96（4.3）	37（1.6）	311（13.8）	64（2.8）	578（25.7）	2253	27.717**
45岁及以上	141（31.8）	124（28.0）	18（4.1）	10（2.3）	54（12.2）	15（3.4）	81（18.3）	443	
合计	626（23.2）	806（29.9）	114（4.2）	47（1.7）	365（13.5）	79（2.9）	659（24.4）	2696	
学历									
初中及以下	48（25.8）	50（26.9）	13（7.0）	5（2.7）	23（12.4）	5（2.7）	42（22.6）	186	70.962**
高中（中专）	150（26.5）	162（28.6）	15（2.6）	14（2.5）	73（12.9）	31（5.5）	122（21.5）	567	
大专	168（28.8）	183（31.3）	22（3.8）	12（2.1）	61（10.4）	17（2.9）	121（20.7）	584	
本科及以上	260（19.1）	411（30.2）	64（4.7）	16（1.2）	208（15.3）	26（1.9）	374（27.5）	1359	
合计	626（23.2）	806（29.9）	114（4.2）	47（1.7）	365（13.5）	79（2.9）	659（24.4）	2696	
是否是医疗机构从业人员									
非医疗机构从业人员	491（24.0）	617（30.2）	87（4.3）	40（2.0）	271（13.2）	66（3.2）	474（23.2）	2046	13.325**
医疗机构从业人员	135（20.8）	189（29.1）	27（4.2）	7（1.1）	94（14.5）	13（2.0）	185（28.5）	650	

---

①　苏玉菊.患者权利冲突的法伦理思考［J］.医学与哲学，2014，35（4A）：52-55.

续表

选项	医疗决策模式偏好							合计	x^2值
	权威型	指导—合作型	患者决策	家属决策	医生+患者共同决策	患者+家属共同决策	医生+患者+家属共同决策		
合计	626（23.2）	806（29.9）	114（4.2）	47（1.7）	365（13.5）	79（2.9）	659（24.4）	2696	
是否有宗教信仰									
有	177（31.9）	151（27.3）	22（4.0）	14（2.5）	68（12.3）	28（5.1）	94（17.0）	554	54.579**
无	449（21.0）	655（30.6）	92（4.3）	33（1.5）	297（13.9）	51（2.4）	565（26.4）	2142	
合计	626（23.2）	806（29.9）	114（4.2）	47（1.7）	365（13.5）	79（2.9）	659（24.4）	2696	
是否结婚									
未婚	164（21.3）	240（31.1）	32（4.2）	15（1.9）	96（12.5）	14（1.8）	210（27.2）	771	11.507**
已婚	438（23.6）	544（29.3）	79（4.3）	31（1.7）	262（14.1）	65（3.5）	436（23.5）	1855	
合计	602（22.9）	784（29.9）	111（4.2）	46（1.8）	358（13.6）	79（3.0）	646（24.6）	2626	
生育情况									
已婚未育	204（33.4）	175（28.7）	25（4.1）	9（1.5）	76（12.5）	21（3.4）	100（16.4）	610	58.935**
已婚已育	234（18.8）	369（29.6）	54（4.3）	22（1.8）	186（14.9）	44（3.5）	336（27.0）	1245	
合计	438（23.6）	544（29.3）	79（4.3）	31（1.7）	262（14.1）	65（3.5）	436（23.5）	1855	

注：*P<0.05，**P<0.01。

由表2可知，男性、45岁及以上、本科以下、有宗教信仰、已婚未育、非医疗机构从业人员的样本人群更偏好于权威型医疗决策模式；而女性、44岁及以下、本科及以上学历、无宗教信仰、已婚已育、医疗机构从业人员的样本人群更偏重于医生—患者—家属共同决策模式，且具有显著性差异（P<0.01）。这可能是这类女性及群体更加看重个体及家人的感受，更希望通过共同决策参与到医疗活动中去。而男性、45岁及以上的群体做事及决策更为果断，本科以下学历者对医生有着更高的信赖，有宗教信仰者更相信命运的安排，已婚未育者较少考虑家庭的影响，由此这几类群体更倾向于由医生进行独立决策。而医疗机构从业人员之所以更倾向于医生—患者—家属的共同决策，因为"他们相信，清楚医疗决策的患者会对医生更加满意，即便有抱怨也很少会投诉"。而且，调查结果显示，38.83%的医生认为，医生+患者+家属决策模式的决策后果应当由医生、患者及家属共同负责，这一比例远高于认为应当由医生独自负责的占比（19.11%）。也正因如此，医生们更乐意患者及其家属参与医疗决策。

表3 医疗机构从业人员样本属性与医疗决策模式选择的相关性

选项	哪一种医疗决策模式更合理?							合计	x^2值
	权威型	指导—合作型	患者决策	家属决策	医生+患者共同决策	患者+家属共同决策	医生+患者+家属共同决策		
性别									
男	56（21.4）	76（29.0）	6（2.3）	2（0.8）	44（16.8）	8（3.1）	70（26.7）	262	8.705
女	79（20.4）	113（29.1）	21（5.4）	5（1.3）	50（12.9）	5（1.3）	115（29.6）	388	
合计	135（20.8）	189（29.1）	27（4.2）	7（1.1）	94（14.5）	13（2.0）	185（28.5）	650	
年龄									
18～45岁	110（19.6）	164（29.2）	22（3.9）	7（1.2）	80（14.3）	11（2.0）	167（29.8）	561	6.942
45岁及以上	25（28.1）	25（28.1）	5（5.6）	0（0.0）	14（15.7）	2（2.2）	18（20.2）	89	
合计	135（20.8）	189（29.1）	27（4.2）	7（1.1）	94（14.5）	13（2.0）	185（28.5）	650	
学历									
初中及以下	1	0（0.0）	0（0.0）	0（0.0）	0（0.0）	0（0.0）	0（0.0）	1	43308**
高中（中专）	1（6.3）	6（37.5）	0（0.0）	2（12.5）	1（6.3）	1（6.3）	5（31.3）	16	
大专	49（30.4）	47（29.2）	6（3.7）	2（1.2）	17（10.6）	3（1.9）	37（23.0）	161	
本科及以上	84（17.8）	136（28.8）	21（4.4）	3（0.6）	76（16.1）	9（1.9）	143（30.3）	472	
合计	135（20.8）	189（29.1）	27（4.2）	7（1.1）	94（14.5）	13（2.0）	185（28.5）	650	
职称									
正高级	17（36.2）	15（31.9）	2（4.3）	0（0.0）	3（6.4）	1（2.1）	9（19.1）	47	46.605**
副高级	25（23.8）	28（26.7）	2（1.9）	1（1.0）	20（19.0）	1（1.0）	28（26.7）	105	
中级	46（20.1）	74（32.3）	16（7.0）	4（1.7）	30（13.1）	8（3.5）	51（22.3）	229	
初级	41（21.5）	48（25.1）	2（1.0）	2（1.0）	29（15.2）	2（1.0）	67（35.1）	191	
无职称	6（7.7）	24（30.8）	5（6.4）	0（0.0）	12（15.4）	1（1.3）	30（38.5）	78	
合计	135（20.8）	189（29.1）	27（4.2）	7（1.1）	94（14.5）	13（2.0）	185（28.5）	650	
工作年限									
20年及以上	20（22.7）	23（26.1）	3（3.4）	2（2.3）	16（18.2）	1（1.1）	23（26.1）	88	10.907
10～20年	46（24.6）	56（29.9）	10（5.3）	3（1.6）	20（10.7）	4（2.1）	48（25.7）	187	
10年内	69（18.4）	110（29.3）	14（3.7）	2（0.5）	58（15.5）	8（2.1）	114（30.4）	375	
合计	135（20.8）	189（29.1）	27（4.2）	7（1.1）	94（14.5）	13（2.0）	185（28.5）	650	
机构级别									
三级	57（15.9）	99（27.6）	13（3.6）	3（0.8）	56（15.6）	7（1.9）	124（34.5）	359	21.980**
三级以下	78（26.8）	90（30.9）	14（4.8）	4（1.4）	38（13.1）	6（2.1）	61（21.0）	291	
合计	135（20.8）	189（29.1）	27（4.2）	7（1.1）	94（14.5）	13（2.0）	185（28.5）	650	
机构类型									
综合医院	70（18.0）	111（28.6）	21（5.4）	1（0.3）	52（13.4）	8（2.1）	125（32.2）	388	18.725**
其他	65（24.8）	78（29.8）	6（2.3）	6（2.3）	42（16.0）	5（1.9）	60（22.9）	262	
合计	135（20.8）	189（29.1）	27（4.2）	7（1.1）	94（14.5）	13（2.0）	185（28.5）	650	

续表

选项	哪一种医疗决策模式更合理？							合计	x^2值
	权威型	指导—合作型	患者决策	家属决策	医生+患者共同决策	患者+家属共同决策	医生+患者+家属共同决策		
科室									
内科	27 (24.1)	31 (27.7)	6 (5.4)	0 (0.0)	10 (8.9)	3 (2.7)	35 (31.3)	112	35.243
外科	22 (21.4)	34 (33.0)	4 (3.9)	1 (1.0)	11 (10.7)	2 (1.9)	29 (28.2)	103	
妇科	21 (29.6)	22 (31.0)	1 (1.4)	0 (0.0)	13 (18.3)	1 (1.4)	13 (18.3)	71	
儿科	25 (27.2)	31 (33.7)	3 (3.3)	0 (0.0)	11 (12.0)	2 (2.2)	20 (21.7)	92	
口腔科	10 (25.0)	13 (32.5)	2 (5.0)	0 (0.0)	7 (17.5)	1 (2.5)	7 (17.5)	40	
其他	23 (14.2)	42 (25.9)	8 (49)	5 (3.1)	23 (14.2)	4 (2.5)	57 (35.2)	162	
合计	128 (22.1)	173 (29.8)	24 (4.1)	6 (1.0)	75 (12.9)	13 (2.2)	161 (27.8)	580	
岗位									
医师	75 (21.4)	102 (29.1)	14 (4.0)	1 (0.3)	51 (14.5)	8 (2.3)	100 (28.5)	351	15.366
护士	32 (20.0)	53 (33.1)	7 (4.4)	1 (0.6)	18 (11.3)	3 (1.9)	46 (28.8)	160	
其他	28 (20.1)	34 (24.5)	6 (4.3)	5 (3.6)	25 (18.0)	2 (1.4)	39 (28.1)	139	
合计	135 (20.8)	189 (29.1)	27 (4.2)	7 (1.1)	94 (14.5)	13 (2.0)	185 (28.5)	650	

注：*$P<0.05$，**$P<0.01$。

由表3可进一步得知：在学历方面与总的样本人群的调查结果相同，本科及以上学历者倾向于选择医生—患者—家属共同决策型。三级机构、综合医院的医疗机构从业人员也偏向于医生—患者—家属共同决策型；而高级职称群体、三级以下机构、综合医院以外的其他医疗机构的从业人员更偏好权威型决策。这可能与本科及以上学历者、三级机构、综合医院的样本人群在医疗活动中所面对的服务对象，大多为疑难病症，医疗决策具有更大的风险性，故而主张患者与家属共同参与决策，以减少医生独立决策的风险及可能出现的医疗纠纷。而高级职称者由于更相信自己的经验和能力，三级以下机构及综合医院以外的其他医疗机构的从业人员由于在医疗活动中所面对的服务对象多为常见病、多发病的患者，医疗决策风险较小，由此这些样本人群更主张权威型的医疗决策。

另外，医疗机构从业人员的性别、年龄、工作年限、科室及岗位与医疗决策模式选择倾向的差异性没有统计学差异（$P > 0.05$），提示这些因素对医疗机构从业人员的医疗决策影响不大。其中，性别、年龄与总的样本人群的调查结果不同。这可能是医疗机构专业人员更多考虑的是患者的病情、患者及其家属的建议等情况，而不会因自己的兴趣、偏好等主观因素而决定。

2.样本人群对医疗决策主体的选择倾向

表4　样本人群对医疗决策主体的选择倾向

选项	频数	百分比（%）
情形1：对于智力正常成年患者，对其诊治措施具有最终决策权利者		
医生	907	33.7
患者	329	12.2
家属	102	3.8
医者+患者	516	19.1
医者+家属	104	3.9
患者+家属	54	2.0
医者+患者+家属	462	17.1
视具体情况而定	222	8.2
情形2：对于神志不清患者，对其医疗方案具有最终决策权利者		
医生	555	20.6
患者	111	4.1
家属	220	8.2
医者+患者	186	6.9
医者+家属	1010	37.5
患者+家属	76	2.8
医者+患者+家属	295	10.9
视具体情况而定	243	9.0
情形3：智力正常成年患者与其家属，对医生提出治疗方案的内容有不同的调整建议时，医生应当以谁的意见为主		
患者	872	32.3
家属	358	13.3
医生本人	489	18.2
视具体情况而定	977	36.2
情形4：智力正常成年患者与其家属，对医生提出的多个治疗方案有不同的选择时，医生应当以谁的意见为主		
患者	996	36.9
家属	362	13.4
医生本人	487	18.1
视具体情况而定	851	31.6

由表4可知，在情形1中，对于智力正常的成年患者，样本人群在医疗决策权利的归属上主张医生具有最终决策权者最多，占33.7%。但也分别有19.1%和17.1%的调查对象认为应当由医生与患者、医生与患者及家属共同决定；在情形2中，对于神志不清的患者，主张由医生与家属共同具有最终决策权者最多，占37.5%。但选择医生者（20.6%）略低于情形2中的占比（33.7%），这说明当患者没有行为能力时，人们更重视家属的作用。

在情形3中，当正常成年患者与其家属对医生提出的治疗方案的内容有不同的调整建议时，样本人群主张"视具体情况而定"者占比最多（36.2%）。这反映大多调查对象面对利益冲突时能够辩证地看待问题，不盲目强调以谁的意见为主，而是要具体问题具体分析，考虑谁的意见更有利于患者的生命健康。当然，也有32.3%的调查对象主张以患者的意见为主，该样本人群更倾向于让患者自己作决定；在情形4中，当智力正常的成年患者与其家属对医生提出的多个治疗方案有不同的选择意见时，样本人群认为医生应该以患者的选择为主者最高，占比36.9%。这表明，在有多项选择方案的前提下，人们更主张患者作为直接当事人的权利。在情形3、情形4两种情况下，主张应当以医生本人的意见为主者均为18.1%左右，该比例远小于情形1、情形2两种情况下主张以医生意见为主的样本量。这提示，在患者与家属意见不一致时，医生不宜盲目决断，应经过充分沟通，征求当事人的意见。因为"医疗决策的影响因素不仅仅是医疗秩序、医学模式这些宏观因素的影响，也不仅仅是解释水平、框架描述等展现方式技术层面的影响"[1]。"在更深层次上，医疗决策是医学发展、经济利益和情感寄托等力量交织融合的结果，相互之间既有冲突又有妥协，在不同患者和患者的不同病情阶段发挥不同的作用。"[2]

3.医疗决策模式与决策主体选择的几点建议

（1）正确认识不同医疗决策模式的临床价值

医疗决策模式反映了不同决策主体在医疗决策中的地位和作用。医疗决策的目的在于寻求诊治患者疾病的最佳方案，促进患者疾病的缓解、康复或痊愈，而不是片面地强调或凸显谁拥有决策的权利以及权利的大小。仅就此而言，医疗决策模式没有好坏之别、优劣之分，无论医生决策、患者决策，还是医患共同决策等情形，关键看其决策的结局如何，是否做出了有利患者疾病诊治的最佳方案。因此，这又是与患者罹患疾病的严重程度、病情的缓急、诊治的风险、成功救治的概率等存在着一定的关联性。例如，对于危重症的急诊患者来说，时间就是生命，医疗决策往往是在检查尚不全面、诊断并非十分明确的情况下进行的，而且没有更多的时间与患者及其家属进行充分的沟通，需要医生果断决策，紧急救治，这就需要采纳医生权威型的决策模式。而对于一些

---

① 彭嘉熙，张石磊，肖玮，等.自我—他人医疗决策差异研究［J］.中国临床心理学杂志，2012，20（4）：477–479.

② 王雄伟.医疗决策：医学、情感与利益的较量：基于一起医疗决策的实证调查［J］.医学与哲学，2017，38（11B）：20–21.

常见病、多发病的患者来说，由于患者本身对疾病已有不少了解，有参与医疗决策的知识背景和条件，这就需要选取医患共同决策型的决策模式。调查中，当问及"智力正常成年患者与其家属，对医生提出治疗方案的内容有不同的调整建议时，医生应当以谁的意见为主？"有36.2%的样本对象选择了"视具体情况而定"，占比最高，该部分人群也许正是考虑到了医疗决策情况的复杂性。所以，"简单地强调医疗决策的主体应当是患者、医生还是医患双方，而不考虑医疗决策的具体过程、患者的病情状况及患方的医学知识水平、参与意愿等因素，这不仅不利于医疗方案的制定，而且对加强医患沟通、构建和谐医患关系也会产生消极的影响"[①]。事实上，"在医疗决策关系中，医患并没有惯例的合作形式……让病人参与医疗决策以尊重病人的自主权，病人在此过程中享有优先权。这种一维模式只适合某些情形，并不代表全部。一种符合伦理道德的模式必须考虑不同的决策背景，区别优先决策和决策权威"[②]。

（2）坚持患者自主优先兼顾家属诉求

医疗决策不仅仅是一项技术活动，单纯由技术因素所决定，在医疗实践活动中还受非技术因素所影响。调查结果表明，不同群体对于医疗决策模式、决策主体有着不同的选择倾向，与当事人的人口社会学特征中的特定因素具有一定的相关性和差异性。此外，医疗决策还受患者的行为能力、经济状况、文化习俗、心理期望、亲情关系等因素影响，符合医生医疗决策目的的、有利于患者生命健康的结果未必能够得到患者或家属的充分认同。而且，医疗决策是一种风险性决策，医疗方案最佳化只是一种伦理的、理想化的诉求，在现实医疗活动中没有集绝对有效、安全无害、无疼无痛、耗费最少于一体的最佳医疗方案，最佳化只是相对而言的。也就是说，任何医疗方案都是利弊共存的，都具有潜在的风险性。无论是医生还是患者家属，在不能确保对患者绝对有利且没有伤害的情形下，都无权将自己的选择强加给患者。尤其在患者具有一定的专业医学知识或有多项选择方案的情况下，更应优先考虑患者作为直接当事人的权利。美国"耶和华见证会信徒输血案"就说明了这一问题。在该案例中，患者产后因体内遗留胎盘组织导致大出血，需要进行紧急抢救。但患者及其丈夫

① 刘俊荣.基于责任伦理的医疗决策主体之审视［J］.医学与哲学，2017，38（10A）：7–11.

② MCGUIRE A L，MCCULLOUGH L B.医生是否应该让患者参与医疗决策［J］.郭肖华，闫茹，译.医学与哲学，2005，26（12）：79–80.

都是"耶和华见证会"的信徒，患者在清醒时明确地告知医护人员："我是耶和华见证会的信徒，千万不要给我输血。"院方经向法院申请，法庭裁定准许医院强行输血。但患者康复出院后提起上诉，认为医院侵犯了自己的权利，并最终得到了州最高法院的支持，认定医院侵犯了患者的身体自决权。因此，只有患者本人才是自己的最高主宰，"对于一个人的福祉，本人是关切最深的人；除在一些私人联系很强的事情上外，任何他人对于他的福祉所怀有的关切，和他自己所怀有的关切比较起来，都是微薄而肤浅的"①。也正如部分学者所强调的："每个人与生俱来有权利和自由去支配自己的最终命运，不论动机是出于解除痛苦或是为了家庭或为了社会减轻负担，都有权利为自己的命运作出自己自由的选择。"②在本研究问及"智力正常成年患者与其家属，对医生提出的多个治疗方案有不同的选择时，医生应当以谁的意见为主"，样本人群选择最多的是"患者"（36.9%），也充分说明了这一问题。

当然，强调患者自主权的优先性并不等于说无须考虑患者家属的参与，尤其在患者处于昏迷状态或其他无行为能力的状态下。在本研究关于"您认为哪一种医疗决策模式更合理？"的调查中"选择家属、患者+家属、医生+患者+家属医疗决策模式者合计占比28.8%"，仅次于指导—合作型的医生权威模式（29.9%），而关于"对于神志不清患者，对其医疗方案具有最终决策权利者"的调查中，选择医生+家属者占比最高（37.5%）。事实上，无论在中国传统文化还是在西方传统文化中都给予了家属一定的代理知情同意权利。"在西方国家，最初也趋向于医生不对病人告知实情。1847年，美国医学会的《伦理准则》中明确规定不应该将绝症诊断告诉病人。"家属参与源于其对家庭成员的关爱，它渗透于一切文化之中，"认为文化决定了中国的病人和研究参与者缺乏自主意愿，从而论证家庭同意具有道德优先性，以及家长主义的必要性，这样的结论未免过于牵强和轻率，也是有失偏颇的"③。

（3）恪守生命至上依法适度干预

在医疗决策中，医生与患者及其家属的意见并非总是一致的，正确的医疗决策并非总能被患者或其家属所接受。2007年11月北京市某医院的一名处于昏迷状态且急需剖宫手术的产妇李某，因其丈夫肖某拒绝手术签字致使该院未能

---

① 密尔.论自由［M］.程崇华，译.北京：商务印书馆，1982：82.

② 黄丁全.医疗法律与生命伦理［M］.北京：法律出版社，2007：120.

③ 朱伟.生命伦理中的知情同意［M］.上海：复旦大学出版社，2009：84.

手术，最终导致患者及胎儿均死亡的悲剧。在此案例中，患方的自主权与患者的生命健康权发生了冲突，尊重其自主权就无法捍卫患者的生命健康权，这势必给医生的医疗决策带来伦理困境。结合这一困境，本研究就"家属不签字情况下，医院是否应当做抢救手术？"进行了调查，结果显示：样本人群中的1072人（占比39.8%）认为"应当做"，远高于认为"不应当做"（205人，占比7.6%）、"不应当做也不能做"（147人，占比5.5%）的样本人群。另外，还有认为"应当做但不能做"（684人，占比25.4%）、"视具体情况而定"（588人，占比21.8%）占比也相对较高的人群。同时，医疗机构从业人员与非医疗机构从业人员的选择结果之间无显著性差异（$P>0.05$），选择"应当做"者均占比最高，分别为39.4%、40.9%。这表明，无论是医疗机构从业人员还是非医疗机构从业人员，绝大多数人都认为当患者急需手术救治而家属不签字时，应当按照医生的医疗决策实施，即"做抢救手术"。

从伦理上说，当患者生命垂危急需手术救治且手术是救治患者生命的唯一方法时，无论其家属拒绝提出意见还是明确反对或达不成一致意见，医务人员都不应听之任之，而应当履行告知义务并实施必要的特殊干预措施。尤其在患者本人无法表达自己意愿的情况下，医务人员更应当进行积极的干预。因为"道德行为的根本任务并不在于'实践一种最高的善，而在于阻止一种最大的恶'；并不在于实现人类的幸福、完美与公正，而在于保护、拯救面临威胁的受害人"[①]。但是，医务人员的特殊干预应当适度，不仅应当合情、合理还应当合法，关键在于履行自己应当尽到的注意义务，不应简单地以自己的决策代替患者及其家属的决策。按照2017年《最高人民法院关于审理医疗损害责任纠纷案件适用法律若干问题的解释》第十八条之规定，"因抢救生命垂危的患者等紧急情况"且"近亲属拒绝发表意见的"，"医务人员经医疗机构负责人或者授权的负责人批准立即实施相应医疗措施"。依此，在上述案例中，只有患者家属基于"拒绝发表意见"而不签字，医务人员才可依法进行急救手术。如果患者家属明确反对而不签字，就不可实施。同时，舍去"因抢救生命垂危的患者等紧急情况"，在一般情况下即使患者及其家属"拒绝发表意见"，以上救治措施也不适用实施，更不必说明确反对之情形。

总之，医疗决策是技术决策与非技术决策的统一，具有潜在的风险性，决策模式与决策主体的适用和选择有赖于医患双方的充分沟通与互动。

---

① 甘绍平，余涌. 应用伦理学教程［M］. 北京：企业管理出版社，2008：25.

2.5　医师人格特征对伦理困境下医疗决策的影响

伦理困境是指在对某一医疗行为或事件进行选择和评价时，依据不同的道德规范或卫生法律法规会得到不同甚至相反的选择和评价结果，并通过医师、患者及其家属等不同利益主体间的权利与义务之冲突、权利与权利之冲突、义务与义务之冲突等形式表现出来；所谓"医疗决策"是指包括提出医疗问题、明确诊疗目标、制定诊疗方案、确定最佳方案的全过程。本文试图通过对医师人格特征在伦理困境下对医疗决策之影响的研究，为医疗机构有针对性地开展医疗决策培训提供理论参考。

一、对象与方法

1.研究对象

本文的研究对象为医师，仅指取得执业医师资格或者助理执业医师资格并在医疗机构从事医疗活动的从业者。调查范围主要为广东省（53.30%）、河南省（41.62%）以及其他部分省市（5.08%）。随机发放问卷583份，其中200份纸质问卷383份，问卷星电子问卷，剔除空白问卷、缺项答案等不符合填写要求的无效问卷25份，回收有效问卷558份。

2.方法

（1）研究方法

本文首先采用文献分析法与专家咨询法确定研究方向，然后选用问卷调查法质证本次研究。《中国大五人格量表简易版》采用神经质、严谨性、外向性、宜人性、开放性五种维度对人格进行分类，能从多种维度反映一个人的人格特质。该问卷已被出版，信效度也已经被多次验证过；同时，根据研究目标和任务，设计出《医师人格特征对伦理困境下医疗决策的影响及相关性研究》调查问卷。问卷的第一部分，主要是研究对象的人口社会学特征（性别、年龄、收入等）；第二部分，选用《中国大五人格量表简易版》，研究医师的人格特征；第三部分，根据社会热点问题，结合实际，设计了几种临床中会出现的伦理困境，包括医疗决策的决策主体、决策效果的责任主体、知情同意的权利主体、样本人群对伦理困境下不同医疗行为的态度与评价等内容。确定问卷后进行两次预调研，对反馈的数据进行总结分析，信效度检验，多次修正量表后，开始调查。问卷在经两轮专家咨询修改后，输入问卷星企业版系统进行有选择性的方便抽样调查和现场调查。

（2）统计学方法及表格描述

笔者运用SPSS19.0软件对数据进行处理，用t检验和方差分析的方法分析人口社会学特征对医疗决策的影响，运用多重线性回归的方法分析人格特征与医疗决策问题的相关性，该文表格是按照统计学要求的描述性分析、差异性分析等分类要求制作的，目的是将不同的数据分类描述，并且尽量将同类的数据进行合并。

二、结果

1.人口社会学特征

参与本次研究的女性医师占比偏高，44岁以下的医师以及具有本科以上学历的医师是研究的主体。详情见表1。

表1 医师人口社会学特征

选项	样本量	百分比（%）
性别		
男	246	44.09
女	312	55.91
年龄（岁）		
18~29	332	59.50
30~44	174	31.18
45~59	52	9.32
60及以上	0	0.00
学历		
中专及以下	7	1.25
大专	106	19.00
本科	230	41.22
研究生（硕士/博士）	215	38.53
宗教信仰		
佛教	51	9.14

续表

选项	样本量	百分比（%）
伊斯兰教	2	0.36
基督教	9	1.61
其他	23	4.12
无	473	84.77
家庭情况		
未婚	300	53.76
已婚未育	62	11.10
已婚，与子女同住	145	25.99
子女在外读书（生活）	31	5.56
多世同堂	15	2.69
其他家庭	5	0.90
收入状况（元）		
5000以下	248	44.44
5000～10000	186	33.33
10000～15000	80	14.34
15000～20000	16	2.87
20000～25000	10	1.79
25000～30000	5	0.90
30000及以上	13	2.33

2.心理人格特征

将回收的数据采用《中国大五人格量表简易版》计分方式，将反向题目反向计分，然后将各维度题目得分相加得到各维度分数，以3分为界定，得出问卷的参与者。具体情况，见表2。

表2　研究对象的心理人格特征

人格特征分布	样本量	百分比（%）
神经质	178	31.90
严谨性	500	90.58
宜人性	522	94.57
开放性	427	77.36
外向性	348	63.04

3.对医疗决策主体问题的认知情况

由表3可知，当问及"您认为，在临床中拥有医疗决策权的主体应当是谁？"这一问题时，276人认为医疗决策的主体是医师及患者，占比最大（49.46%）；其次，110人认为医师是医疗决策主体，占19.72%；其他选项占比较低。

当问及"您认为医疗决策效果的好坏应当由谁负责？"这一问题时，认为应由医师及患者负责的有245人，占比最大（43.91%）；其次是认为视情况而定者196人（35.13%）。

当患者与其家属对医师提出的多个治疗方案有不同的选择时，如果患者为智力正常的成年，40.86%（228人）的医师认为应当以患者意见为主，占比最大；其次认为视情况而定的有196人，占35.13%。

表3　研究对象对医疗决策主体问题的认知情况

选项	样本量	百分比（%）
您认为，在临床中拥有医疗决策权的主体应当是谁		
患者	25	4.48
家属	1	0.18
患者及家属	50	8.96
医师	110	19.72
医师及患者	276	49.46
视情况而定	96	17.20
您认为医疗决策效果的好坏应当由谁负责		
患者	12	2.15
家属	7	1.25
患者及家属	64	11.47
医师	34	6.09
医师及患者	245	43.91
视情况而定	196	35.13
当智力正常的成年患者与其家属对医师提出的多个治疗方案有不同选择时，医师应当以谁的意见为主		
患者	228	40.86
家属	97	17.38
患者及家属	18	3.22
医师	19	3.41
医师及患者	0	0.00
视情况而定	196	35.13

4.对伦理困境下医疗决策行为的态度与评价

由表4可知，当患者无行为能力且急需手术而家属不签字的情况下，认为视患者病情、手术成功率等具体情况而定的有364人，占比最大（65.23%）；其次是认为医院应当抢救而不能抢救者（160人，占28.68%）；此外，还有6.09%（34人）认为医院不应当抢救而且也不能抢救。

表4　研究对象对伦理困境下应否抢救的态度

选项	样本量	百分比（%）
患者无行为能力且急需手术，家属不签字的情况下，您认为医院是否应当做抢救手术		
应当做但不能做	160	28.68

续表

选项	样本量	百分比（%）
不应当做而且不能做	34	6.09
视病情、成功率具体情况而定	364	65.23

表5显示，当患者无行为能力且急需手术而家属不签字的情况下，研究对象认为实施手术即使出现不良后果也不应该承担法律责任的有313人，占比最大（56.09%）；认为应当将情况报告领导并听从领导决定者有229人，占比41.04%。

表5　研究对象对手术行为的评价与态度

选项	样本量	百分比（%）
当患者无行为能力且急需手术，家属不签字的情况下，你对实施手术的评价是		
医师若未进行手术，应当予以谴责	40	7.17
医师冒险救治患者的行为应当予以表彰	110	19.71
手术且出现不良后果的，医师应承担法律责任	95	17.03
手术即使出现不良后果，也不应该承担法律责任	313	56.09
当患者无能为力时且急需手术，家属不签字的情况下，你认为医院应当怎样做		
尊重患者及其家属的意见，但告知其不签字的后果及责任自负	191	34.23
将情况报告科室、医院领导，听从领导决定	229	41.04
将患者生命放在第一位，不顾及家属的反对而冒险救治患者	32	5.73
视患者的病情、手术成功率等具体情况而定	106	19.00

表6是为了了解医师对健康权与隐私权重要性的看法，结果显示：认为为了避免其他医护人员在治疗时被感染，将患者的病情告知其他相关诊治人员的做法侵害了患者隐私权，是不道德行为的占11.65%；认为这是为了防止疾病传播，可以理解的占37.99%；认为医师是根据病情做出的合理决策，不存在问题的占48.39%。由此可知，认为医师是根据病情做出合理决策的最多，大约占了受调查者的一半，大部分医师认为面对这类问题时，个人的健康权应该在患者隐私权之前。

表6　研究对象对权利冲突下医疗行为的评价

选项	样本量	百分比（%）
某医师接诊了一位艾滋病患者，为了避免其他医护人员在治疗时被感染，该医师将患者的病情告知了其他相关诊治人员，您对该做法的评价是		
侵害了患者隐私权，是不道德行为	65	11.65
为了防止疾病传播，可以理解	212	37.99

续表

选项	样本量	百分比（%）
根据病情做出的合理决策，没有问题	270	48.39
其他	11	1.97

表7显示，如果手术治疗是救治患者生命的唯一方法而患者本人拒绝手术时，认为医师应该尽量说服患者并多交流沟通者有374人（67.03%），占比最大；其次，认为强制手术的做法没有考虑患者的意愿，侵犯了患者的自主选择权的有95人，占17.02%；最后，有15.23%的医师认为患者生命权为重，治病救人是医者本分，应当强制手术。

表7 研究对象对权利冲突下医疗行为的态度

选项	样本量	百分比（%）
如果手术治疗是救治患者生命的唯一方法，而患者本人因某种特殊的理由拒绝手术，医师认为患者的救治希望很大并强制实施手术，您对该做法的态度是		
患者生命权为重，治病救人医者本分	85	15.23
没有考虑患者的意愿，侵犯了患者的自主选择权	95	17.02
应该尽量说服患者，多交流沟通	374	67.03
其他，保留意见	4	0.72

5.样本特征与医疗决策的相关性

（1）人口社会学特征与医疗决策的影响

由表8可知，不同人口社会学特征的研究对象，对医疗决策权利主体的认知情况不同。其中，医师性别（$F=26.690$）、年龄（$F=24.707$）、婚姻状况（$F=4.324$）、收入水平（$F=3.598$）、学历水平（$F=6.395$）、宗教信仰（$F=6.478$）等因素，对医疗决策权利主体的认知有影响（$P<0.01$）。

（2）心理人格特征对医疗决策的认知与评价

表9显示，宜人性（$P=0.008$）、外向性（$P=0.001$）的医师人格特征与其对医疗决策权利主体的认知具有相关性，多重回归分析结果（$F=4.876$，$P<0.05$）具有统计学意义；严谨性的医师人格特征与其对医疗决策后果的责任主体的认知具有统计学意义（$F=5.864$，$P<0.05$）；外向性（$P=0.002$）的医师人格特征与其对家属同患者意见产生分歧时的依从主体的认知具有相关性（$F=3.488$，$P<0.05$）；神经质（$P=0.022$）、严谨性（$P=0.004$）、外向性（$P=0.004$）的医师人格特征与其对医德与法律依从性问题的认知，以及严谨性（$P=0.046$）、开放性（$P<0.005$）、外向性（$P=0.033$）对决策冲突中医师应对方法的认知（$F=8.603$，$P<0.05$）具有统计学意义。医师人格特征与其对患者健康权、隐私权重要性的认知差异具有统计学意义（$F=6.99$，$P<0.05$），

与其对生命权和自主选择权认知的评价具有相关性（$F=4.704$，$P<0.05$）。

表8　人口社会学特征对医疗决策权的主体归属认知影响

因子	数量	标准差	F值	P值
性别				
男	246	4.96 ± 0.84	26.690	0.001
女	312	4.84 ± 0.92		
年龄（岁）				
18 ~ 29	332	4.96 ± 0.93	24.707	0.000
30 ~ 44	174	4.88 ± 0.77		
45 ~ 59	52	4.52 ± 0.84		
60及以上	0	0		
家庭情况				
未婚	300	4.95 ± 0.94	4.324	0.001
已婚未育	62	4.90 ± 0.77		
已婚，与子女同住	145	4.83 ± 0.75		
子女在外读书（生活）	31	4.63 ± 0.93		
多世同堂	15	4.97 ± 0.97		
其他家庭	5	4.80 ± 1.32		
收入状况（元）				
5000以下	248	4.97 ± 0.92	3.598	0.001
5000 ~ 10000	186	4.84 ± 0.84		
10000 ~ 15000	80	4.86 ± 0.83		
15000 ~ 20000	16	4.83 ± 0.90		
20000 ~ 25000	10	4.55 ± 0.82		
25000 ~ 30000	5	4.65 ± 0.49		
30000及以上	13	4.82 ± 1.10		
学历				
中专及以下	7	4.55 ± 0.68	6.395	0.000
大专	106	5.03 ± 0.97		
本科	230	4.88 ± 0.86		
研究生（硕士/博士）	215	4.86 ± 0.86		
宗教信仰				
佛教	51	4.71 ± 0.99	6.478	0.000
伊斯兰教	2	5.55 ± 0.52		
基督教	9	4.47 ± 1.08		
其他	23	4.88 ± 0.96		
无	473	4.92 ± 0.86		

三、讨论

1.影响医师医疗决策的人口社会学因素分析

根据本研究结果不难看出：（1）性别对医疗决策有显著的影响。这与男女性别的不平等是直接关联的，"在绝大多数的已知社会中，妇女都被分派在低下的社会位置上，不同性别之间存在着地位不平等"[①]。由于传统社会对女性的排斥，女性进入公共领域不仅时间晚、起点低，而且无论是经验还是资金、信息和专业知识等资源的积累和分配，与男性相比都处在明显不均衡的状态。这种不平等性可能对女性决策时尤其在两难困境下的决策有着一定的影响。（2）年龄越大、阅历越丰富的医师，其决策越为冷静，更为职业化。18～29岁的医师刚参加工作，一方面由于经验不足，另一方面由于受家庭、私人因素的影响较多，势必会将情绪带到工作中，影响其在医疗活动中的决策。年龄越小，做出医疗决策的差异性越大。（3）家庭因素对医疗决策有显著的影响。这一结果，与刘俊荣此前调研结果相一致。[②]这可能是因为，家庭是一个小的社会系统，具有关心家庭成员成长、呵护家庭成员健康的责任，具有开展健康教育、提供医疗照护、共同负担医疗费用、共同承受医疗后果的功能，它可以联合人们以协作的方式相互照应。[③]（4）收入差异对医疗决策有着显著影响。因为收入的多少直接影响人的生活水平，生活环境不同势必会造成价值观的差异，收入越低，医疗决策差异性越大。（5）学历越低，做出医疗决策的差异性越大。学历从一定程度上可以反映一个人的文化素养、学习能力、处理问题的能力，"本科及以上学历者倾向于选择医生—患者—家属共同决策型"的决策模式[④]。本研究中，由于调查人群的局限性，不能做到完全随机，样本量最多的是本科学历的医师，其次是研究生学历的医师，相对而言比较符合目前我国医师在医疗行业中的总体比重。（6）宗教信仰与医疗决策具

---

① 布迪厄，华康德.实践与反思：反思社会学导引［M］.李猛，李康，译.北京：中央编译出版社，1998：228.

② 刘俊荣.医疗决策，还需考虑非技术因素［N］.健康报，2019-01-04（5）.

③ 杨同卫.以家庭为本位的医疗决策模式研究［M］.北京：经济管理出版社，2016：5-14.

④ 刘俊荣，吴开，谢汉春.医疗决策模式与决策主体的选择倾向研究［J］.医学与哲学，2018，39（10A）：14-20.

有相关性。宗教信仰作为一种社会意识形态会潜移默化地影响人的思维方式、决策方法，由于本研究中收集的有宗教信仰的医师样本总量较少，不能具体反映哪一种宗教信仰的医师决策差异性更大，但研究结果证明了宗教信仰对医师在伦理困境下的医疗决策有着显著影响。

2.影响医师医疗决策的人格因素分析

本文中人格，可理解为"人性"，指人的各种属性。人格的定义心理学界并没有达成一致的观点，不同的理论学派根据其研究侧重点提出了各种各样的人格定义。笔者认为，人格是一种影响个人决策的属性，不同人格特征的人面对同一问题有不同的选择。《中国大五人格量表简易版》的方法是将反向题目反向计分，然后将各维度题目得分相加得到各维度分数，以3分为界定，高出3分的就符合这种人格特征，反之则不属于这种人格特征；一个人可能符合其中的两种甚至三种人格特征。例如，开放性和外向性人格特质在很多方面并不冲突，一个开放性人格的人很可能也是一个外向性的人。本次调查结果显示，医师人格特征对大多数伦理困境下医疗决策问题有着显著影响。而医师人格特征与其对决策冲突中是否应进行治疗没有相关性（$F=0.671$，$P=0.645$），这一结果提示，该类问题与医师人格特征之间不存在关联性，也就是说，无论什么样人格的医师在该问题上都有着基本一致的选择。这一研究揭示了以下问题。

表9　心理人格特征与医疗决策问题的认知与评价的相关性

因变量	R^2	标准误	标准化R^2	T	P值
您认为，在临床中拥有医疗决策权的主体应当是（对医疗决策的权利主体的认知）					
常量	4.250	0.170		25.065	0.000
神经质	0.038	0.021	0.039	1.851	0.064
严谨性	−1.030	0.032	−0.025	−0.936	0.349
宜人性	0.080	0.030	0.061	2.660	0.008
开放性	−0.012	0.031	−0.011	−0.393	0.694
外向性	0.094	0.028	0.085	3.425	0.001
您认为医疗决策效果的好坏应当由谁负责（对医疗决策后果的责任主体的认知）					
常量	4.577	0.207		22.158	0.000
神经质	−0.017	0.025	−0.014	−0.686	0.493
严谨性	0.166	0.039	0.115	4.254	0.000
宜人性	0.016	0.037	0.010	0.434	0.664
开放性	−0.044	0.037	−0.033	−1.164	0.244
外向性	−0.030	0.034	−0.022	−0.909	0.364

某老汉82岁，到口腔医院看牙医，牙医建议其镶质量好但价格贵的进口牙齿，老汉非常乐意。其儿子听后悄悄对医师说："老人年事已高，还是镶普通牙齿吧。"您认为医师应当以谁的意见为主（对患者与其家属意见分歧时的依从主体的认知）

因变量	R^2	标准误	标准化R^2	T	P值
常量	4.126	0.316		13.069	0.000
神经质	−0.032	0.039	−0.024	−0.811	0.418
严谨性	−0.010	0.063	−0.006	−0.160	0.873
宜人性	−0.063	0.056	−0.036	−1.116	0.264
开放性	0.011	0.059	−0.008	0.190	0.849
外向性	−0.163	0.052	−0.107	−3.124	0.002

若患者无行为能力且急需手术，在家属不签字的情况下您对以下说法的态度是（对医德与法律依从性问题的认知）

常量	3.856	0.180		21.470	0.000
神经质	0.050	0.022	0.058	2.294	0.022
严谨性	−0.099	0.035	−0.093	−2.866	0.004
宜人性	0.030	0.031	0.026	0.984	0.325
开放性	0.030	0.033	0.031	0.913	0.361
外向性	−0.083	0.029	−0.084	−2.849	0.004

若患者无行为能力且急需手术，在家属不签字的情况下您认为医师应当如何做（对医患冲突应对方法的认知）

常量	1.670	0.310		5.377	0.000
神经质	0.061	0.038	0.050	1.602	0.109
严谨性	−0.121	0.061	−0.081	−1.994	0.046
宜人性	−0.004	0.055	−0.003	−0.079	0.937
开放性	0.229	0.058	0.167	3.970	0.000
外向性	0.110	0.052	0.077	2.134	0.033

某医师接诊了一位艾滋病患者，为了避免其他医护人员在治疗时被感染，该医师将患者的病情告知了其他相关诊治人员，您对该做法的评价是（对健康权与隐私权冲突时的态度）

常量	2.872	0.164		17.479	0.000
神经质	0.004	0.020	0.007	0.226	0.821
严谨性	0.018	0.032	0.021	0.563	0.573
宜人性	−0.021	0.029	−0.023	−0.745	0.456
开放性	0.075	0.030	0.097	2.487	0.013
外向性	−0.149	0.026	−0.190	−5.622	0.000

一个急危重症患者，如果手术治疗是救治患者生命的唯一方法，而患者本人因某种特殊的理由拒绝手术，医师认为患者的救治希望很大并强制实施手术，您对该做法的态度是（对生命权与自主权冲突时的态度）

常量	2.582	0.145		17.821	0.000
神经质	0.000	0.010	0.000	1.180	0.200
严谨性	−0.058	0.027	−0.076	−2.117	0.034
宜人性	0.11	0.025	0.132	4.337	0.000
开放性	−0.017	0.026	−0.025	−0.650	0.516
外向性	−0.016	0.024	−0.022	−0.679	0.497

（1）不同人格特征的医师在面对相同的医疗决策困境时决策是有差异

的，而相同人格特征的医师做出的决策是相近的。①宜人性人格特征影响着医师对医疗决策主体的认知，以及对生命权、自主选择权的认知。宜人性主要反映人性中的人道主义方面及人际取向。宜人性人格的医师表现出乐于助人、可信赖和富有同情心，在临床活动中通常能够很好地处理医患之间的关系，能换位思考，为患者着想；注重合作而不强调竞争，善于与人交流，主观上能够接受上下级医师的意见，有利于在复杂的诊疗活动中做出准确的医疗决策；通过研究得出的结论也印证了这类医师更善于把握权力、决策之间的关系；非宜人性人格的医师则表现出冷漠、难以相处、缺乏热情、不友善也不合群，往往也是引发医患纠纷的潜在因素。②严谨性人格特征影响着医师对医疗决策后果的责任主体的认知，对医德、法律的认知，对决策冲突中应对方法的认知，以及对生命权、自主选择权的认知。严谨性反映的是自我约束的能力及取得成就的动机和责任感①。严谨性人格的医师主要表现为责任感高、可信性高，遵守规范，乐于努力工作，能够投入更多的时间和精力完成目标并取得成功。这类医师在处理医患关系时深思熟虑，能够有效地减少纠纷；在手术及诊疗活动中表现出业务水平高超，决策思路清晰，小心谨慎极少出错。非严谨性人格的医师通常可能表现出马虎大意，容易见异思迁，不能够全身心地投入临床工作中，在处理复杂的医疗事件时往往表现得不够可靠。医疗决策效果评价问题，是对临床治疗取得成果的预期，严谨性对取得成果的动机责任感有影响。③外向性人格特征影响着医师对医疗决策主体、家庭意见分歧时医疗决策主体、医德与法律、决策冲突中应对方法，以及对健康权、隐私权的认知。外向性反映个体神经系统的强弱和动力特征，外倾与内倾共同组成了一个衡量维度。外向性人格的医师通常表现为精力充沛、乐观、友好、自信，愿意面对他人，通常有支配倾向，希望通过竞争和影响别人来发挥作用；外向性作为一个人对于与他人的关系感到舒适的程度，若一个人对其他人之间的舒适程度愈高，则表示愈外向，是描述一个人善于社交和言谈、果断、自信方面的人格维度，表现出热情、社交、果断、活跃、冒险、乐观等特质。④神经质人格特征影响着医师对医德、法律的认知。这可能是神经质与个体的情绪稳定性密切相关，是负性情感的主要来源。神经质人格的医师通常会出现不稳定的情绪表现，失去自我控制、焦虑、消极冷淡、无法面对压力，在面对道德与法律冲突的背景下，可能

---

① 马丽莉，何仲. 病人决策行为研究进展［J］.国际护理学杂志，2002，21（8）：350-352.

会有更多不同的表现。通常神经质的医师不利于与患者沟通，有研究表明，"患者在遭受疾病困扰时不由自主产生各种消极情绪，难以理性地理解和接纳医生的建议，容易相信外界流传错杂纷乱的医疗信息，对自身病情的掌握缺乏理性认识，对医生的建议产生理解偏差，致使决策信息沟通不畅"。⑤开放性人格特征影响着医师对决策冲突中应对方法的认知，以及医师对健康权、隐私权的认知。开放性反映了一个人兴趣的多寡及深度，相对深度较浅。开放性人格的医师在科学和艺术上的创造力强、发散思维、不迷信、政治上崇尚自由主义；具有想象、审美、情感丰富、求异、智能等特质。从而在面对伦理冲突时，可能会有异样的表现。

（2）相同人格特征的医师面对伦理困境下医疗决策难题时，其医疗决策也并非完全相同。这一点从问卷反馈以及各个问题的相关系数R值偏低都可以得到证明。造成这种现象的因素可能有两种：其一，是由于相关单位缺乏完善的制度体系，没有标准的规章制度，造成医师在决策中没有依据，不确定性较大；其二，医师对临床活动中的伦理问题不够重视，伦理学知识不足，面对临床决策中的伦理难题时，除了受到人格特征因素的影响外，还受人口社会学因素的干扰①。

四、对策与建议

由于医师人口社会学特征和人格特征对伦理困境下医疗决策有着一定的影响，因此，解决临床决策中的伦理困境就必须考虑人格特征、人口社会学特征与医疗决策的相关性，采取有针对性的措施。

1.针对医师的不同人格特征进行有针对性的培训

（1）增强神经质人格医师的理性认识

神经质人格特质是情绪稳定与不稳定之间的衡量尺度。神经质的医师在面对伦理困境下的决策时，由于压力过大，容易冲动，感情用事，失去专业的医疗决策能力。为此，应从以下三点进行培训学习：①针对其性格问题加强对该类医师冷静处理问题能力的培训，倡导其参加一些下棋、阅读、钓鱼等修身养性的活动，调整心态，使其在临床工作中遇见类似问题时可以从容面对；②树

---

①　王鹏飞，尚鹤睿，曾诗慧.医疗决策过程中的认知差异与调适［J］.医学与哲学，2018，39（4A）：16-20.

立楷模，引导医师从医风、医德学习入手树立正确的价值观；③组织学习相关法律法规，在坚守法律底线的基础上灵活运用法律法规理性认识临床工作中面对的伦理难题。

（2）鼓励严谨性人格医师大胆变通

严谨性人格特征主要对取得成果的动机与责任感有影响，这类医师往往遵守规矩，不善于变通，面对危重病患者时不能灵活地做出正确决策。应该从以下两点展开培训：①针对其性格问题采用开放型的培训方式，鼓励严谨性人格特征的医师大胆地去变通，激发这类医师的发散性思维；②要重视严谨性人格特征的医师责任心的培养，帮助他们树立责任意识，面对伦理困境时要分清主次，敢于负责任，善于做决定。

（3）加强宜人性人格医师的责任意识

宜人性人格特征与严谨性人格特征的医师类似，这类医师，乐于助人、可信赖和富有同情心，注重合作而不强调竞争，在医疗决策时往往可以和患者做到很好的沟通，更能站在患者的角度做决策。但有时会忽略医疗活动的特殊性，弱化医师医疗决策的职能。应该从以下两点展开培训：①在针对该类型人格医师培训时，要帮助他们认识到医疗活动的专业性、特殊性，增强责任意识；②发挥宜人性人格特征优势，与患者保持良好沟通的前提下，灵活运用专业知识，准确决策。

（4）增强外向性人格医师的共同决策意识

外向性人格特征的医师，乐观、友好、自信，愿意面对他人，通常有支配倾向，希望通过竞争和影响别人来发挥作用。这类医师过于自信，虽然表现出对患者的友善，但往往更相信自己的经验，对医疗决策的准确性可能会产生影响。这类医师应该增强团队协作，提高协作意识；在临床工作之余应多与患者交流，增强其与患者及家属的共同决策意识，改变自我决策的观念。

（5）强化开放性人格医师的自我约束意识

开放性人格特征的医师兴趣广泛，具有较强的创造力、发散思维，这类医师在面对决策冲突时往往思维灵活，应变性较强。但是，也可能会失去原则甚至出现有损患者利益的现象。对此，应加强伦理规范、原则的培训，使其在变通中坚持原则。

2.根据不同的人格特征调整人员搭配

在现有的医疗资源中，将不同人格特征的医师搭配组合，可以形成人格特征上的互补，有助于在处理伦理困境下医疗决策问题时取长补短，减少医师人格特征因素对决策科学性的影响。例如，严谨性人格特征的医师与开放性、外向性人格的医师搭档，以弥补其缺乏变通的劣势；宜人性人格特征的医师与严谨性、外向性人格的医师搭档，以弥补其缺乏主见的劣势；神经质人格特质的医师与其他四类人格特征的医师搭档，以弥补其情绪不稳定，体验负情绪上的问题；外向性人格特征的医师与宜人性人格的医师搭档，以弥补其过于自信的劣势。开放性人格特质的医师与严谨性、宜人性人格的医师结合，以弥补其思维发散性过强的劣势。不同人格特征的医师合理搭配，可以提高决策效率，互补各自人格上的劣势。

3.充分发挥人文学科在医疗决策中的作用

研究表明，医师在面对临床决策中的伦理困境时，性别、年龄的差异，学历、职称的高低，收入、家庭环境的不同，以及人格特征的差异等因素都会对医疗决策产生影响。因此，引进专业的社会学、伦理学、法学等从业人员，或者充分发挥医学伦理委员会的作用，以便处理一些医师并不擅长的伦理问题，以更好地辅助临床，为医师创造良好的执业环境，使他们可以专心地完成本职工作。

4.完善医疗法律法规，消解医师的后顾之忧

尽管我国已出台了大量的医疗卫生法律法规，但与复杂的执业困境相比仍显不足。本次研究结果表明在伦理困境下的医疗决策中，医师人格特征对医疗决策有着重要的影响，同时人口社会因素的影响也不可忽视。受这些因素的影响，在缺乏具体操作指引的情况下，面对伦理困境不同的医师就会采取不同的决策。例如，在患者出现生命危险时，从法律上赋予医师明确的特殊干涉权，只要医师不存在主观过错，就不需要对抢救后果承担责任，这样医师在临床决策中就可以大胆地救治，避免前些年北京某医院出现的患者家属不签字致使医师不敢手术而导致一尸两命的困境。

2.6　医疗决策中医务人员的价值期望及其影响因素

医疗决策是指医方对于治疗疾病作出的临床决定，包括决策前的搜集资料、确定目标、拟订方案、决策执行、反馈处理等过程。笔者主要关注门诊中医疗决策前的环节，此为医患早期接触的环节，此环节的工作对医患双方建立良好的第一印象及后续合作有重要的影响。本研究将以医患间的内在影响因素与外在影响因素进行比较分析，以探明其影响力的强弱及其相关性。

一、对象与方法

1.研究对象

在广州市的8所医院及珠海市的5所医院中，按照从业年限与性别分组，随机选取具有执业资格证且正在从事一线临床工作的医师及注册护士338人进行问卷调查，涉及综合性医院、中医院、专科医院、社区卫生服务中心、妇幼保健院等。

2.研究方法

根据研究目的及内容，自行设计调查问卷并咨询专家意见后进行修改，先发放50份问卷进行预调查，在进一步咨询相关专家的基础上，对个别问题措辞及问卷结构进行微调，确定正式问卷。问卷内容包括基本信息、意愿调查及相关问题调查。基本信息包括医方的职业、学历、科室、医疗机构类型及等级等。意愿调查包括决策角色、决策主体、决策参与环节等。相关问题包括医患间内在影响因素与外在影响因素等。

问卷派发采用问卷星软件企业版，派发方式为当面扫描二维码填写电子版问卷与现场纸笔填写纸质版问卷相结合，电子问卷设置为不可转发群或者批量转发，问卷填写时由问卷填写负责人现场指导，设置同一IP地址仅可填写一次，且需完成问卷全部问题才可提交。现场派发和回收问卷，保证问卷填写真实有效。

从问卷星后台导出全部数据后，调查结果采用SPSS19.0统计软件及Excel表格进行描述性统计分析。

3.统计学方法

本研究主要使用卡方检验和Cochran Q检验。

卡方检验是一种假设检验方法，属于非参数检验的一种。主要是比较两个及两个以上样本率（构成比）以及两个分类变量的关联性分析。用于分析各影响因素所处的排位是否有差异，数据符合卡方检验中的要求，分析影响因素被选情况与排位情况的关联性大小。

因为本研究的数据涉及多组排序数据，为利用样本数据对总体形态进行推断，使用非参数检验。

Cochran Q检验为多配对样本的非参数检验的一种，非参数检验是利用样本数据对总体分布形态等进行推断的方法，非参数检验方法在推断过程中不涉及有关总体分布的参数。多配对样本的非参数检验是通过分析多组配对样本数据，推断样本来自的多个总体的中位数或分布是否存在显著差异。

二、结果

1.基本情况

本次调查共发放问卷338份，回收有效问卷338份，有效率100%。

其中，性别方面：男性占比37.87%，女性占比62.13%；学历方面，医生组大专及以下占比6.10%，本科占比54.93%，研究生占比38.97%；护士组大专及以下占比41.60%，本科占比56.00%，研究生占比2.40%；从业年限方面：医生组低于5年的占比36.62%，5～9年的占比20.19%，10～19年的占比23.00%，20～29年的占比16.90%，30年以上的占比3.29%；护士组低于5年的占比31.20%，5～9年的占比23.20%，10～19年的占比28.80%，20～29年的占比14.40%，大于30年的占比2.40%。

医方样本人群的人口学特征结构与2017年广东年鉴中的医院类机构的执业医师与注册护士的数据有一定的重合度，有一定的代表价值。总体而言，调查对象从业年限较短、学历水平较高。因医生、护士的从业年限与学历结构有较大的差异，故笔者将呈现总体数据及拆分后医生组、护士组的数据，以示对比。

2.医方对各医患间内在影响因素重要性判断

本部分为多选排序题，由共计8个不同的影响因素及一个兜底选项"其他因素"构成。要求调查对象选出其中三个自己认为影响最大的因素，并依据其影响力由大到小排序，简称为"第一影响因素""第二影响因素""第三影响因素"三个变量，分析各自变量中不同选项的被选情况。

表1　医方样本人群对医患间内在影响向因素的选择情况及Cochran Q检验

	总体		医生组		护士组	
	%	排序	%	排序	%	排序
患方不愿意参与其中	0.29	5	0.27	5	0.32	4
患方缺乏背景知识	0.63	2	0.57	2	0.74	1
患方过度依赖医方	0.18	6	0.18	6	0.20	6
患方不信任医护人员	0.73	1	0.80	1	0.61	2
患方内部产生意见分歧	0.41	4	0.49	3	0.27	5
患方不具备最终决策权	0.14	7	0.14	8	0.18	7
患方参与时的意见大多不被采纳	0.13	8	0.13	7	0.14	8
医患双方存在沟通障碍	0.48	3	0.44	4	0.55	3
其他内因	0	9	0	9	0.01	9

表1中，Cochran Q值分别是：总体为657.24，医生组为458.15，护士组为239.42，且三组的P值均小于0.001。这表明，医方样本人群对医患间不同内在影响因素的各选项响应频率差异有统计学意义。

表2　医患间内在影响因素与被选排位交叉分析表及卡方检验〔n（%）〕

			内因							
			患方不愿意参与	缺乏背景知识	患方过度依赖医方	不信任医护人员	患方内部产生意见分歧	患方不具备最终决策权	参与时的意见大多不被采纳	医患双方存在沟通障碍
总体		合计被选排序	5	2	6	1	4	7	8	3
	内因排位	排位第一	67（19.88）	119（35.31）	19（5.64）	92（27.30）	20（5.93）	2（0.59）	2（0.59）	16（4.75）
		排位第二	13（3.85）	62（18.34）	19（5.62）	115（34.02）	49（14.50）	23（6.80）	16（4.73）	41（12.13）
		排位第三	18（5.34）	33（9.79）	24（7.12）	39（11.57）	69（20.47）	22（6.53）	26（7.72）	106（31.45）
	合计		98（9.68）	214（21.15）	62（6.13）	246（24.31）	138（13.64）	47（4.64）	44（4.35）	163（16.11）
医生		合计被选排序	5	2	6	1	3	8	7	4
	内因排位	排位第一	41（19.34）	76（35.85）	9（4.25）	64（30.19）	12（5.66）	0（0.00）	0（0.00）	10（4.72）
		排位第二	8（3.76）	43（20.19）	9（4.23）	67（31.46）	35（16.43）	16（7.51）	9（4.23）	26（12.21）
		排位第三	10（4.72）	20（9.43）	12（5.66）	27（12.74）	48（22.64）	18（8.49）	14（6.60）	63（29.72）

续表

			内因							
			患方不愿意参与	缺乏背景知识	患方过度依赖医方	不信任医护人员	患方内部产生意见分歧	患方不具备最终决策权	参与时的意见大多不被采纳	医患双方存在沟通障碍
	合计		59 (9.26)	139 (21.82)	30 (4.71)	158 (24.80)	95 (14.91)	34 (5.34)	23 (3.61)	99 (15.54)
	合计被选排序		4	1	6	2	5	7	8	3
护士	内因排位	排位第一	26 (20.80)	43 (34.40)	10 (8.00)	28 (22.40)	8 (6.40)	2 (1.60)	2 (1.60)	6 (4.80)
		排位第二	4 (1.50)	53 (19.92)	10 (3.76)	106 (39.85)	40 (15.04)	14 (5.26)	7 (2.63)	32 (12.03)
		排位第三	8 (6.40)	13 (10.40)	12 (9.60)	12 (9.60)	21 (16.80)	4 (3.20)	12 (9.60)	43 (34.40)
	合计		38 (7.36)	109 (21.12)	32 (6.20)	146 (28.29)	69 (13.37)	20 (3.88)	21 (4.07)	81 (15.70)

表2中，检验数据为排除"其他因素"选项后，其余所有选项在"选择前三项并排序"的填写方式下得到的数据总和。因此，有效案例量约为收到总问卷量的3倍。

Pearson卡方取值分别是：总体为289.80，医生组为184.76，护士组为157.24，各组的P值均小于0.001。这表明，医患间影响因素的选择与其排位有显著的相关性。根据Cochran检验结果表明，Cramer's V值分别是：总体为0.38，医生组为0.38，护士组为0.39，均大于0.3，对应的P值均小于0.001。故可认为，影响因素与该因素的排位有moderate程度上的联系。在实践中，应优先解决排位靠前的变量（如第一影响因素）中选中频率较高的因素。

由表2可知，总体情况看，选项"患方缺乏背景知识"在第一影响因素中的响应频率（119例）最高，高于第二影响因素（62例）、第三影响因素（33例）的响应频率，且也是个案百分比第二高、在第一影响因素中的响应频率最高的选项。同为第一影响因素响应频率较高（92例）的选项"患方不信任医护人员"，为在第二影响因素中的响应频率较高选项（115例），而且是个案百分比最高的选项。第三影响因素响应集中在选项"医患双方沟通存在障碍"上（106例），且该选项的个案百分比第三。因此，上述三个选项应该是影响较大的选项。

同时，选项"患方意见不被采纳""患方不具备最终决策权"及"患方不愿意参与其中"个案百分比排位最后三名，且在第一影响因素中的响应频率均低于5，各选项在第三到第一影响因素中各自响应频率逐个下降。由此可以推断，这三个影响因素影响力较小。

3.外在影响因素

本部分为多选排序题，由共计6个不同的社会中外在影响因素及一个兜底选项"其他因素"构成。

表3　医方样本人群对外在影响因素的选择情况及Cochran Q检验

	总体		医生组		护士组	
	%	排序	%	排序	%	排序
患者太多没有时间充分沟通并让患者参与	0.51	4	0.47	4	0.58	2
医患矛盾纠纷事件的负面影响	0.65	2	0.63	2	0.67	1
患者参与决策的诊疗后果还需医护人员承担	0.67	1	0.77	1	0.50	4
医疗卫生法律及管理制度尚不完善	0.55	3	0.55	3	0.56	3
鼓励支持患方参与其中的大环境氛围尚未形成	0.28	6	0.21	6	0.38	5
外界舆论的不良导向	0.32	5	0.34	5	0.27	6
其他外因	0	7	0	7	0	7

表3中Cochran Q值分别是：总体为411.32，医生组为305.96，护士组为138.11，且三组的P值均小于0.001。这表明，医方样本人群对外在影响因素的各选项响应频率差异有统计学意义。

表4　外在影响因素与被选排位交叉分析表及卡方检验

	内因					
	患者太多，没有时间充分沟通并让患者参与	医患矛盾/纠纷事件的负面影响	患者参与决策的诊疗后果还需医护人员承担	医疗卫生法律及管理制度尚不完善	鼓励支持患方参与其中的大环境氛围尚未形成	外界舆论不良导向
总合计被选频率排序	4	2	1	3	6	5
排位第一	119（35.31）	94（27.89）	77（22.85）	29（8.61）	5（1.48）	13（3.86）
排位第二	21（6.23）	88（26.11）	97（28.78）	67（19.88）	35（10.39）	29（8.61）
排位第三	32（9.67）	37（11.18）	53（16.01）	91（27.49）	53（16.01）	65（19.64）
合计	172（17.11）	219（21.79）	227（22.59）	187（18.61）	93（9.25）	107（10.65）

	内因					
	患者太多，没有时间充分沟通并让患者参与	医患矛盾/纠纷事件的负面影响	患者参与决策的诊疗后果还需医护人员承担	医疗卫生法律及管理制度尚不完善	鼓励支持患方参与其中的大环境氛围尚未形成	外界舆论不良导向
医生组						
合计被选频率排序	4	2	1	3	6	5
排位第一	67（31.60）	62（29.25）	51（24.06）	21（9.91）	1（0.47）	10（4.72）
排位第二	15（7.08）	49（23.11）	66（31.13）	39（18.40）	22（10.38）	21（9.91）
排位第三	25（12.02）	24（11.54）	30（14.42）	54（25.96）	29（13.94）	46（22.12）
合计	107（16.93）	135（21.36）	147（23.26）	114（18.04）	52（8.23）	77（12.18）
护士组						
合计被选频率排序	2	1	4	3	5	6
排位第一	52（41.60）	32（25.60）	26（20.80）	8（6.40）	4（3.20）	3（2.40）
排位第二	6（4.80）	39（31.20）	31（24.80）	28（22.40）	13（10.40）	8（6.40）
排位第三	7（5.69）	13（10.57）	23（18.70）	37（30.08）	24（19.51）	19（15.45）
合计	65（17.43）	84（22.52）	80（21.45）	73（19.57）	41（10.99）	30（8.04）

表4中，检验数据为排除"其他因素"选项后，其余所有选项在"选择前三项并排序"的填写方式下得到的数据总和。因此，有效案例量约为收到总问卷量的3倍。

Pearson卡方取值分别是：总体为249.37，医生组为138.01，护士组为124.05，各组的P值均小于0.001。这表明，外在影响因素的选择与其排位有关联。根据Cochran检验结果表明，Cramer's V值分别是：总体为0.35，医生组为0.33，护士组为0.41，均大于0.3，对应的P值均小于0.001，故可认为，影响因素与该因素的排位有moderate程度上的联系。

由表4可知，从总体情况看，选项"患者太多，时间不足"响应集中分布在第一影响因素中（119例），远高于其在第二影响因素（21例）、第三影响因素（32例）的响应频率，是个案百分比第四高，且在第一影响因素中响应频率最高的选项。同为第一影响因素中响应频率较高（94例）的选项"医患矛盾/纠纷事件的负面影响"，也是第二影响因素中响应频率较高的选项（88例）。第二影响因素响应集中在选项"患者参与决策的诊疗后果需医方承担"上（97例），且该选项个案百分比最高。因此，上述三个选项被认为是影响较大的选项。

同时，选项"鼓励患方参与的大环境未形成"个案百分比最低，且被选为第一影响因素的频率低于5，选项在第三到第一影响因素中各自的响应频率逐次下降。故可推断，此影响因素影响力较小。

三、讨论与分析

1.医患信息不对称强化了医疗决策之张力

选项"患者缺乏背景知识"在医生组与护士组中，均为内在影响因素的第一影响因素中响应频率最高的因素。这可能与医学专业的复杂性、医学教育耗时较长有关。医务人员通过长时间学习掌握的知识，较之普通公众自由学习零散掌握的知识，存在较大的差异。这样，就容易发生患方无法准确提供医方所需要的信息，以及无法正确理解医方传递的信息等情况，致使出现因对治疗方案选择的纠结而错过治疗时机，或因为描述有偏差等原因，导致医方误解，引起误诊等后果。有研究表明，医方通过加强医患沟通和信息公开等改善信息不对称的措施，可有效降低医疗纠纷的发生。

从患方角度，因医患双方所掌握信息的不对称，易形成一个相对于基准价格更高的价格，且几乎所有患者都将被迫接受一个高于基准价格的价格[1]。在面对疾病时，由于掌握的医学知识不对称，且无法在短时间内学习足够的知识，因此患方无法监督或评价医师及护士的行为，也无法有确切的信心预测或者掌握自身疾病未来的走向，容易引起其不安情绪。同时因为疾病突发，患者及家属容易进入应激状态，出于自我防御心理，为了暂时地解除痛苦或不安，有可能会选择攻击或者退缩的做法，进而导致医方在决策前与患方的沟通工作难以进行，此情况增加了医方的工作难度。且因信息不对称，对某一治疗方式，医方更多关注医学方面的实用价值，患方则以其整体生命质量为关注中心，形成医患双方的期待差异[2]。患方对医学的有限性和高风险性理解不足，过分强调诊疗技术水平和治疗效果，极易产生心理落差，进而诱发医患关系紧

---

① 卢洪友，连玉君，卢盛峰.中国医疗服务市场中的信息不对称程度测算［J］.经济研究，2011，46（4）：94-106.

② 贺雯，陈昕，徐璐璐.医患关系道德发展模型及启示［J］.医学与哲学，2018，39（2A）：13-16，23.

张问题[①]。

2.医患信任不足诱导了决策中的自保心理

选项"患方不信任医方"的个案百分比在医患间内在影响因素中是最高的，因此大多数医生认为此因素影响力较大。由前文可知，患方在因应急决策中信息缺失而引起的不良情绪下，又受到医方诊疗时间不足的影响，使其在治疗过程中的就医体验不佳，同时也会使患方对医方的信任度下降。故会主动通过求助熟人、网络等方式追求信息平等，并用新获取的信息质疑医方作出的决策。

医方受诸多"网络医生"困扰，易被患方怀疑自身医术并引起不良情绪。且调查发现，当出现医疗意外患方质疑医生，尤其发生恶性医疗纠纷事件、群体医闹时，极易导致医方对患方信任度降低。相比低级别医院、西医院和初级职称医生，高级别医院、中医院和中高职称医生更容易发生医患信息不对称情况[②]。此外，调查时的医疗责任过错推定原则，在医疗纠纷中使医方处于被动的地位。这些因素，在一定程度上影响了医患诚信关系的建立和巩固，并可能诱导医务人员在日常医疗决策中的自保心理，进一步激发了防御性医疗、过度医疗现象，该现象易使患方猜疑。

医患信任关系本是一个复杂的多维系统，患方作为医患关系的发起者及其中的信任方，医方作为关系中的受信方，双方形成以治愈疾病、恢复健康为目的的一般信任关系和人际信任关系。因此，医患信任关系具有相互性，医方信任（即医方对患方、医疗机构及工作安全的信任）对医患信任关系的维护具有重要意义[③]。

3.对责任分担的忧虑影响决策建议的吸纳

选项"医患纠纷的负面影响"为护士组外在影响因素中个案百分比最高的影响因素，样本中总计被选频率也仅略低于频率最高的"需要医护人员担责"。在医疗纠纷发生时，患方缺乏足够的知识去理解其中的责任分配，只能

①　潘庆霞，梁立波，吴群红，等.公立医院医患关系紧张的原因及对策探讨——基于医患双方视角的分析［J］.中国医院管理，2016，36（5）：68-70.

②　贺容刚，贺军州.医患信息不对称度现况分析［J］.医药高职教育与现代护理，2018，1（2）：115-118.

③　陈志霞，赵梦楚.医患信任关系的结构和测量及其整合模型［J］.心理科学，2018，41（1）：167-173.

依据其原本的生活常识进行判断。更有甚者，把医疗过程理解为服务合同履行过程，没有出现预期结果，就会认为是服务提供方（医方）的违约，并以此要求赔偿。且患者多会因医疗技术的有限性与患者的期望值处于较高水平之间的不平衡，制度的不完善与诉求需求的增长之间的不平衡而产生矛盾①。

调查结果中，"患方参与决策仍由医方承担不利后果因素"为外在影响因素中个案百分比最高的因素。根据关于"医方、患方及家属共同决策的决策后果谁承担"的患方调查，三个不同主体共组合出7种选项，其中，患方认为医患共同承担责任的比例最高（33.77%），认为医方应独立承担不利后果的比例为21.53%，排位第二，而认为应由患方独立承担的比例远低于医方的比例。有关"医生+患者+家属共同决策模式（医患双方共决型）"所形成的医疗方案决策后果应当由谁负责的调查显示，40.64%的公务员认为医方应独立承担②。面对此种社会认知，医方在出现纠纷时很容易落败；而个别媒体有失公允的报道，亦加深了医方对医疗纠纷的恐惧心理。这种状况，极易给医务人员带来决策忧虑，一方面为了增进医患沟通期望患方参与到医疗决策之中，另一方面若听取了患方对医疗决策的建议造成不良后果，患方并不谅解，责任仍由自己承担，致使其对患方意见保持高度的慎重，而此又可能引起患方的不满情绪，进一步加剧医患矛盾。

4.诊治时间不足影响了医疗决策的质量

选项"患者多，时间不足"是外在影响因素的第一影响因素中响应频率最高的。由于目前医疗资源分布不平衡，患方求医的地点相对集聚到数量较少但等级高的医院。对于在这些医院执业的医务人员而言，在岗时间过长，长期处于高压力、超负荷的工作状态中，易出现疲于应付、缺乏耐心的情况，加大对缺乏背景知识的患方解释病情的难度③。加之现代医疗技术快速发展，疾病诊断依据影像化、数据化逐步增强，医者会更多地倾向于依赖简洁的影像数据，快速作出相应的诊断，这可能会出现"治病不治人"的现象，忽视患方心理感

---

① 汪新建，王骥.媒体中的医方形象及其对医患信任的影响［J］.南京师大学报（社会科学版），2017（2）：99-104.

② 刘俊荣.基于责任伦理的医疗决策主体之审视［J］.医学与哲学，2017，38（10A）：7-11.

③ 于益，郝艳华，梁立波，等.医方因素对医患关系和谐程度的影响——基于黑龙江省27家公立医院的调查［J］.中国卫生政策研究，2016，9（6）：15-19.

受。同时，若时间不足，则医方难以关注患方治疗后的生活及社会适应等问题，最终影响决策效果。

在医疗决策中，患方应充分认知到自身医疗知识的不足，对医护人员给予足够的信任，并尽可能通过书本、专家咨询等途径获取相关的医疗知识，在医疗纠纷发生后，要避免主观片面的臆断。医方应注重患方的医疗信息供给，给予充分的信息支持，关注不同文化素质的患者对医疗知识的接受程度的差异，对患者的询问尽量使用患者能够理解的语言进行解答。医疗机构也应当充分利用自身资源，加强健康知识的教育与普及，增进公众对医疗知识的了解。

2.7　临床护士伦理决策能力研究现状

伦理决策是指决策者根据一定文化背景的道德标准，对决策方案进行伦理分析、判断和选择，从而提高决策伦理性的过程[①]。在临床工作中，护理伦理决策（nursing ethical decision-making）是指护士根据护理专业理论和经验，针对临床工作中的实际情况，经过调查研究和科学思维，从一系列备选方案中确定最佳护理方案的过程，护理决策过程应建立在道德思考上，具体来说，护士应当依据一定的价值观念，分析护理伦理难题所涉及的伦理原则和各方利益，制定备选方案及预期结果，最终对最合理的方案进行选择。护理决策广泛存在于护理管理与临床护理工作中[②]。符合伦理的护理决策能够让护理实践更加充满温度。例如，一位剖宫产术后切口结线排异的患者，出于对"母亲""妻子"等社会角色的责任感，拒绝住院进行伤口处理这种专业的最优化方案，退而求其次，选择在门诊由专科护士联合医生进行伤口护理，但与此同时，也增加了自身伤口感染等风险。此时，尊重患者的原则与有利原则之间便产生了冲突，护士就容易陷入两难的护理决策中。最终专科护士在多方考量下，决定以尊重患者意愿为优先，通过不断提升自身伤口造口的护理技术，在门诊随访下促进了该患者腹部切口的愈合。临床护士在护理实践中具有作出良好决策的能力是提供高护理质量和确保护理活动合乎道德的关键[③]。研究表明，近九成的临床护士认为护理伦理决策能力与其掌握的专业技术处于同样重要的地位[④]。护士

---

① 许淑萍.决策伦理学［M］.哈尔滨：黑龙江人民出版社，2005：8.

② 姜小鹰，刘俊荣.护理伦理学［M］.北京：人民卫生出版社，2017：225-226.

③ ALZGIIOUL M M,JONES-BONOFIGLIO K. Nurses'tension-based ethical decision making in rural acute care settings［J］. Nurs Ethics，2020，27（4）：1032-1043.

④ 戴晓婿，刘雯，卢慧芳，等.武汉市三级甲等医院护士护理伦理问题认知现状调查［J］.护理研究，2014（21）：2600-2602.

的护理伦理决策能力将直接影响到他们的临床护理质量①。笔者通过对国内外相关文献进行梳理，对关于临床护士伦理决策能力的研究现状加以剖析，以期引起护理管理者对于护士伦理决策能力的重视，为提升临床护士伦理决策能力提供有利的参考。

一、关于护士伦理决策能力评估工具的研究

1.既定问题测试

既定问题测试（defining issues test，DIT）是Rest于1974年在Kohlberg的道德阶段论上发展而来的，明尼苏达大学在8年后将其正式应用于伦理的发展评估②。随着越来越多研究使用了该问卷，Rest等于1997年在DIT的基础上，根据道德图式理论设计出DIT-2。DIT-2编写了5个伦理困境场景，采用Likert评分法对每个场景中的12个条目进行评价，受试者需要在每个条目中进行同意程度判断，然后按照重要性排序。该测试的重测信度为0.7～0.8，内在一致性信度为0.70。目前该测试在国外主要用于测量护士的伦理推论能力。③

2.道德判断测试

道德判断测试（moral judgment test，MJT）是1976年德国康斯坦大学的Lind④编制而成，用于对伦理认识和判断能力的研究。问卷以Kohlberg道德六阶段理论为设计基础，包括"工厂风波"和"医生的困境"这两个伦理故事。每个故事背后又含有12个有关决策的论点，受试者需要对每个论点都进行接受程度的打分。该问卷在国内已经进行的实证研究中，广东省高校1172份样本

———————

①　RIAIII S，THOMSON G，DUXBURY J. An integrative review exploring decision-making factors influencing mental heal thnurses in the use of restraint［J］. J Psychiatr Ment Hlt，2016，23（2）：116T28.

②　杨韶刚，吴慧红. 确定问题测验与道德心理的结构成分探析［J］.教育科学，2004，20（6）：56-59.

③　REST J R，THOMA S J，EDWARDS L. Designing and Validating a Measure of Moral Judgment：Stage Preference and Stage Consistency Approaches［J］. J Edu Psy，1997，89（1）：5-28.

④　LIND G. Review and Appraisal of the Moral Judgment Test：MJT［M］. Konstanz：FB Psych Ologie-University of Konstanz，2000：2.

和湖北省1967份样本结果显示，问卷具有较好的稳定性，内部一致性较佳[1]。2000年，研发者对其进行了扩展，使该测量工具更适合教学研究[2]。

3.护理决策判断

1981年，Ketefian以美国护理学会的护理伦理准则为理论依据，编制护理决策判断（judgment about nursing decision，JAND）问卷。[3]其主要目的是测量临床护士的伦理决策能力。为了紧跟现代护理的发展，2007年Ketefian对问卷进行了修订。2011年朱磊[4]将其汉化，使其更符合我国医疗背景和护理现状，同时对临床实习护生进行了调查。问卷共有48个条目，由6个故事和2个场景构成。分为两个维度：伦理认知和伦理行动。该问卷在对临床护士进行调查时，内部一致性Cron-backsa系数为0.839，重测信度为0.789。该问卷是目前国内测量临床护士伦理决策能力运用最广泛的工具。

4.护理困境测试

明尼苏达大学的Crisham[5]于1981年设计了护理困境测试（nursing dilemma test，NDT）问卷，问卷以Kohlberg道德发展六阶段理论为基础编制，总共分为6个场景，每个场景都描述了护士在照护患者及其家庭时有可能产生的伦理困惑。测试了护士的原则性思考和现实考虑两大维度。吴敏娟[6]于2016年将该问卷进行汉化，汉化后问卷内容效度指数值为0.79，内部一致性中原则性思考的Cronbach's α系数为0.64，现实考虑的Cronbach's α系数为0.56。

---

① 张静.影响我国青少年道德判断能力的因素分析［J］.思想教育研究，2013（12）：93-96.

② LIND G. The meaning and measurement of moral competencerevis-ited: Adual-aspectmodel［J］. Psicologia Rellexo ECritical，2008，13（3）：399-416.

③ KETEFIAN S. Moral reasoning and moral behavior among selected groups of practicing nurses［J］. Nurs Res，1981，30（3）：171-176.

④ 朱磊.实习护生伦理决策能力及相关因素的研究［D］.蚌埠：蚌埠医学院，2011.

⑤ CRISHAM P. Measuring moral judgment in nursing dilemmas［J］. NursRes，1981，30（2）：104-110.

⑥ 吴敏娟.临床护士护理伦理决策能力的现状调查和相关因素分析［D］.杭州：杭州师范大学，2016.

二、关于护士伦理决策能力及其影响因素的研究

1.对临床护士伦理决策能力的研究

国外对伦理决策能力的研究多起源于Kohlberg的道德阶段理论[1][2][3]，随着医学技术不断发展、医疗资源分配不均、相互冲突的价值观念使得大家逐渐把目光聚焦到护士职业的伦理能力上来，虽然伦理决策能力被视为护理实践的基本要素，但临床护士在实践中还是面临着不同程度的困难[4]。近年来国外的各项研究中，芬兰学者的研究表明，临床护士对伦理决策能力的自我评价结果大多处于中度水平[5]；美国的一项研究报告指出，随着工作年限的增长、工作经验的增加，临床护士的伦理决策能力并没有获得明显提升[6]；而西班牙学者运用NDT对60名肿瘤护士的伦理决策能力进行了评价，结果表明护士的伦理决策能力高于平均水平，但决策时没有考虑到患者本身的自主权[7]。除了量性研究，国外更注重通过半结构式访谈挖掘影响他们伦理决策能力的原因，同时运用回顾分析和叙事医学了解不同科室护士在临床面临的实际护理伦理困

① RESTR, THOMASJ, EDWARDSL. Designing and Validating a Mesure of Moral Judgment：Stage Preference and Stage Consistency Approaches［J］.JEdu Psy, 1997, 89（1）：5–28.

② KETEFIAN S.Moral reasoning and moral behavior among selected groups of practicing nurses［J］.NursRes, 1981, 30（3）：171–176.

③ CRI SHAMP.Measuring moral judgment in nursing dilemmas［J］. NursRes, 1981, 30（2）：104–110.

④ GOETHALS S,GASTMANS C,DE CASTERLE B D. Nurses' ethical reasoning and behaviour：A literature review［J］. Int J Nurs Stud, 2010, 47（5）：635–650.

⑤ POIKKEUS T,SUHONEN R,KATAJISTO J,et al. Organisational and individual support for nurses' ethical competence：Across–sec–tionalsurvey［J］. NursEthics, 2018, 25（3）：376–392.

⑥ ALBA B. Factors that impact on emergency nurses' ethical decision–making ability ［J］. NursEthics, 2018, 25（7）：855–866.

⑦ BAYSAL E, SARI D, ERDEM H. Ethical decision–making levels of oncology nurses［J］. NursEthics, 2019, 26（7/8）：2204–2212.

境[1][2][3][4][5]。

我国关于临床护士伦理决策能力的研究始于2005年[6]，国内对临床护士伦理决策能力的研究大多集中在重症医学科[7][8][9]、急诊科[10][11]、精神科[12][13]和

———————

① SWEENEY C D. A DAISY Nurse: Moral Distress and End-of-life Decisions in the Pediatric Seting [J]. J Nurs Admin, 2017, 47（2）：82–84.

② STECK M B. Decision Making: Approaches and Tools to Respond to Ethical Issues in Genetic and Genomic Nursing [J]. Clin J Oncol Nurs, 2018, 22（4）：386–389.

③ WALKER A, BREITSAMETER C. Ethical decision-making in hos-pice care[J]. Nurs Ethics, 2015, 22（3）：321–330.

④ KARLSSON M, KARLSSON N, HILLI Y. Ethical dilemmas during cardiaca rrest incidents in the patient's home [J]. Nurs Ethics, 2019, 26（2）：625–637.

⑤ ZOLKEFLI Y. Negotiated ethical responsibility: Bruneian nurses' ethical concerns in nursing practice [J]. Nurs Ethics, 2019, 26（7/8）：1992–2005.

⑥ 刘健，曹志平. 论护士护理伦理决策能力的培养 [J]. 中国医学伦理学，2005，18（1）：83–84.

⑦ 王怀松，武文甲，赵胜辉. 心脏外科ICU护士道德困境、伦理决策、职业倦怠现状及其相关性分析 [J]. 全科护理，2021，19（7）：869-872.

⑧ 徐欣，李晶，张静，等. ICU护士心理健康状况及对护理伦理决策能力的影响研究 [J]. 饮食保健，2020，7（10）：116–117.

⑨ 贾秀丽，张丽敏，袁占心. ICU护士心理健康状况及对护理伦理决策能力的影响 [J]. 护理学杂志，2017，32（9）：63–65.

⑩ 陈英. 应用团体伦理决策培养急诊科护士的伦理决策能力 [J]. 中国医学伦理学，2011，24（4）：456–457.

⑪ 王慧凤，孟德敏，赵阳阳. 遭受医疗暴力事件急诊ICU护士的护理伦理决策能力与创伤后应激障碍的相关性 [J]. 临床研究，2019，27（12）：162–165.

⑫ 董洁. 工作场所暴力对护士护理伦理决策能力的影响分析 [J]. 健康之友，2020（2）：191–192.

⑬ 张晓飞，孙玫，任璐，等. 精神科护士的伦理决策能力现状及影响因素分析 [J]. 护理学杂志，2018，33（23）：47–49.

儿科[①②]，内容主要分布在临终关怀、工作场所暴力、最大利益化等伦理决策上。在国内的研究中，临床护士的伦理决策能力均属于中等水平，普遍主张对临床护士加强伦理培训，建立相关的长期培训方案。但目前国内所有关于临床护士伦理决策能力的调查均以量性研究为主，缺乏质性研究去深入了解在我国伦理文化下，护士在临床实践过程中是如何理解他们所遇到的伦理问题和思考决策过程的。

2.临床护士伦理决策能力影响因素

（1）一般资料与临床护士伦理决策能力的关系

关于一般人口学因素对临床护士伦理决策能力影响的研究，主要是从性别、工龄、学历水平等方面进行的，但最终的研究结论因为样本量的大小、地域文化等不同具有一定差异。Tuvesson等[③]的研究结果显示，女性的道德敏感性更高，高道德敏感性是提升临床护士伦理决策能力的前提。韩国一项研究表明，男女在道德敏感性方面没有差异[④]，但该研究样本中超过96%为女性，研究结果需要进一步验证。而国内学者张晓飞等[⑤]、王密密等[⑥]研究结果一致显示，女性护士伦理决策能力高于男性护士，这可能与我国传统文化和性别的家

① 韦文芬，谭承臼，韦琴，等.提高儿科护士护理伦理决策能力探讨［J］.健康之路，2016（9）：252.

② 杨丽全，彭娘慧，魏碧蓉，等.儿科ICU护士对重症患儿不再心肺复苏决策态度及影响因素分析［J］.护理学杂志，2020，35（18）：36-39.

③ TUVESSON H, LUTZEN K. Demographic factors associated with moral sensitivity among nursing students［J］. Nurs Ethics, 2017, 24（7）: 847-855.

④ AHN S H, YEOM H A. Moral sensitivity and critical thinking dis-position of nursing students in Korea［J］. Int J Nurs Pract, 2014, 20（5）: 482-489.

⑤ 张晓飞，孙玟，任璐，等. 精神科护士的伦理决策能力现状及影响因素分析［J］.护理学杂志，2018，33（23）：47-49.

⑥ 王密密，杜志红，龚晓玲，等.绵阳市公立综合医院临床护士护理伦理决策能力现状及影响因素［J］.职业与健康，2018，34（22）：3071-3074.

庭教育方式有关。国内外学者的研究结果均显示①②，护士的工龄越长、职称越高，其护理伦理决策能力相对越高。一般说来，护士临床工作的年限越长，所遇见的临床问题越多，个人经验就越丰富。护理伦理决策作为临床决策的特殊类型，个人经验是影响护理伦理决策的要素之一。护龄越高，伦理困境体会越深刻，更能具备较高的伦理觉悟、伦理思维能力和伦理认识能力③。高静等④、王密密等⑤的研究结果表明，由于不同学习阶段的教育目标不同，临床护士的学历越高，所受到的护理教育体系就更完善，对相关伦理知识的掌握更为深刻，其临床伦理决策能力相对更高。

（2）组织伦理氛围与临床护士决策能力的关系

组织伦理氛围是指员工对组织伦理环境的认知与描述，是关于组织对伦理行为和伦理问题的态度和解决方式的认知，这种认知会影响员工处理伦理问题的态度、动机和行为等⑥。医院作为一个庞大的组织团体，其伦理氛围会对护士的临床决策能力产生影响。Poikkeus等通过对医院的298名护士进行抽样调查发现，医院伦理氛围、组织之间的关系会影响到护理伦理决策能力，这与Lemmenes等⑦在美国475名护士中调查所显示的研究结果一致。良好的医院伦理氛围可以为护士提供有关伦理问题的信息，提高对护理伦理的认识，从而帮助护士在其工作中运用适当的伦理原则做出决策。从促进积极的医院伦理氛围

① ALBA B.Factors that impact on emergency nurses' ethical decision-making ability［J］. NursEthics，2018，25（7）：855-866.

② 唐淑美，陈晓静，宋立业，等.临床护士护理伦理决策能力与情绪控制水平的相关性分析［J］.中华现代护理杂志，2018，24（29）：3518-3522.

③ 朱娅鸽，杜芬静，杨慧玲，等.关于医院护士伦理决策能力的相关影响因素研究［J］.中国医学伦理学，2016，29（1）：167-170.

④ 高静，吴晨曦，杨翔宇，等.临床护士护理伦理决策能力现状及影响因素研究［J］.中华护理杂志，2013，48（6）：488-491.

⑤ 王密密，杜志红，龚晓玲，等. 绵阳市公立综合医院临床护士护理伦理决策能力现状及影响因素［J］.职业与健康，2018，34（22）.

⑥ 王璐.医院伦理氛围量表的汉化及其应用研究［D］.郑州：郑州大学，2018.

⑦ LEMMENES D，VALENTINE P，GWIZDALSKI P，et al. Nurses' perception of ethical climate at a large academic medical center［J］. Nurs Ethics，2018，25（6）：724-733.

入手，加强伦理教育，能帮助提升护士的伦理决策能力。

（3）心理状况与临床护士伦理决策能力的关系

在贾秀丽等①的研究结果中，当临床护士的负性情绪水平越高，他们的伦理决策能力越容易受到负面影响。这与徐欣等②、罗盛英等③的研究结果相同。蒋莎莎等④的研究结果显示，当临床护士遭受到工作场所暴力，心理健康水平下降，会使其伦理决策能力降低。Riahi等⑤在一项回顾分析中发现，当护士的心理健康受损时，他们的伦理决策能力也会受到影响。在我国，护士与床位比例仍待提高，护理人员的短缺会使得临床护士工作压力增大，负性情绪增加。当医院的安全管理不足，就医人员的医学知识水平较低时，护士容易遭受到语言暴力和行为暴力。不良的工作情绪、所遭受的多种暴力均会使临床护士伦理决策能力下降，从而影响护理质量，形成恶性循环。

（4）伦理敏感性与临床护士伦理决策能力的关系

1983年，美国心理学家Thoma等⑥和明尼苏达大学的研究团队经过大量研究，提出了道德行为四成分模型理论，分为道德敏感性、道德判断、道德动机和道德品性。道德敏感性作为道德模型的起始成分，引起了众多学者的关注。在现代伦理规范下，当道德敏感性在职业领域化作一种具体形式时，也被称

① 贾秀丽，张丽敏，袁占心. ICU护士心理健康状况及对护理伦理决策能力的影响 [J]. 护理学杂志，2017，32（9）：63-65.

② 徐欣，李晶，张静，等.ICU护士心理健康状况及对护理伦理决策能力的影响研究 [J]. 饮食保健，2020，7（10）：116-117.

③ 罗盛英，蔡警.ICU护士心理健康状况及对护理伦理决策能力的影响 [J]. 特别健康，2019（16）：172-173.

④ 蒋莎莎，蒋正辉.工作场所暴力对护士护理伦理决策能力的影响 [J]. 护理管理杂志，2015，15（2）：132-134.

⑤ RIAHI S，THOMS ON G，DUXBURYJ. Aninte grativereview explo-ring decision-making factor sinfluecing menttal health nurs esin the use of rest raint [J]. J Psy chiatr Ment Hlt，2016，23（2）：116-128.

⑥ THOMA S J，REST J R. The relationship between moral decision making and patterns of consolidation and transition inmoral judg-ment development [J]. Dev Psychol，1999，35（2）：323-334.

为伦理敏感性[①]。研究表明，在医疗环境中，当医护人员伦理敏感性缺失或者减弱时，无法进行临床伦理决策[②]。Huang等[③]认为，更高的伦理敏感性更有利于中国护士进行临床伦理决策，中国护士的伦理敏感性在实践中较为滞后。在临床工作中，护士需要考虑到不同状况下护理的不确定性，根据不同的情境需要，以自身学识和规章制度的内容进行批判性理解，这对护士的伦理敏感性就提出了一定的要求。只有提高伦理敏感性，护士才能去预测每个伦理决策可能产生的后果，最后具备行动的勇气。

三、关于临床护士伦理决策能力提升策略的研究

1.临床住院护士伦理项目

美国波士顿Grace等[④]试图通过增强临床护士伦理决策能力的信心来更好地促进护士进行伦理决策，为同伴提供支持，减少护士伦理困境。该干预方案是根据美国生物伦理和人文学会的手册《提高临床伦理教育能力：教育指南》为基础设计的[⑤]。临床住院护士伦理项目由3个部分组成：教学、模拟实践和指导临床实践，是一个为期10个月、历时96小时的项目，被分配为48小时的讲座或讨论会，32小时的角色模拟训练，在指导下每个干预者进行16小时的临床实践。该干预实施后，研究者在3年后对过往干预对象进行了质性访谈，更清晰地获得了该项目如何影响临床护士的实践，以及他们做伦理决策能力所需要的

---

① 郑信军.道德敏感性：基于倾向与情境的视角［D］.上海：上海师范大学，2008.

② WEAVER K, MORSE J, MITCIAM C. Ethical sensitivity in profession alpractice: Conceptanalysis［J］. JAdv Nurs, 2008, 62（5）：607–618.

③ HUANG F F, YANG Q, ZIIANG J, et al. Chinese nurses' perceived barriers and facilitators of ethical sensitivity［J］. Nurs Ethics, 2016, 23（5）：507–522.

④ GRACE P J, ROBINSON E M, JURCIAK M, et al. Clinical ethics residency for nurses: An education model to decrease moral distress and strengthen nurse retention in acute care［J］. J Nurs Admin, 2014, 44（12）：640–646.

⑤ ROBINSON E M, LEE S M, ZOLLFRANK A, et al. Enhancing moral agency: Clinical ethics residency for nurses［J］. Iastings Cent Rep, 2014, 44（5）：12–20.

组织和伦理支持①。该项目从教学—模拟—实践三方面入手，确保了护士能将知识运用在临床工作中。但项目历时10个月之久，培训期间必定会给护士的日常生活增加额外负担，且该方案最后没有通过问卷调查去了解护士伦理决策能力具体提升的情况。

2.伦理授权项目

2019年Jamshidian等②对重症医学科护士进行了干预试验，随机挑选60名护士分为试验组和对照组，伦理赋权计划主要为研讨会的方式举行，会上通过播放相关临床伦理知识的电影片段，伦理学专家进行片段讲解、小组讨论、互动总结的形式对护士进行干预。研究者在干预前、干预结束后和结束2个月后，对护士进行了3次问卷调查，结果显示，临床护士干预结束后和结束后2个月的伦理敏感性得分较干预前有所改善，伦理决策能力能够有所提升，表明提出的伦理授权计划的有效性。但干预2个月后的得分低于干预后第一时间的得分，这也表明了持续伦理培训的重要性。护士在为患者提供护理时需要做出伦理决定，因此应该采取有效的方法赋予他们伦理上的权力，这些努力不应该只关注护士的知识，也应该通过改变他们的态度来提升他们的伦理决策能力。

3.坦纳反思法

研究表明，通过加深护士思考和分析能力的结构，如反思，可以提高他们的临床决策能力③。坦纳反思法就是使用了一些明确的临床问题来分析护士面临的每一个临床情况，不仅基于当时的情境，还基于护士进行决策过程中的回应和反思④。研究人员在每次反思后，根据最新的临床护理指南对干预者的反

---

① JURCIAK M, GRACE P J, LEE S M, et al. Developing Abilities to Navigate through the Grey Zones in Complex Environments: Nurses'Reasons for Applying to a Clinical Ethics Residency for Nurses［J］. J Nurs Scholarship, 2017, 49（4）: 445-455.

② JAMSHIDIAN F, SHAHRIARI M, ADERYANI M R. Effects of an ethical empowerment program on critical care nurses' ethical decision-making［J］. Nurs Ethics, 2019, 26（4）: 1256-1264.

③ JOHANSEN M L, O'BRIEN J L. Decision Making in Nursing Practice: A Concept Analysis［J］. Nurs Forum, 2016, 51（1）: 40-48.

④ RAZIEH S, SOMAYEH G, FARIBA H. Efects of reflection on clinical decision-making of intensive care unit nurses［J］. Nurs EducToday, 2018, 6610-14.

思水平进行评分。在整个干预过程中，研究者是通过组织研讨会进行的。在研讨会期间，专业教授指导护士使用场景规划和小组讨论，并在坦纳的指导下参与分析过程，每周一次，连续四周。结束前后，分别对试验组和对照组的护士进行决策能力水平调查，干预1周后，试验组临床决策能力均分明显高于对照组，过了7天后，试验组决策能力水平仍有上升。该干预方式时长合适，具有较强可操作性，同时证明了反思性学习对临床护士决策能力水平的提升是有帮助的，且随着时间的推移，护士决策能力水平还能有所上升。但该试验方法目前仅在伊朗重症监护病房的护士中进行，还需要在更多不同国家不同临床科室中进行干预验证。

四、结论与展望

护理伦理决策渗透于每个护士进行临床护理之中，伦理决策能力低下会使临床护士陷入伦理困境，影响护理质量。当前国内外在不同的理论基础上，为测量伦理决策能力水平研发了不同的工具，具体运用情况可以依据研究者的调查内容而定。临床护士的伦理决策能力与多种因素相关，护士个人的性别、工作年限和学历都会影响其伦理决策能力水平。当前国内对于临床护士伦理决策能力研究的相关文献较少，也尚未有研究者去深入了解过在我国伦理文化背景下，临床护士所遭遇的具体伦理难题。因此，在今后的研究中，研究者应多加关注到我国临床护士的伦理决策能力现状，在了解护士伦理决策能力水平的基础上，继续探究面对不同伦理困境时，临床护士的思考与担忧，以及在遵循相应的法律法规下，护士做出的伦理选择。随着医疗环境日益复杂，未来的护理必然更加追求专业技术和伦理思维的融合，从现有文献中，伦理授权方案、反思性汇报、案例分析等方法均对临床护士伦理决策能力的提升有一定的帮助，护理管理者应当结合国内外最新的干预措施，制定合理科学的管理培训方案，通过学习伦理基本知识，培养临床护士的伦理思维，使他们得以遵守护理伦理规范，在工作中做出更符合伦理的护理决策，推动护理决策朝着更加专业化和人性化的方向发展。

2.8　急诊科护士道德困境研究进展

在护理学领域，道德困境（moral distress）这一概念由Jameton在1984年提出，指"当一个人知道该做正确的事情，但制度上的限制使他几乎不可能采取正确的行动时，道德困境就会出现"。①随着护患关系的日益复杂，道德困境已成为护理行业亟待解决的问题。美国护士协会（ANA）和美国重症护理协会（AACN）为应对道德困境制定了一系列文件和方案②。急诊科处于抢救急危重症病人最前沿，护士每天不得不面对各种医疗纠纷和护患矛盾，所承受的道德困境也日益加剧。道德困境会对护士的身心健康造成伤害③，有研究表明，护士反复经历道德困境会产生一种增强效应，会给护士的工作和生活造成不良影响④，而且也会影响护理人员的工作质量⑤。当前，我国对于急诊科护士道

---

① JAMETON A. Nursing practice; the ethical issues［M］. Prentice Hall（Englewood C-liffs. NJ），1984：1.

② SLOTA M C, American Association of Critical Care Nurses（AACN）. AACN core curriculum for pediatric high acuity, progressive, and critical care nursing［M］. NewYork：Springer Publishing Company, 2018：1.

③ WOLF L A, PERHATS C, DELAO A M, et al. "it's a burden you carry": describing moral distress in emergency nursing［J］. Journal of Emergency Nursing, 2016, 42（1）：37-46.

④ EPSTEIN E G, WHITEHEAD P B, PROMPAHAKUL C, et al. Enhancing understanding of moral distress: the measure of moral distress for health care professionals［J］. AJOB Empirical Bioethics, 2019, 10（2）：113-124.

⑤ LAMIANI G, BORGHI L, ARGENTERO P. When health care professionals cannot do the right thing: a systematic review of moral distress and its correlates［J］. Journal of Health Psychology, 2017, 22（1）：51-67.

德困境的研究较少，也缺乏对国内外相关文献内容的总结。本研究拟对国内外急诊科护士道德困境的研究动态进行综述，以期提高对急诊科护理人员关于道德困境的认识，为护理管理者采取干预措施提供参考。

一、国内外急诊科护士道德困境研究现状

国外对急诊科护士道德困境的研究比较深入，除进行量性研究，外国学者还开展了大量的质性研究[①②]、案例分享[③]及相关Meta分析[④]。在对护士进行了研究的同时，也对相关的急诊医生[⑤]及整个急诊科环境[⑥]的道德困境开展了研究，此外还对成人急诊科和儿童急诊科的护士分别进行了调查研究[⑦]。

---

① WOLF L A，PERHATS C，DELAO A M，et al. "it's a burden you carry": describing moral distress in emergency nursing［J］. Journal of Emergency Nursing, 2016，42（1）：37-46.

② CARAM C S，PETER E，BRITO M J. Invisibility of theself: reaching for the telos of nursing within a context of moral distress［J］. Nursing Inquiry，2019，26（1）：212-269.

③ ARON. What actually happened［J］. Cambridge Quarterly of Health care Ethics，2016，25（3）：564.

④ RNOLD T C. Moral distress in emergency and critical care nurses: a meta ethnography［J］. Nursing Ethics，2020（1）.

⑤ SCHREPEL C，JAUREGUI J，BROWN A，et al. Navigating cognitive dissonance: a qualitative content analysis exploring medical students' experiences of moral distress in the emergency department［J］. AEM Education and Training，2019，3（4）：331-339.

⑥ MOSKOP J C，GEIDERMAN J M，MARSHALL K D，et al. Another look at the persistent moral problem of emergency department crowding［J］. Annals of Emergency Medicine，2019，74（3）：357-364.

⑦ COLACO K A，C-OURTRIGHT A，ANDREYCHUK S，et al. Ethics consultation in paediatric and adult emergency departments: an assessment of clinical, ethical, learning and resource needs［J］. Journa lof Medical Ethics，2018，44（1）：13-20.

我国在2011年发表首篇关于护士道德困境的相关研究文献①，至2016年，沈琰等发表了"急诊科护士道德困境的现状调查"的论文②。到目前为止，关于急诊科护士道德困境的相关中文文献仍相对较少，且大多是有限的样本分析。在急诊科护士道德困境的研究上，国内仍处于起步阶段。

1.关于急诊科护士道德困境水平的研究

美国加利福尼亚州卫生保健中心对198名急诊科护士进行了道德困境水平调查，结果显示，急诊科护士道德困境水平处于中高水平③。美国另一项的横断面研究网络调查了175名急诊科护士，分析发现护士的道德困境水平高于其他卫生保健提供者④。伊朗在一项对急诊科护士道德困境及其与自主性关系的调查中显示，急诊科护士道德困境处于中度水平⑤，急诊科护士在工作中缺乏自主性会导致道德困境的发生⑥。

我国姚秀钰等对北京三级甲等医院急诊科256名护士进行了调查，研究表明急诊科护士道德困境水平较高⑦。沈琰等的调查结果显示，急诊科护士道德

① 孙霞.中文版护士道德困境量表的修订及在护理人员中的应用［D］.济南：山东大学，2011.

② 沈琰，卞斌芳，史建萍，等.急诊科护士道德困境的现状调查［J］.护理管理杂志，2016，16（10）：720-722.

③ ZAVOTSKY K E，CHAN G K. Exploring the relationship among moral distress，coping，and the practice environment in emergency department nurses［J］. Advanced Emergency Nursing Journal，2016，38（2）：133-146.

④ CLARK P，CRAWFORD T N，HULSE B，et al. Resilience，moral distress，and workplace engagement in emergency department nurses［J］. Western Journal of Nursing Research，2021，43（5）：442-451.

⑤ BABAMOHAMADI H，BAKUEIKATRIMI S，PAKNAZAR F. Moral distress and its contributing factors among emergency department nurses：a cross-sectional study in Iran［J］. International Emergency Nursing，2021（56）.

⑥ ABDOLMALEKI M，LAKDIZAJI S，GHAHRAMANIAN A，et al. Relationship between autonomy and moral distress in emergency nurses［J］. Indian Journal of Medical Ethics，2019，4（1）：20-25.

⑦ 姚秀钰，卢鹃鹃，杨一瑶，等.北京三级甲等综合医院急诊科护士道德困境与职业倦怠相关性分析［J］.中国护理管理，2018，18（11）：1511-1515.

困境处于中度偏高水平[1][2][3]，与申荣华等的调查结果不同[4][5]，这可能与不同城市的医院就诊压力不同以及调查年份、员工培训方式不同等有关。

2.关于急诊科护士道德困境影响因素的研究

（1）护士的自主权限过低

随着护理教育水平的不断提升，护士的文化水平和护理能力日渐提高，参与临床决策的主动性和决策能力日益加强。而急诊科作为抢救危急重病人第一线，护士往往需要在紧急情况下为病人的生命安全做出关键性的决定，但当医院所给予的护士自主权限过低时，护士面对道德紧张和各种类型的冲突事件，就很难做出适当的决定，这会增加护士的痛苦，造成道德困境。护理人员专业的"独立性"和"自主性"主要表现在护士临床思维和解决问题决策上[6]，我国"重医不重护"观念普遍，在这种观念的支配下，医院往往愿意在培养医生上投入大量精力，而忽略了护理人员的职业发展[7]。长远来看，这就使得很多护士在工作中缺乏独立的职业思考以及相应的职业生涯规划[8]。在这种医疗氛围中，护理人员如果只能依从于医生的医嘱和临床常规的护理操作，对病人的照护缺乏决策权，当病人的治疗方案与其本身的专业知识产生分歧时，就容易

---

① 沈琰，卞斌芳，史建萍，等.急诊科护士道德困境的现状调查［J］.护理管理杂志，2016，16（10）：720-722.

② 裴理辉，柴宇霞，贾亚南，等.郑州市三甲医院急诊科护士道德困境与职业倦怠的现状及相关性研究［J］.中国临床护理，2021，13（1）：6-9，14.

③ 沈琰，卞斌芳，史建萍，等.急诊科护士道德困境的现状调查［J］.护理管理杂志，2016，16（10）：720-722.

④ 申荣华，封俊艳，刘燕，等.河北省6所三甲医院急诊科护士道德困境现状调查及其影响因素分析［J］.中国医院，2019，23（11）：32-34.

⑤ 廖德珺，张秀霞，颜雷雷.急诊科护士同情心疲乏的现况调查及影响因素分析［J］.医院管理论坛，2019，36（3）：47-50，76.

⑥ 赵梅珍，曾铁英.循证护理实践中关于护士专业自主权的思考［J］.护理研究，2015，29（19）：2350-2353.

⑦ 汪娟，张志霞，孔令磷，等.某地区三级医院护理人力资源发展现状及分析［J］.湖北科技学院学报，2016，36（1）：158-161.

⑧ 辛霞，周光霞，温绣蔺，等.我国护士权利保护存在的问题及对策研究［J］.中国医学伦理学，2019，32（4）：502-506.

导致护士产生道德冲突。研究表明，在紧急的工作环境中，护士的自主权与道德困境关系愈发密切[①]。

（2）护患沟通的时间限制

急诊科的病人每日流转率大，病情种类多，各医院的急诊科面临着以有限的护理人力承担不断增长的工作负荷的问题[②]。赵媛的调查显示，我国急诊科护理人员在工作中传递有效信息的得分较低[③]。在突如其来的疾病打击下，病人或其家属情绪较为激动，很难在短时间内进行有效沟通，而他们往往又迫切希望在有限时间里与医护工作者共同参与医疗决策。由于护士和病人及其家属存在信息偏差，对经过专业培训的护理人员来说，当无法劝说病人或其家属做出与自身价值观相一致的选择时，便只能顺从病人及其家属的意见。国外一项研究表明，在道德困境中，护士对家庭成员的决定和行动感到愤怒、内疚、无能为力和无助[④]。当沟通不一致时，会引起护理人员的内心冲突，导致道德困境[⑤]。

① ABDOLMALEKI M, LAKDIZAJI S, GHAHRAMANIAN A, et al. Relationship between autonomy and moral distress in emergency nurses［J］. Indian Journal of Medical Ethics, 2019, 4（1）: 20-25.

② 徐永娟，刘志梅，位兰玲，等.急诊护士工作压力源和心理资本对共情疲劳影响的路径分析［J］.中华现代护理杂志，2020, 26（16）: 2162-2167.

③ 赵媛.急诊护士临床沟通能力现状调查及与情绪管理的相关性研究［J］.全科护理，2021, 19（2）: 279-281.

④ LEWIS S L. Exploring NICUnurses' affective responses to end-of-lifecare［J］. Advances in Neonatal Care, 2017, 17（2）: 96-105.

⑤ SCHREPEL C, JAUREGUI J, BROWN A, et al. Navigating cognitive dissonance: a qualitative content analysis exploring medical students' experiences of moral distress in the emergency department［J］. AEM Education and Training, 2019, 3（4）: 331-339.

（3）护理人员的配备不足

越来越多的研究表明，道德困境与科室较少的人员配备相关[1][2][3][4]。急诊科每天面对不同的人群和病种，需要护理人员24小时保持高度的专注力和警惕性，而且需要及时处理病人大量的文字资料，做好治疗记录，这就要求护士具有较好的体力、高度集中的注意力以及较强的应变能力，护士有时甚至不得不在良好的护理和规范的文件记录之间做出选择，而选择的结果难免出现偏差等问题。这种长期高强度的急诊工作，容易导致护士身心疲惫。此外，由于护理人员相对不足，人力紧张、工作压力较大、夜班较多，无法兼顾家庭与工作，长期超负荷工作也会引发道德困境[5]。

（4）医护关系的不平衡

随着医疗技术的发展进步，医疗工作越来越需要医护之间的相互配合。但在当下以医生为主导的医疗关系中，如果医生的职业道德较低[6]，对病人的治疗决策不够积极，而且不愿听取其他医护人员的建议时，护理人员往往不得不服从这种非最优化的临床决策[7]。在质性研究中，护理人员描述了一些情况，

① 沈琰，卞斌芳，史建萍，等.急诊科护士道德困境的现状调查［J］.护理管理杂志，2016，16（10）：720-722.

② 姚秀钰，卢鹃鹃，杨一瑶，等.北京三级甲等综合医院急诊科护士道德困境与职业倦怠相关性分析［J］.中国护理管理，2018，18（11）：1511-1515.

③ 廖德珺，张秀霞，颜雷雷.急诊科护士同情心疲乏的现况调查及影响因素分析［J］.医院管理论坛，2019，36（3）：47-50，76.

④ 崔仁善，范美，仝慧娟，等.临床护士道德困境现状及其影响因素分析［J］.中国实用护理杂志，2014，30（21）：64-66.

⑤ 沈志莹，钟竹青，丁四清，等.长沙市三级甲等综合医院护士道德困境现状及其影响因素分析［J］.中国护理管理，2017，17（1）：50-55.

⑥ CARAM C S, PETER E, BRITO M J. Invisibility of theself: reaching for the telos of nursing within a context of moral distress［J］. Nursing Inquiry，2019，26（1）：212-269.

⑦ CHOE K，KANG Y，PARK Y. Moral distress in critical care nurses: a phenomenological study［J］. Journal of Advanced Nursing，2015，71（7）：1684-1693.

如"本该随叫随到的医生拖延工作"①②；医生向病人及其家属提供不完整或不准确的信息；医生在治疗上太快放弃病人，没有考虑生命的价值；或医生并不信任护士对病人状况的评估，经常批评或驳回他们对病人护理的关注和建议，使病人无法得到及时有效的治疗，最后导致病情恶化。在这些情况下，护理人员常常感到无助。因为这与护理人员接受的专业护理教育相违背，这种内部冲突的发生也会导致道德困境的出现。

二、道德困境对护士的影响

目前，检索到的关于道德困境对护士产生影响的相关文献研究均较早，且内容都是临床道德困境对总体护理人员的影响，尚未检索到有专门针对急诊科护士做出的相关研究。

1.诱发负性情绪

国外进行的各项质性研究表明，护士在道德困境下会产生各种不良情绪③④⑤⑥，如愤怒、压力、内疚、沮丧和悲伤，导致自信心的丧失，产生挫败感、无助感、绝望感和无力感，陷入自我怀疑和自我失望当中⑦。这些不良情

---

① NATHANIEL A K. Moral reckoning in nursing [J]. Western Journal of Nursing Research, 2006, 28 (4): 419-438.

② GUTIERREZ K M. Critical care nurses' perceptions of and responses to moral distress [J]. Dimensions of Critical Care Nursing, 2005, 24 (5): 229-241.

③ CARAM C S, PETER E, BRITO M J. Invisibility of theself: reaching for the telos of nursing within a context of moral distress [J]. Nursing Inquiry, 2019, 26 (1): 212-269.

④ LEWIS S L. Exploring NICUnurses' affective responses to end-of-lifecare [J]. Advances in Neonatal Care, 2017, 17 (2): 96-105.

⑤ MOLLOY J, EVANS M, COUGHLIN K. Moral distress in the resuscitation of extremely premature in fants [J]. Nursing Ethics, 2015, 22 (1): 52-63.

⑥ GREEN J, DARBYSHIRE P, ADAMS A, et al. It's agony for us aswell [J]. Nursing Ethics, 2016, 23 (2): 176-190.

⑦ FORD N J, AUSTIN W. Conflicts of conscience in the neonatal intensive care unit: perspectives of Alberta [J]. Nursing Ethics, 2018, 25 (8): 992-1003.

绪会逐渐累积，形成渐强效应①，导致护理人员情感淡漠，产生同情心疲乏感，加重其离职意向②。

2.激发不良行为

研究表明，当护理人员经历道德困境时，会逐渐出现失眠、恶心、头疼、高血压等身体反应③。如一名护士在经历道德困境之后，连续失眠，只能通过酗酒等方式惩罚自己，以达到消除道德困境所带来的痛苦感受④。大量文献调查显示，道德困境越高，对护理人员的健康越不利⑤，从而加重护士的职业倦怠感，降低护士的职业认同水平⑥。

3.影响护理质量

目前为止，没有准确的量性研究表明道德困境会影响到护士的护理质量，但在质性研究中，大多数护理人员表示，高质量的护理所带来的积极感受能帮助他们更好地服务于病人。由于遭受道德困境，护士往往会选择退缩作为防御手段，质疑自己所提供护理的目的⑦。一些护理人员对未解决的道德冲突最常见的反应包括：请求不被指定为某个病人护理，尽量减少与病人家属的互动，

① EPSTEIN E G, WHITEHEAD P B, PROMPAHAKUL C, et al. Enhancing understanding of moral distress: the measure of moral distress for health care professionals [J]. AJOB Empirical Bioethics, 2019, 10（2）: 113-124.

② 廖德珺，张秀霞，颜雷雷.急诊科护士同情心疲乏的现况调查及影响因素分析 [J].医院管理论坛，2019，36（3）：47-50，76.

③ FORD N J, AUSTIN W. Conflicts of conscience in the neonatal intensive care unit: perspectives of Alberta [J]. Nursing Ethics, 2018, 25（8）: 992-1003.

④ NATHANIEL A K. Moral reckoning in nursing [J]. Western Journal of Nursing Research, 2006, 28（4）: 419-438.

⑤ TRAUTMANN J, EPSTEIN E, ROVNYAK V, et al. Relationships among moral distress, level of practice independence, and intent to leave of nurse practitioners in emergency departments [J]. Advanced Emergency Nursing Journal, 2015, 37（2）: 134-145.

⑥ 张文文.护士道德困境现状及其对工作满意度、职业倦怠、离职意愿的影响 [D].济南：山东大学，2014.

⑦ GUTIERREZ K M. Critical care nurses' perceptions of and responses to moral distress [J]. Dimensions of Critical Care Nursing, 2005, 24（5）: 229-241.

选择性地逃避工作①。这些反应的发生都会使得他们的护理质量下降②，道德上令人痛心的情况分散了他们的注意力，减少了他们照护病人的时间和精力。而急诊科要求护理人员必须时刻投入当下抢救病人的状态中，注意力的减弱必然容易导致护理差错的发生。

三、对急诊科护士道德困境的干预措施

1.增强道德韧性

2017年，英国皇家学会道德与人权中心制订了一份解决道德困境及其后果的附加指南，题为《行动的号召：道德韧性作为应对道德挑战的潜在方向》③，该指南在个人和组织层面上通过定义、解释和进一步的建议，将道德弹性作为应对道德困境的措施。道德韧性目前没有一个确切的定义，也有学者将其称为道德复原力④。Monteverde将其表述为一种"对各种伦理学思想持以开放态度，可整理归纳和总结日常生活中遇到的道德问题"的能力，即护理人员需要在学习和了解各种伦理理论的基础上，通过个人的理解与归纳，增强自身的道德韧性⑤。护理管理者应有计划地对急诊科护士进行伦理知识培训，以期帮助

————————

① SUNDIN-HUARD D，FAHY K. Moral distress，advocacy and burnout: theorizing the relationships [J]. International Journal of Nursing Practice，1999，5（1）：8–13.

② HENRICH N J，DODEK P M，GLADSTONE E，et al. Consequences of moral distress in the intensive care unit：a qualitative study [J]. American Journal of Critical Care，2017，26（4）：e48–e57.

③ American Nurses Association(ANA). A call to action: exploring moral resilience toward aculture of ethical practice American Nurses Association（ANA）. A call to action：exploringmoral resilience toward a culture of ethical practice [EB/OL]. （2017–12–12）[2020–12–21]. https：//www. myamericannurse. com/moral–resilience–healthy–environments. Report for the ANA Professional Issues Panel on Moral Resilience，ANA，Silver Spring，MD，2017.

④ MONTEVERDE S. Caring for tomorrow's workforce: moral resilience and healthcare ethics education [J]. Nursing Ethics，2016，23（1）：104–116.

⑤ MONTEVERDE S. Undergraduate healthcare ethics education，moral resilience，and the role of ethical theories [J]. Nursing Ethics，2014，21（4）：385–401.

护理人员能基于伦理知识，从他们遇到过的道德问题出发，通过反思和总结自身所做出的选择和行为，最后证明在困境下他们的道德直觉可以成功应对。与此同时，护士道德韧性的提高就得到了证明[1]。

2.同行支持小组

Schwab等发现，急诊科护士面临着高压力的工作负荷，经常暴露在人群创伤和死亡的打击中，面对道德困境，他们需要的不仅仅是简单的压力管理技术，而是更侧重于个人、环境和运营的资源。[2]创立一种支持性的、小规模的同行群体干预，可以实现群体支持，提高群体凝聚力。护理管理者在日常工作中应首先识别出那些能够有效应对情况和持客观态度的护士，将这些护士发展为情感支持导师，导师和医生及其他医疗工作者进行合作，建立一个同伴互助小组。当护理人员遭受到严重道德冲突时，被确定为适合领导同伴支持小组的护士可以在轮班中向他们的同事提供帮助，通过小组事故汇报等解决情绪积累[3]。

3."4A模型"教育讲习班

2004年，美国重症监护护理协会（AACN）提供了一个名为"4A超越道德困境"的模型[4]，"4A"模型即为询问、确认、评估和行动4个阶段。第1步要求护士确定压力的来源是否是道德痛苦；如果是，第2步让护士与他人验证感情和看法，从而承认已经出现了道德困境，这一步骤的目标是做出承诺，解决道德困境；第3步确定道德困境所造成的痛苦的严重程度，并评估护士的行动

① Moral distress and moral courage in every day nursing practice[J]. Online Journal of Issues in Nursing, 2011, 16（2）：8.

② SCHWAB D, NAPOLITANO N, CHEVALIER K, et al. Hidden grief and lasting emotions in emergency department nurses［J］. Creative Nursing, 2016, 22（4）：249-253.

③ GRIFFIN E E. I get by with a little help from my friends: peer emotional support in the emergency department［J］. Journal of Emergency Nursing, 2008, 34（6）：547-549.

④ SLOTA M C, American Association of Critical Care Nurses（AACN）. AACN core curriculum for pediatric high acuity, progressive, and critical care nursing［M］. NewYork：Springer Publishing Company, 2018：1.

准备情况；最后1步鼓励护士改变一些造成道德困境的因素[①]。Beumer等以该模型为基础设计并举行了教育讲习班，干预前后进行道德困境量表测试，结果均显示了教育干预的积极性和有效性，帮助护士降低了他们的道德困境水平[②③]。

四、小结

研究表明，无论是在国内还是国外，道德困境都会发生在急诊科护理人员当中，它不仅会影响护理人员的工作，同时也会影响他们的日常生活。但是当前国内外对遭遇道德困境护士的干预措施均处于探索阶段，没有给出一个行而有效的方法。道德困境问题伴随着各种临床上的道德冲突，它不能被忽略，更不能被轻视。护理管理者需要及时认识到在急诊科这样特殊的工作环境下，更容易发生道德上令人痛苦的情况，迫切需要关注到已发生道德困境的护士，以及由此对护士产生的负面影响。只有通过合理、科学的干预措施，才能有效帮助护士摆脱道德困境。

① ELPERNE H，COVERT B，KLEINPELL R. Moral distress of staff nurses in a medical intensive care unit［J］. American Journal o fCritical Care，2005，14（6）：523-530.

② BEUMER C M. Innovative solutions：the effect of aworkshop on reducing the experience of moral distress in anintensive care unit setting［J］. Dimensions of Critical Care Nursing：DCCN，2008，27（6）：263-267.

③ MOLAZEM Z，TAVAKOL N，SHARIF F，et al. Effect of education based on the"4Amodel"on the Iranian nurses' moral distress in CCU wards［J］. Journal of Medical Ethics and History of Medicine，2013，6：5.

2.9 艾滋病患者隐私保护中的伦理困境

自1985年发现首例艾滋病（HIV）感染者以来，30多年间，我国艾滋病发病率一直呈上升趋势。国家统计局数据表明，截至2019年10月底，全国报告存活艾滋病感染者95.8万。2019年全国因艾滋病死亡的人数近2.1万人，占甲乙丙类传染病死亡总数的83%，是报告死亡数居于第一位的传染病病种。近年来，关于艾滋病患者隐瞒感染事实导致配偶患上艾滋病的新闻时有报道，艾滋病患者的隐私权与利益相关者的知情权之间的冲突逐渐引发社会讨论。笔者所称的艾滋病患者包括医疗过程中的艾滋病患者和艾滋病病毒携带者。我国法律保障了艾滋病患者的隐私权，但在患者隐瞒病情、其配偶或性伴侣的生命健康权遭到威胁的情况下，医务人员在患者的隐私权和配偶的生命健康权之间应如何进行伦理抉择，以及艾滋病患者不履行告知义务应承担什么样的法律责任，我国现行的法律法规对此并未给出明确的规定。如何在做好这些艾滋病感染者隐私保护的同时，也保护好利益相关者的基本权利，是艾滋病防控中时常遇到的伦理难题。

一、艾滋病患者隐私保护关涉的伦理问题

1.保护患者隐私的伦理意义

隐私是指自然人的私人生活安宁和不愿为他人知晓的私密空间、私密活动、私密信息。随着社会文明的进步，患者的隐私权在法律中也愈发得到重视。《中华人民共和国民法典》第一千零三十二条规定自然人享有隐私权。任何组织或者个人不得以刺探、侵扰、泄露、公开等方式侵害他人的隐私权。《中华人民共和国传染病防治法》第十二条："疾病预防控制机构、医疗机构不得泄露涉及个人隐私的有关信息、资料。卫生行政部门以及其他有关部门、疾病预防控制机构和医疗机构因违法实施行政管理或者预防、控制措施，侵犯

单位和个人合法权益的，有关单位和个人可以依法申请行政复议或者提起诉讼。"《艾滋病防治条例》也有相应条款对艾滋病患者的隐私权作出保护。且第五十六条明确规定，如若医疗卫生机构侵犯艾滋病患者隐私权，应依照传染病防治法的规定予以处罚。

由于疾病隐喻和艾滋病污名化，艾滋病患者在社会生活中常遭到歧视及区别对待，绝大多数受到歧视的艾滋病患者不愿披露自己的病情和感染状况[1]，因此，对艾滋病患者的隐私保护尤为重要。医疗保密的目的是维护患者的隐私权，是所有医务人员都应遵守的伦理规范，是维护医生和患者之间健康关系的基础，是尊重患者权利的具体体现。本文所提到的医疗保密主要是指对患者本人保密，其目的是维护患者的隐私权。

2.隐私保护的对象及内容

根据《艾滋病防治条例》第三十九条："未经本人或者其监护人同意，任何单位或者个人不得公开艾滋病病毒感染者、艾滋病病人及其家属的姓名、住址、工作单位、肖像、病史资料以及其他可能推断出其具体身份的信息。"不难看出，隐私保护的对象主要是艾滋病病毒感染者、艾滋病病人及其家属，保护的内容主要是"可能推断出其具体身份的信息"，包括姓名、住址、工作单位、肖像、病史资料等。

根据《中华人民共和国执业医师法》和《民法典》的规定，医务人员在执业中，必须遵守法律法规，保护患者的隐私，泄露患者隐私或者未经患者同意公开其病历资料，造成患者损害的，应当承担侵权责任。《传染病防治法》《艾滋病防治条例》也均规定了医疗机构及其医务人员有保护患者隐私的义务，即使对于患者的配偶或性伴侣，一般说来，疾病信息的告知也应由患者本人来履行。就此而言，医疗机构及其医务人员应当尊重艾滋病患者本人的隐私权，慎重处理将艾滋病患者的疾病信息告知其配偶或性伴侣的问题。

3.隐私保护的方式

我国传染病防治相关的法律法规规定了疾控中心和医疗系统对待艾滋病患者从职业道德到程序上的隐私设计。所有从事艾滋病相关工作的医务人员都要签署保密协议，要求其遵守保密要求，患者的所有信息仅限于与患者诊疗密切

---

① Holzemer W L, Uys L, Makoae L, et al. A conceptual model of HIV/AID Sstigma from five African countries［J］. Journal of advanced nursing, 2007, 58（6）: 541–551.

相关的医护人员内部知晓。在未经艾滋病患者本人同意的情况下，不能擅自将检测结果告知其他任何人，包括患者的家属。当患者去疾控中心的自愿咨询检测门诊进行艾滋病病毒检测时，门诊设有单独的房间供咨询服务，检测结果也会通知患者本人前来取得。艾滋病患者的基本信息、病历、检查记录等资料的收集、处理和利用，必须事先对患者本人进行告知，且不得逾越特定目的的使用。医务人员在开展科研活动时，若使用到患者的相关资料，需对"可能推断出其具体身份的信息"进行去标识化处理，以确保从资料中不能识别患者的身份。

二、HIV患者隐私保护中的伦理困境

1.患者的隐私权与利益相关者的知情权之冲突

权利冲突是指两个或两个以上的权利主体，在行使各自正当性、合法性权利的过程中，出现的权利之间不能共存的状态①。解决权利冲突的实质就是进行利益衡量与价值选择的过程。一般在权利冲突中，会以法律的基础性原则作为判断依据，解决权利的冲突与让渡问题。《艾滋病防治条例》在要求对患者的隐私权加以保护的同时，也对艾滋病患者的告知责任作出了规定，要求艾滋病病毒感染者和艾滋病患者应当及时将感染或者发病的事实告知其配偶或性伴侣，并采取适当的措施，防止感染他人。但在医疗实践中，医疗保密原则的应用有条件的，它还受到相关权利的冲突和限制，恪守医疗保密需满足不伤害无辜者的利益、不损害社会利益等伦理前提条件②。若艾滋病患者没有及时向配偶或性伴侣告知其感染状况，此时其配偶或性伴侣极有可能在不知情的情况下感染上艾滋病病毒，威胁其健康与生命安全。如果患者明知自己已感染HIV，并要求医务人员为其绝对保密，在此情形下，医务人员是否应当恪守医疗保密原则的要求而不告知任何人包括其配偶或性伴侣？

为了了解公众对该问题的看法，针对上述问题，笔者团队通过自行设计的问卷进行了调查，本研究利用方便抽样的方法调查了250位对象，包括医疗机构、司法领域、哲学伦理领域以及其他领域的工作人员，调查结果见表1。

① 乐虹.权利冲突解决路径分析［J］.社会科学论坛（学术研究卷），2009（9）：36-43.

② 孙慕义.新生命伦理学［M］.南京：东南大学出版社，2003.

表1 你认为医务人员应当告知的对象

应当告知的对象	小计	比例
患者投保的保险公司人员	13	5.2%
患者成年的子女	4	1.6%
患者的父母	1	0.4%
患者的配偶或性伴侣	134	53.6%
患者所在社区的派出所人员	19	7.6%
不告知以上任何人	79	31.6%

结果显示，超过半数的被调查者认为医务人员应当告知HIV患者的配偶或性伴侣，约1/3的被调查者认为不应告知以上任何人，选择其余选项的被调查者均为少数。这两种支持人数较多的观点实际上是被调查者在配偶的生命健康权和患者的隐私权发生冲突时，在两者间作出的权衡抉择。

在不违反保密义务有关规定的情况下，医生是否应当向配偶告知检测结果，对此尚没有统一答案。有学者认为，如果为了维护患者配偶或性伴侣的利益而将其疾病信息予以告知，这种对患者隐私缺乏尊重的行为是令人恐惧的，因为人们总是充满偏见。特别是医生这一职业，会接触到大量患者的隐私，如果不能恪守对患者隐私的保护，会导致灾难性的后果。但是隐私权保护的界限何在？美国法官Mathew O. Toberiner认为"公共政策要求医生保护患者的疾病隐私，但是，当这种隐私可能威胁到他人的生命安全时，保密义务就应该让位于维护公共安全。"[①]如果患者的隐私可能危及公共安全，特别是他人的生命安全，医生应及时提醒患者将情况告知其配偶。权利的行使需要在一定的限度内，没有无限制的权利以及无终止的义务，任何权利的行使不能侵害别人的合法权益。正如笔者所探讨的艾滋病患者隐私权与利益相关者知情权产生冲突，若医生发觉患者有故意隐瞒甚至故意传播艾滋病的倾向，此时更应维护公共安全和他人利益，而非单纯地保护患者个人的隐私。

2.不同权利主体之权利位阶冲突下的伦理抉择

权利冲突多发生于不同的权利主体之间，所谓权利主体是指有能力享受权利、负担义务的主体。一般来讲，同一主体的基本权利冲突在现实中较为罕见。当同一主体的权利产生冲突时，有学者认为，这须由权利主体自身根据帕

① Maly B. The Limits of Constitutional Privacy in the Psychotherapist-Patient Evidentiary Privilege [J]. Golden Gate Law Review, 1977, 8（1）：55.

累托准则对权利进行取舍，以实现权利人自身利益的最大化①。

有学者主张，当不同主体的基本权利发生冲突时，可以根据冲突中的权利位阶的高低解决权利冲突②。权利位阶原则指的是在发生权利冲突的情况下，对相互冲突的权利的重要性进行判断，从而对相互冲突的权利进行取舍的解决方法。尽管不同的权利之间没有绝对的高低贵贱之分，公民的隐私权和健康权同样是国家法律保护的重要权益，但相对而言，权利在法律上是有位阶优先顺序的。权利位阶反映了权利效力间的高低、强弱或者价值上的轻重关系，在权利位阶中居于强势地位的权利具有优先权③。从个体情况而言，如果艾滋病感染者配偶或性伴侣的健康权遭到重大威胁，感染者和配偶或性伴侣的利益产生冲突时，根据权利位阶论，生命健康权是公民享有一切权利的基础，任何权利在生命健康面前不得不作出克减，因此，对配偶生命健康权的保护则会高于对感染者隐私权的尊重。隐私权本身的属性是一项相对权利，隐私权的保护不应对他人、社会的利益产生危害或危害的风险，只能在特定范围内和特定条件下保护患者的个人隐私。如在依《传染病防治法》进行传染病信息、上报时，尽管在报信息中详细列出了患者详细的身份信息，但只要没有对外公开并不视为泄露隐私。将感染者的检测情况告知配偶或性伴侣，并不代表感染者隐私权被侵犯，从公共范畴而言，法律仍然保护感染者的隐私权。当艾滋病患者配偶或性伴侣的生命健康受到威胁时，对艾滋病患者的隐私权作出适当的克减符合权利位阶位序。

当某一主体权利的实现不得不以牺牲其他主体的合法权利为代价时，应当遵循比例原则，把对其他主体的损害降到最低。作为衡量主体行为的标准，甚至是在权利冲突中加以平衡，比例原则体现了公平公正的价值理念。在预防和控制艾滋病方面，从配偶或性伴侣生命健康权的角度出发对艾滋病患者的隐私权进行适当克减，以实现对公共卫生尤其是对弱势群体的保护，是符合比例原则要求的。在伦理道德层面，出于以下几种目的，公民的基本权利应被一定程度地限制：避免紧急危害的发生以及进一步扩大；防止侵犯他人的权利与自由；

① 郑毅. 论同一主体的基本权利冲突［J］. 政治与法律，2015（2）：104–113.

② 张其连，刘俊荣. 艾滋病防治中的利益冲突及其伦理决策［J］. 中国医学伦理学，2017，30（10）：1263–1267.

③ 张平华. 权利位阶论——关于权利冲突化解机制的初步探讨［J］. 清华法学，2008（1）：49–65.

排除个体有危害社会的行为；增进社会公共利益①。而从公共卫生伦理的角度来看，也应该尽可能追求最多数人的利益，将伤害降到最低。因此，当艾滋病患者的隐私权与配偶或性伴侣健康权发生冲突时，配偶及性伴侣的生命权健康权理应放在更高的位置，不能为了保护艾滋病患者的隐私权而侵害配偶或性伴侣的生命健康权。

3.艾滋病患者故意传播HIV的法律适用之困境

如果艾滋病患者故意对其配偶或性伴侣隐瞒其感染事实，甚至不采取必要防护措施而置他人于高风险之下时，又该如何保障第三者的知情权甚至于生命健康安全？根据我国《艾滋病防治条例》规定，艾滋病病毒感染者或艾滋病病人故意传播艾滋病的，依法承担民事赔偿责任；构成犯罪的，依法追究刑事责任。在司法实践中多将故意传播艾滋病导致他人感染的行为定性为传播性病罪和故意伤害罪②。

然而传播性病罪和故意伤害罪这两项罪名并不能很好地囊括故意传播艾滋病这一行为。一是取证难度较大。我国目前以故意伤害罪的罪名对故意传播艾滋病的行为进行定罪的案例数量较少。从疾病特征角度出发，相对其他传染病，艾滋病的潜伏期较长，难以判断感染具体发生在哪一次性行为，除性行为之外是否因其他途径造成感染？因此在司法实践中，被判决为故意伤害罪的很少，大多以传播性病罪进行处罚。二是刑罚适用范围与故意传播艾滋病的行为不完全吻合。判定传播性病罪的前提条件，是发生嫖娼、卖淫一类的性交易行为。对于无利益交换的性行为，无法判定构成传播性病罪。所以传播性病罪这一罪名不能很好有效覆盖故意传播艾滋病这一行为。三是刑罚力度不够，不能起到威慑的作用。法律规定传播性病罪的刑期至多为五年，故意伤害罪的刑期为十年以下，而故意传播艾滋病这一行为严重妨碍了社会的公共安全与公共卫生，判决未能达到应有的处罚力度，与罪责刑相一致的原则不符。法律既要充分保护艾滋病患者的生命健康权、隐私权、就业权、医疗权等基本权利，又要保护公众的生命权、健康权和知情权，其具有可行性和惩戒作用。有学者认为，应该建立艾滋病强制告知制度，从法律角度将医疗机构也囊括进告知义务

---

① 毛俊响，周蓉.人权视角下我国艾滋病告知制度的完善［J］.人权,019(1):57-69.

② 刘焱.论传播艾滋病行为的罪名认定［J］.中国卫生法制,2018,26(3):24-29.

主体，在患者不配合的情况下，由医护人员将感染情况直接告知其配偶或性伴侣。

强制告知制度与我国法律现行告知制度最大的区别在于告知主体的不同：由艾滋病患者的主动告知转变为医务人员代为告知。当艾滋病患者拒绝履行告知义务且可能危及他人生命健康或者社会公众健康时，医生应当在公众利益与患者的隐私权间进行权衡，决定是否代其告知有感染风险的人，这种做法在一定意义上能够得到伦理和法律的辩护。目前国内部分省份已将强制告知纳入地方法规体系。如《云南省艾滋病防治条例》作出明确规定：艾滋病病毒感染者和艾滋病病人应当将感染艾滋病病毒的事实及时告知其配偶或者性伴侣；本人不告知的，医疗机构有权告知。其他部分省份也发布了类似的规定。不可否认，这样的规定虽然其出发点是好的，但在实际的医疗活动中，医生代为告知的可行性很低，例如如何判断患者是真正履行了告知义务还是捏造事实；如何判断患者不告知其配偶或性伴侣就一定会对后者造成健康损害；医务人员如何才能得知正确的告知对象；告知后对患者的生活造成不良后果应由谁来承担等，这些复杂的情况大大增加了医务人员决策是否代为告知的难度。同时，强制告知可能造成不良后果，如患者不愿去医院接受检查或治疗等。并且如果医疗机构执行了强制告知，感染者对这一做法不满并提起诉讼时，根据下位法需服从于上位法的原则，国务院发布的《艾滋病管理条例》具有比地方法规更强的法律效力，医疗机构大概率会败诉，所以医疗机构代为告知的可操作性仍然有待商榷。但是，若从国家层面，在法律法规中对相关事项加以规定，如，在患者明知自己有传染艾滋病的危害或风险却明确拒绝告知其配偶或性伴侣的情况下，如果其配偶或性伴侣向医务人员咨询，医务人员作为知情人则阻却危害或风险发生的义务，应当履行告知的责任。这样，医务人员就有了代为告知的法理依据，而且这对于解决上述案例中的伦理法律困境，减少艾滋病病毒传播的风险具有积极的意义。当然，作为医生有责任提醒患者如果对配偶或性伴侣隐瞒自己患病的事实可能产生的后果，并且做好相应的法律宣传：故意传播艾滋病要依法承担民事赔偿责任；构成犯罪行为的，依法追究其刑事责任。同时，医生还应给予艾滋病患者正确的心理健康引导，让患者正视感染疾病后的自然心理变化过程[1]，引导患者正确地对待艾滋病，学会与艾滋病病毒共同生

---

① 邱杰.影响我国艾滋病防治的伦理因素及对策［J］.中国医学伦理学，2003，15（5）：16-17.

存，使患者认识到只要积极配合治疗、保持乐观的心态，在很大程度上可以自己把握生存期的。

　　总之，艾滋病患者的隐私有权得到较好的保护，但在保护艾滋病患者隐私的同时，也应兼顾到利益相关者的权利，当不同权利发生冲突时，需要进行充分的权衡和合理的取舍。

2.10　厘清医学伦理难题，关注保护性医疗

在临床诊治、医学科研等医学活动中，不同利益主体从不同的价值理念、文化传统、生活习俗、宗教信仰等因素出发，或同一利益主体从不同视角出发，在对某一特定境遇下的道德现象进行道德判断或行为抉择时，有时会得出两种甚至两种以上不同程度冲突的方案，这种医学道德判断和行为抉择的利益冲突，称为"医学伦理难题"。

一、三类医学伦理难题

在医疗实践中，不同主体间的利益冲突，一般发生在特定的境况下，且某一主体对另一主体承担着特定的义务（这种义务又是对方的权利），而当其追求自身利益时影响了他对另一主体承载的义务。这其中包括的伦理问题分为3种情况：

1. 如果该主体的利益是正当的（如法律或道德上的权利但不限于权利），那么该主体如何选择才符合伦理，需要进行价值和风险代价评估，并分析他所承载义务的强弱以及归属何种意义上的义务，不能绝对地要求该主体一定要牺牲个人利益而捍卫他人利益。

2. 如果该主体的利益属非正当利益，则该主体应当完全舍弃个人这种非正当利益，而确保他人的正当利益（不包括非正当利益）的实现，此时就需要进行伦理控制。这里的非正当利益是相对于主体承担的义务、扮演的角色而言的，离开了这一特定境况，也许非正当利益就成为正当利益了。例如，追求个人的经济利益，这本身是正当的，但当他是以牺牲患者的经济利益为前提时就不正当了。因此，对"正当"的评价需要从目的与手段的统一来进行。

3.如果不同主体之间有利益（正当利益）冲突，但其中一主体对另一主体并不承载特定义务，或者是非直接利益冲突，则任何人都无权要求某一主体舍

弃自己对正当利益的追求，只能从倡导利他的道德观上进行引导或调节。因此，不同主体之间的利益冲突，是不同利益主体依据不同的社会准则主观选择的结果。

某医院的患者李某因其丈夫肖某拒绝手术签字，致使该院不能实施手术，并最终导致患者死亡的事件。在该事件中，医院之所以在肖某拒绝手术签字的情况下不实施手术，其根本的原因在于实施手术可能会给医院带来不利的风险，增加医院的责任，当然，不实施手术必然会给患者产生伤害。此时，医院道德抉择的难题实质上也就表现为医患双方利益的冲突。

因此，医学伦理难题就其实质而言，是特定境遇下不同利益主体之间的利益冲突。面对利益冲突如何选择，是判断个人或组织道德高尚、平庸与卑劣的最有效途径。只有勇于承担风险和责任，将他人利益、社会利益置于首位，而将自身利益置于其后者才能称得上高尚。

但是，在当今价值取向多元化，道德追求现实化的市场经济条件下，我们不能渴求人人崇高，而要尊重差异、包容多样，理想的道德目标和追求只能作为人们行动的统领及引导，不能作为判断道德是非的唯一标准。任何人都没有权利要求一个人为他人利益而完全牺牲自己的利益。

就上述某医院的手术签字案例而言，医务人员已经对患者充分履行了知情同意，因患者或其家属明确表示不同意手术治疗，故医务人员不实施手术并不违背法律。当然，符合法律的未必就符合伦理。伦理上的知情同意要求医务人员优先考虑患者的生命健康权利，当患者或其家属的知情选择对其生命健康不利，且危及患者的生命时，医务人员需要勇于承担风险，充分发挥医务人员的特殊干涉权，尽力捍卫患者的生命健康权利。

二、保护性医疗

保护性医疗，作为避免对特定患者产生不利后果而不告知或不全部告知其病情、治疗风险、疾病预后等真实信息的保护性医疗措施，同样存在着利益冲突。如对于某些心理素质比较脆弱，特别是预后较差或目前尚无有效治疗方法的绝症患者，如果告知其全部真实的不良医疗信息，可能会对其产生较大的身心刺激，增加其心理压力甚至寻求自杀。为此，医务人员不告知或不全部告知其诊疗信息，这体现了关怀照顾的医学人道主义精神。

相关法律明确要求：

《医疗机构管理条例实施细则》第六十一条规定："医疗机构在诊疗活动

中，应当对患者实行保护性医疗措施，并取得患者家属和有关人员的配合。"

《中华人民共和国执业医师法》第二十六条规定："医生应当如实向患者或其家属介绍病情，但应当注意避免对患者产生不利后果。"

《医疗事故处理条例》第十一条规定："在医疗活动中，医疗机构及其医务人员应当将患者的病情、医疗措施、医疗风险等如实告知患者，及时解答其咨询；但是，应当避免对患者产生不利后果。"

《侵权责任法》第五十五条在强调医务人员应当向患者说明病情、医疗措施、医疗风险、替代医疗方案等情况时，规定："不宜向患者说明的，应当向患者的近亲属说明，并取得其书面同意。"

以上规定，均明确了保护性医疗的要求。但这些规定并没有界定保护性医疗的行使范围，医务人员应当向患者告知哪些信息、哪些不应当告知，如何评估讲真话与保护性医疗之利弊，如何处理知情同意与保护性医疗的关系等。

此外，实施保护性医疗的主要目的是不给患者增加难以承受的心理压力，避免产生不利后果，但目前尚缺乏评估不同心理素质所能承受心理压力的客观标准，也没有明确的规范性文件，这就给医务人员判定应否对患者告知、告知哪些信息等带来困惑。但这些问题都需要医务人员根据患者的实际情况谨慎处理。

三、实际看法各有千秋

部分学者主张，对于具有完全民事行为能力的患者，应当将不良医疗信息告知其本人而不是家属，一方面体现了对患者自主权的尊重，另一方面也是避免患者怀疑、诚实守信的要求，并且这有利于患者妥善地安排自己的相关事宜。

但也有部分学者认为，在实施保护性医疗的情形下，由于患者并不完全知悉诊疗信息，自然也不能完全了解治疗手段和治疗过程，当发生医疗纠纷时，因医务人员选择信息封锁的方法有所谓正当的理由，导致患者在信息占有方面处于劣势，这对患者不利。

一般来说，保护性医疗需要根据患者的疾病、心理素质、预后等具体情况有选择性地实施，它与知情同意之间并不存在根本性的矛盾，二者均体现了对患者正当权益的维护和尊重，各有其适用的条件和要求。不应当告知患者的不良诊疗信息，医生需要告知其家属或代理人，但这不等于说告知家属或代理人后就万事大吉，而应给患者家属做好解释和说明工作，向家属说明告知患者或不告知患者的利弊、应注意的问题等。

同时，医务人员还应注意观察患者的心理变化、情绪、行为等，积极做好与患者及其家属的沟通工作。对于部分坚持要求告知其本人不良信息的患者，医务人员可以选择有限的告知，即以尊重患者的主观愿望为前提，在其做好充分心理准备的时候，以适当的方式告诉患者适量的内容。

另外，临床上"有限知情"可以在告知技巧上下功夫，如把癌症初期说成是良性肿瘤，告知患者应高度重视；晚期的则说成是初期，鼓励其积极配合治疗有可能痊愈。这样，既让患者有限知情，又保护其信心和意志。但是，"有限知情"措施的运用，需要医务人员与患者之间进行深入的沟通，使患者有一定的心理准备，并了解患者的心理特征。同时，应将有关的真实信息全部告知患者家属或代理人，让他们做到完全知情。

总而言之，保护性医疗反映了"有利""不伤害"的伦理要求，较不计后果的一味告知，更能体现人文关怀。

2.11 医方也有"知情同意权"

一、医方知情同意权的概念及意义

1.医方知情同意权的概念

知情同意的概念来源于第二次世界大战之后所建立的《纽伦堡法典》：实验只有在获得实验对象的自愿同意，并通过最大程度告知之后才能进行[①]。作为患者的基本权利，是指患者有权知晓自己的病情，并拥有对医务人员所采取的防治医疗措施进行取舍的权利[②]。患者的知情同意权作为就诊过程中最基本的权利，在国内外已经得到越来越多的重视，然而在强调医方对患方责任与义务时，却忽略医患双方的身份是以一个独立的自然人为前提而存在的，片面地强调医方的义务和患方的权利，弱化医方的权利和患方的义务。就权利与义务的关系而言，两者首先应是平等关系。其次，医方在医疗行为中处于指导地位，其权利（职权）最终也是为患者服务，更加不能忽视，其中包括医方知情同意权。

尚未"医方知情同意权"的统一概念，可结合患者的知情同意权，认为医方知情同意权是指作为具有专业素养的医务人员，为全面了解患者健康状况及治疗风险（其中包括医方及患方所面对的风险），对患者做出最优的治疗选择，所具有的知悉患者与病情相关信息的权利（职权），它包括知情权和同意权两个方面。其中，知情权是行使同意权的前提和基础，而同意权则是运用知情权考虑患者最大利益的具体表现。

---

① Ulf Schmidt（作者），Richard Clogg（编者）. Justice at Nuremberg Leo Alexander and the Nazi Doctors Trial［M］. Palgrave Macmillan，2004：61.

② 达庆东，瞿晓敏，樊民胜.患者知情同意权实现的伦理思考与法律保护［J］.医学与哲学（人文社会医学版），2006（1）：23-25.

2.医方知情同意权的意义

（1）尊重医者的权利

掌握患者的病史是医方正确施治的前提，而病史资料的获得一方面靠医方主动问诊和检查，另一方面则靠患者的主诉和告知。患者对病史的隐瞒，不仅不利于自身疾病的诊治，也侵犯医方知情的权利，可能给医方带来诊治的风险和伤害。譬如，尽管我国大多数医院在手术之前都为患者进行包括传染性疾病在内的一些常规检测，但任何一种治疗以及检测都只能是概率事件，很难达到百分之百的理想效果。手术是存在传染风险的医疗行为，手术过程中可能会因为误伤而导致传染病在医患双方中传染，患方隐瞒自身传染病事实无疑对医师的健康权产生威胁。每一个人的生命健康权都应该是平等并且受到尊重的。当患方隐瞒自身传染病史，侵犯医方对手术过程中风险知情的权利，必然对医方的生命健康权造成威胁。假设我国一个医师一生可以治疗3000个患者，当治疗第1000个患者时，因为在为患者进行手术的过程中受到传染，而不能继续从事医疗卫生事业，这既不符合为大多数人带来最大利益的功利主义原则，也不符合社会公益原则。当然，由于我国卫生事业的特殊性，医方不能以可能面对感染风险为由而拒绝为患者治疗，必须履行救死扶伤的义务，这是医方道德素养的基本要求。但是，义务与权利应具有对等性，医方履行相关义务的同时，也应当获得对等的权利，与此义务相对应的则是医方的知情权。医方运用知情权，不仅有助于了解患者的病情，也有助于知晓在治疗过程中自身可能面对的感染风险，并作出相应的保护措施，保护我国严重缺乏的卫生人才。

国内医患关系紧张已是不争的事实，医患双方之间信任的缺失易引起双方的相互猜忌。参与治疗过程的医患双方沟通、配合度降低，使得医患关系从"主动—被动型"向"指导—合作型"、"共同参与型"的转变步履艰难。在此种情况下，如果不充分强调医方的知情权及患方的告知义务，不仅容易产生误诊、漏诊等情况，影响疾病的治疗效果，还可能使医方卷入医疗纠纷，对医方当事人造成不良影响。把医方知情同意权从道德权利上升为法律权利，无疑是最坏情况下的最优选择，让医方更好地行使治疗权，从而保护患者的健康权益。

（2）保护患者的利益

尊重医方的知情同意权，最终也是为了保护患者的生命和健康利益。尽管医方的专业性赋予治疗患者的责任，由于医学的复杂性、风险性，导致医学难以完全实现治愈患者的目的。尤其对于部分转诊或第一次就诊的患者，医务人员并不了解患方的具体病情以及过敏史等情况。此时，医方做出的治疗决定可能产生无效甚至负效果。如2015年，某位HIV感染者由于患血管瘤前往医院就诊，由于该患者并未在就诊时告知医师其感染事实，在一般情况下，进行血管瘤手术是患者利益最大化的选择，由于HIV感染者的免疫系统存在缺陷，进行手术无疑是把患者暴露于危险之中。但是，该患者在诊断过后才告知医方其HIV感染事实，导致医方需要重新评估，并且以保守治疗取代原计划的手术治疗。然而该患者却因为医师方案的改变，误会医师是由于自己是HIV感染者而不为其提供治疗，歧视HIV感染者。由此可见，若医方不能及时了解患方病情，不仅可能导致误诊误治，延误治疗时机，更将导致医患双方的交流缺失，进一步恶化医患关系。医方只有通过对各因素进行利弊权衡，并根据患者的实际状况作出最优选择，才能有助于患方的健康恢复，而做出最优选择的前提是医方充分了解患者与病情相关信息，这就需要患者尽到充分告知的义务。

由于医患关系的恶化，医务人员除面对工作上的压力，还需要面对来自患者、医院、社会等压力，主要体现为对医务人员产生医疗事故或医疗纠纷之后所受到的谴责。各种各样高新设备成为医方避免医患纠纷与医疗事故的"救命稻草"，医务人员为尽量避免医疗差错，试图通过各种检查来提高确诊率，这就意味着患方将付出更多的金钱。如果明确医方知情权，强化患者的告知义务，将帮助医务人员更好地了解患方的具体情况，减少"大检查"的运用，减少我国民众的卫生支出，缓解"看病贵"问题。

二、医方知情权

1.医方知情权的法律基础

根据《执业医师法》，执业医师拥有医学诊查、疾病调查、医学处置，选择合理医疗、预防、保健方案等权利。对患者进行医学诊查、疾病调查，对患者的病情进一步了解，是医方知情权的内容之一。另外《侵权责任法》明确规定"患者有损害，因下列情形之一，医疗机构不承担赔偿责任：患者或其近亲属不配合医疗机构进行符合诊疗规范的诊疗"。而患方的配合治疗体现在许多方面：如实告知病情、尊重医方、遵守医院规章制度等。如实告知病情强调患方告知病情的义务，而尊重医方则强调对医者人格尊严的尊重，均是医方知情同意权在法律上的具体体现。又如《艾滋病防治条例》第三十八条规定"艾滋病病毒感染者和艾滋病患者应在就医时，将感染或者发病的事实如实告知接诊医师；并在第六十二条指出，艾滋病病毒感染者或者艾滋病患者故意传播艾滋病的，依法承担民事赔偿责任；构成犯罪的，依法追究刑事责任。"

虽然上述规定主要是从患者的告知义务角度对患方行为进行规范，但患方的告知义务与医方的知情权利是相对应的，我国法律法规早已具备对医方的知情权作出要求的基础，只是尚未提出明确的法律界定。然而正因为未对其内容赋予法律的强制性保护，导致医方知情同意权未能得到足够的法律支持。在医患关系紧张的情况下，由于缺乏法律条文对医方知情同意权的保护，医方为避免医患纠纷，容易导致防御性医疗、过度医疗等现象，从而加剧"看病贵"的问题，并形成医患彼此怀疑的恶性循环。

2.医方知情权的伦理基础

知情同意的实质是患方在履行自主权的基础上，向医方进行医疗服务授权委托的行为。在此种关系中，由于契约双方（委托方与受托方）的谈判优势不平等，一方因知识或专业方面的原因在某种程度上必须信赖于另一方。为保护处于弱势地位的委托方（患方）的利益，防止受托方（医方）滥用权利以保护双方的信任关系，法律则会要求受托方对委托人承担相应的法律义务（治疗义务）。必须注意的是，受托方在该契约中需要承担更多的义务，并不表示该方没有相应的权利，任何契约都要以双方权利与义务的统一为前提。《社会契约论》指出："人类由于社会契约而丧失的，乃是他的天然的自由，以及对于他所企图的所能得到一切东西的那种无限权利；而他所获得的，乃是社会的自由以及对于他所有想的一切东西的所有权。[①]"由于该契约的成立，医方失去其毫无限制的天然的自由，需要按照契约内容履行治疗患方的义务。但也因此得到相关的权利，包括作为医方的职权（治疗权、特殊干预权、知情同意权等）以及医方作为自然人的基本权利（生命健康权、人格尊严权等）。医方的知情同意权一方面作为职权，可以协助医方更好地了解患者病情，对症下药；另一方面，面对治疗过程中可能遇到对医方生命健康权带来威胁，知情同意权的实现将帮助医方了解风险，作出更好的防御措施。

三、医方同意权

1.医方同意权的伦理基础

《史记·扁鹊仓公列传》曰："人之所病，病疾多；而医之所病，病道

---

① 卢梭.社会契约论（第一版）［M］.何兆武，译.北京：商务印书馆，2003：34.

少。故病有六不治：骄恣不论于理，一不治也；轻身重财，二不治也；衣食不能适，三不治也；阴阳并，脏气不定，四不治也；形羸不能服药，五不治也；信巫不信医，六不治也。"可见自古以来，医方都有着决定是否为患方提供治疗的权利。尽管从道德角度而言，救死扶伤作为医方的职责，是每一位医者都应尽的义务。但作为人与人交往最基本的道德伦理要求，在医患双方的交往中也一样。医患关系作为社会关系的一种，与其他社会关系一样是基于普遍的契约化，以及平等交往主体的相互尊重而建立。当面对类似于"六不治"当中的侮辱、武力、医闹等不配合治疗的情况，医方的基本权利（如生命健康权、人格权等）受到侵犯，而得不到应有的尊重时，医方有权利采取保护自己的行动（包括拒绝为患者提供治疗），而其他人不应该对医方的维权行为进行道德谴责。

2.医方同意权的法律基础

我国《执业医师法》第十四条指出：医师经注册后，可以在医疗、预防、保健机构中按照注册的执业地点、执业类别、执业范围执业，从事相应的医疗、预防、保健业务。这表明，医方的执业活动具有特定的权威性、自主性，甚至垄断性。没有取得医师、护士等执业资格或未经注册取得执业证书，不得从事医疗执业活动。这就要求患方必须尊重医方的权利，除非得到医方的同意，不得擅自修改处方、治疗及处置方案。同时，医方必须按照自身的执业范围、执业类别为患者提供相关的治疗，执业活动必须与其执业职责、岗位要求相一致，不得超越其执业范围。如果患方要求的诊治项目超越医方的执业类别及范围，医方有拒绝的权利。

四、医方知情同意权的伦理规制

医方知情同意权不仅是为了尊重医方的合法权益，更是为了让患者参与到治疗过程之中，形成指导—合作型医患关系，帮助医方了解患方实际情况，从而为患者做出最优的治疗选择。由于涉及患者隐私、医方权利、医患博弈等问题，医方知情同意权在实现过程中难免会产生伦理冲突以及伦理困境，这必然会影响卫生服务质量、恶化医患双方关系，这就要求对医方知情同意权进行伦理规制。因此，医方的知情同意权需要在遵循以下原则的基础上进行。

1.尊重患者隐私

患者隐私主要包括信息隐私与身体隐私两个部分。患者的知情同意与隐私保护的伦理诉求充分体现医方对患方给予人格尊重的伦理内涵。无论是《执业医师法》《侵权责任法》或是《希波克拉底宣言》，均把保护患者隐私作为医方必须履行的义务之一，可见尊重患者隐私不但是道德层面的基本准则，更具有法律强制性。

由于我国长期实行传统儒家思想教育，父为子纲等家庭本位思想也对当今医患关系造成影响。"医者父母心"的思想，间接使医患双方形成一种等级关系，从而形成主动—被动型医患关系，使部分医者忽视对患者的隐私应有的尊重。隐私权作为公民人格尊严权的一部分，对隐私的侵犯将视作对人格尊严的侵犯，对每一个人而言都是难以弥补的伤害。由于医方知情同意权赋予医方对患方情况进行适度了解的权利，然而作为职权之一必定有其限制条件，只能用于了解患方与病情有关的包括身体、个人信息的隐私。不能以知情为由，对与病情无关的患者体征与患者私人信息等隐私进行打探，更不能与无关人员进行讨论。若超出合理范围滥用职权，侵犯患者病情无关的隐私，必然引起一系列伦理问题，违背医方知情同意权的本意。因此医务人员应当树立起严格保护患者隐私，尊重其人格尊严的意识。在日常行医过程中不随意泄露患者基本资料、病情、病史，在手术期间注意患者隐私部位的保护①。只有在尊重患者隐私的前提下运用知情同意权，才能使医患双方处于一个平等的位置，减少双方心理上的地位差异，共同为康复健康这一目标努力。

2.保护患者最大利益

患者的最大利益是一很难把握的概念，因患者的价值观念、文化传统、宗教信仰等因素的不同而不同，医务人员的选择不能代替患者的选择，医疗行善应以知情同意为基础②。由于医学具有复杂性，对同一种疾病会存在一种或者多种治疗方法，并不是最昂贵的方法最适合患者，最便宜的方法则最差，甚至采取不同意治疗也可能是对患者的选择之一。例如，我国开展的家庭医师式上门服务，主要针对行动不便的患者，由社区卫生服务团队为患者提供上门治疗服务。但住宅并不像医疗机构一样有着良好的医疗设备以及医疗环境，当面对部分患者要求如上门输液等治疗项目时，由于实际情况造成的风险增加，治疗

① Clercq E, Casteren V, Bossuyt N, et al. Nation-wide primary health-care research network: a privacy protection assessment［J］. Stud Health Technol Inform, 2012, 174（2）: 23-28.

② 刘俊荣.关于知情同意的伦理与法律意义之辨析［J］.医学与哲学,2005（9）: 41-43.

所带来的负面作用将大于采取保守方法，因此医方必须慎重考虑是否同意进行治疗，但不管是同意或者是拒绝患者，都应该遵循《希波克拉底宣言》所说的一切为了患者的最大利益。医方必须以患者为中心，并针对患者情况作出痛苦最轻、价格最合理、效果最理想的治疗方案。保护患者最大利益是有利原则与不伤害原则在临床诊疗实际中的具体体现，将此原则作为治疗过程中的伦理规则，是由临床治疗特点所决定。

2.12 放弃治疗知情同意书及授权委托书使用现状调查
——以广州地区医疗机构为例

一、调查对象与方法

1.调查对象

选取广州地区4家医疗机构（包括2家三级甲等综合医院，1家二级甲等综合医院，1家二级专科医院，调查中分别标注为A医院、B医院、C医院和D医院）2012年—2014年放弃治疗的晚期癌症患者的死亡病历作为调查对象。

2.病历资料回顾和统计方法

查看所选取病历的放弃治疗知情同意书的形式、签署者，授权委托书的形式、有效情况、有效代理人，并对照放弃治疗知情同意书的签署者与有效代理人的一致性。将数据录入Excel表，采用SPSS17.0软件对数据进行分析。

二、放弃治疗知情同意文书的使用现状

1.放弃治疗知情同意书的形式

4家医疗机构放弃治疗知情同意书的形式各不相同，同一家医疗机构的不同病历上所附的放弃治疗知情同意书的形式亦不一致，见表1。4家医疗机构放弃治疗知情同意的主要形式是在病程记录中记录患者的病情及具体放弃的医疗项目，并让患者的家属签字（占39.9%）；在《抢救同意书》或《病重（危）通知书》上记录家属要求放弃的医疗项目的，也分别有3家医疗机构及2家医疗机构采用。此外，还有另附纸记录的情况（另附纸记录是指在病程记录后附上患者病情及要求放弃的医疗项目）其中，A医院有18例，B医院有3例，C医院有6例，D医院有17例。A医院的18例另附纸记录中，有11例是在患者的病历附上没有标题的纸张，仅以医生及患者家属双方签署姓名和日期作为放弃治疗知

情同意书，有3例附上《沟通病情知情同意书》，有4例附上《特殊病情知情同意书》；B医院的3例另附纸记录中，有1例附纸记录没有标题，2例附上《病情告知》；C医院的6例另附纸记录均没有标题；D医院的17例另附纸记录中，没有标题的有4例，有3例附上《申请书》，有4例附上《治疗知情同意书》，有6例附上《病情知情同意书》。此外，D医院是唯一设有放弃治疗知情同意书的医院。然而，D医院共计187份病历中，仅有36份病历（19.3%）附有《危急重症病人终止治疗志愿书》，有151份病历（80.7%）并没有附上该院针对放弃治疗所设计的《危急重症病人终止治疗志愿书》，可见放弃治疗知情同意书的使用尚未被该院医生重视。

表1　放弃治疗知情同意书的形式（n=458）

	A医院	B医院	C医院	D医院	合计（例）	构成比（%）
病重（危）通知书	—	23	74	—	97	21.2
抢救同意书	8	6	—	31	45	9.8
谈话记录	53	—	—	—	53	11.6
病程记录	21	39	20	103	183	39.9
另附纸记录	18	3	6	17	44	9.6
终止治疗志愿书	—	—	—	36	36	7.9
合计	100	71	100	187	458	100.0

2.放弃治疗知情同意书的签署者

458份放弃治疗知情同意书均非患者本人签字，均由家属签字。458份放弃治疗知情同意书的签署者主要是患者的子女（233例，50.8%），其次是配偶（169例，36.9%），有6.6%放弃治疗知情同意书由其他家属（包括兄弟、姐妹、女婿、儿媳、父母）签署，还有5.7%放弃治疗知情同意书由两个及以上家属（包括两个及以上子女、子女及配偶、兄弟姊妹及子女或配偶）共同签署。

3.授权委托书的形式

4家医疗机构中，有1家三级甲等综合医院没有授权委托书且没有在其他知情同意书中列入授权委托的相关内容。二级甲等综合医院在《住院病人知情同意书》中列出相关的知情同意内容，另有1家三级甲等综合医院则在《住院知情同意书》中附上《授权委托书》。此外，只有专科医院设有专项的《患者授权委托书》。然而，无论是专项的授权委托书还是在知情同意书中附上授权委托书，均没有把放弃治疗的授权委托与一般医疗措施的授权委托区分开来。

4.授权委托书的有效情况

有效授权委托书指患者本人、代理人、医生均签字的授权委托书；无效授权委托书指有患者本人和医生签字而没有代理人签字，或有代理人和医生签字而没有患者本人签字，或有患者本人和代理人签字而没有医生签字的授权委托书。4家医疗机构授权委托书的有效情况见表2。4家医疗机构有效授权委托书共计78份，即458份病历中仅有17.0%附上有效的授权委托书。A医院的69份无效授权委托书中，有11份仅有患者本人和医生签字，并无代理人签字；有33份患者签字一栏为空白；有25份患者签字与代理人的字迹一致，推断为家属代替患者签字（15例为子女，9例为配偶，1例为兄长）。进一步查阅25例患者的病程记录发现，有2例患者已陷入昏迷，3例患者意识不清，其余患者在当天均神志清醒。C医院79份无效授权委托书中，患者签字一栏为空白的有46例，推断为家属代替患者签字的有33例（子女23例，配偶7例，妹妹3例）。33例患者中神志不清的有8例，陷入昏迷的有2例，其余23例病程记录显示当天神志清醒。

表2　授权委托书的有效情况（n=458）

	A医院	B医院	C医院	D医院	合计（例）	构成比（%）
有效委托书	28	0	18	32	78	17.0
无委托书	3	71	3	155	232	50.7
无效委托书	69	0	79	0	148	32.3
合计	100	71	100	187	458	100.0

5.有效代理人

有效授权委托书共计78份，即有效代理人共78人，其中有44人（56.4%）为子女，有23人（29.5%）为配偶，有11人（14.1%）为其他家属（父母、兄弟姊妹及其配偶、女婿、儿媳）。

6.放弃治疗知情同意书与授权委托书签署者的一致性

有效授权委托书共计78份，与该病历中放弃治疗知情同意书对照发现，仅有43份（55.1%）放弃治疗知情同意书是由有效代理人签署。完全一致是指放弃治疗知情同意书是且仅是由有效代理人签署，有30例（38.4%）。不完全一致是指放弃治疗知情同意书不只是由有效代理人签署，有13例（16.7%）。主要情况是有效代理人是子女或配偶，但签署者是子女及配偶或（和）其他子女；有效代理人是其他家属，但签署者是其他家属及配偶或（和）子女。完全不一致是指放弃治疗知情同意书的签署者并非有效代理人，有35例（44.9%）。主要情况是有效代理人为配偶，但签署者为子女或其他家属；有效代理人为子女，但签署者为配偶或其他家属；有效代理人为其他家属，但签署者为子女或配偶。

三、讨论与建议

调查发现，放弃治疗在实施知情同意的过程中存在放弃治疗知情同意书和授权委托书均没有规范的形式，有44.9%的放弃治疗知情同意书并非由有效代理人签署，授权委托书有效率仅为17.0%，反映了医疗机构对知情同意文书在放弃治疗过程中的重要作用认识不足，医生对患者的知情同意权重视程度较低，极易侵犯患者的知情同意权，为医疗纠纷的发生埋下隐患。对此，医疗机构应为放弃治疗设立专门的知情同意文书，并进一步规范放弃治疗知情同意书的书写，完善授权委托书的设计，通过严格制定放弃治疗文书的签署程序，切实保障患者的权益。

1.设立专门的放弃治疗知情同意文书

生命末期的放弃治疗不同于放弃一般的医疗措施，涉及患者的生命安全，因此有必要为放弃治疗的决策及其授权委托设立专门放弃治疗知情同意文书，即放弃治疗知情同意书及授权委托书。调查结果显示，放弃治疗知情同意书没有规范的形式，往往在需要签署时由医生在病程记录上（39.9%）或其他知情同意书上，甚至是白纸上（7.9%）书写，由家属签字。这种方式不但极不严肃，亦容易使知情同意的内容被遗漏。设立专门的放弃治疗知情同意书，能有效避免医生书写不规范的情况，降低发生医疗纠纷的风险；亦能使家属更清楚地知晓患者的病情、放弃治疗后患者的转归，其在放弃治疗过程中的权利与义务等；使家属在充分知情的情况下做出放弃治疗的决定，更能显示出对患者生命的尊重。但在本次调查中，仅有一家医疗机构设计了专门的放弃治疗知情同意书，且利用率极低，仅占19.3%。同样，为放弃治疗的授权委托设计专门的授权委托书，能凸显放弃治疗授权委托的特殊性，加强其规范性，有利于保护医生、患者、患者家属三方的权益。调查发现，4家医疗机构均没有为放弃治疗设立专门的授权委托书。一般性的授权委托书以授权一般医疗措施的决定为主，并没有明确说明放弃治疗的内容。在大多数情况下，医生却把患者入院当天签署的一般性的授权委托书中所指定的代理人默认为放弃治疗的有效代理人，然而这并不合理。把放弃治疗的授权委托从一般的授权委托中独立出来，有利于彰显放弃治疗授权委托的特殊性。而且，为放弃治疗设立专门的授权委托书，能直接促使放弃治疗授权委托的过程更规范，签署时机更恰当。在患者或家属需要进行放弃治疗授权委托时才签署专门的授权委托书，能使医患双方都拥有充分沟通的机会，医生能充分讲解放弃治疗授权委托的特殊性、重要性，患者也能更好地理解放弃治疗授权委托的意义，能更谨慎地选择代理人，有利于保护患者的权益。

2.规范放弃治疗知情同意书的书写

放弃治疗知情同意书是关系到患者生死抉择的重要文书。但调查发现，绝大部分医生在患者或家属表达放弃治疗意愿后，是在其他知情同意书上或附纸记录患者的病情及放弃的医疗措施，由医患双方签字确认。这样的知情同意方式容易出现表述不完整、过程不严谨等问题。对此，医疗机构不但需要设立专门的放弃治疗知情同意书，更应进一步规范放弃治疗知情同意书的书写。放弃治疗知情同意书的书写应做到以下四点：第一，详细表述患者的病情及预后。医生的解释说明是其行使医疗干预权的前提[①]。但调查发现，仍有部分医生把患者的病情仅表述为"晚期癌症""病情不可逆"。大部分医生对患者预后的表述并不具体，一般表述为"预后差"。即使医生在家属签署放弃治疗知情同意书的过程中已向家属详细交代患者的病情及预后，也必须把需要患者及其家属知情同意的内容记录下来，避免无据可循。第二，清晰表述放弃治疗后患者的转归。4家医疗机构的放弃治疗知情同意书一般把放弃治疗后患者的转归统一表述为"可能造成病人死亡"，然后让家属签署"一切后果自负"或"承担一切后果"，以此免责。然而，放弃治疗知情同意书的签署主要是一个知情同意的过程，虽然其结果直接关涉到责任认定，但并不能否定其最重要的功能依然是知情同意。设立放弃治疗知情同意书，应是以促进放弃治疗的知情同意为目的，而不是把放弃治疗知情同意书作为逃避医疗风险的工具，导致重结果而轻过程。正如有学者所言，"医方普遍重视知情同意书的签字，而轻待了知情同意的过程。签字的知情同意书不等同于知情同意"[②]，"同意是应建立在知情的基础上的"[③]。放弃治疗是一个关乎患者生死的决定，因而放弃治疗后可能的疾病进展情况、患者的生理状态，都应详细告知患者及其家属，并化为文字。第三，明确放弃治疗的执行条件。调查发现，一部分放弃治疗知情同意书是签署后马上执行，一部分放弃治疗知情同意书是在患者病情进一步恶化时才

① 杨芳，潘荣华.病人知情同意权的几个辩证法问题［J］.医学与社会，2001，14（4）：38-40.

② 宋天然.对知情同意书和知情同意过程的探讨［J］.医学与哲学，2005，26（10）：66-68.

③ 蒋广根.知情同意履行中的课题：医生的劝告［J］.医学与哲学，2001，22（9）：58-59.

执行。两者都必须在放弃治疗知情同意书上明确执行条件，在医患双方已签字的情况下还必须让科主任对患者当时的情况进行评估，必要时组织会诊，综合其他专家意见。经过科主任或专家的评估才可以执行放弃治疗措施。第四，明确放弃治疗知情同意书的中止条件。患者的配偶、父母、成年子女、兄弟姊妹都应有权对放弃治疗提出异议。若患者的近亲属对代理人的选择提出异议，放弃治疗知情同意书的效力也应暂时中止，只有在确证符合放弃治疗的条件并确保代理人的选择有效的前提下才可予以实施。

3.完善授权委托书的设计

放弃治疗授权委托书是患者为自己在生命末期指定代理人的重要文件。但据调查，4家医疗机构均没有为放弃治疗的授权委托设计专门的放弃治疗授权委托书。有3家医疗机构为患者提供了一般性的授权委托书，而3家医疗机构的授权委托书中对患者代理人的选择并没有任何建议或限制，仅设计了填写代理人姓名以及与患者关系的栏目。对于代理人能行使权力的情形，3家医院的授权委托书则表述为"患者的病情突然""出现变化患者暂时无知情同意能力患者不便行使知情同意权"，对代理人能行使代理权力的范围仅宽泛地表述为"对患者的医疗措施、治疗方案作出选择"。对于医生的权利与义务，仅有一家医院在患者授权委托书中表示当患者家属及代理人不在现场，才由医生进行紧急诊治。对此，针对放弃治疗设立专门的授权委托书，其设计必须注意完善以下四个方面的内容：第一，代理人的选择。在授权委托书中，应首先考虑近亲属作为代理人，尽量选择配偶、父母、成年子女或兄弟姊妹，尤其在患者没有明确授权或无完全民事行为能力的情况下，更应严格按照法定的代理顺序进行。否则，选择其中一个成年子女的，应取得配偶及其他成年子女的知情同意，选择其中一个兄弟姊妹或其他家属的，应取得配偶和成年子女的同意，并由患者的前序代理人及经治医生共同签字确认已完成相关家属的知情同意工作。若患者拥有具备完全民事行为能力的配偶、父母、成年子女、兄弟姊妹，却选择非亲属作为代理人的，应让患者的法定代理人签字确认，以免患者的近亲属与代理人意见相冲突，引起纠纷。第二，代理权的行使条件。授权委托书必须限定代理权的行使条件，避免代理权的滥用。必须把代理权的行使条件限定在患者丧失意识之时，若患者意识恢复，代理人的代理权将自动终止。毕竟，患者的决定权是第一位的，只有在患者无法作出意思表示时，家属才有权作出放弃治疗的决定①。第三，代理人的决策范围。代理人的决策必须符合患者的合理利益，若代理人的决策缺乏合理性，医生将有权不执行代理人所指定的医疗措施，并通知患者的配偶及所有子女进行协商，共同商议医疗方案。第四，医生的义务与权利。授权委托书应注意强调医生在放弃治疗过程中的义务与权利，一方面进一步保障患者的权益，另一方面对代理人的代理行为进行一定的约束。医生不能仅仅作为患者本人与代理人之间签订代理协议的"见证者"，而应该作为代理协议的"参与者"。香港《医院管理局对维持末期病人生命治疗的指引》亦提到，"除了治疗根本属生理上无效的情况，作出决定的程序基本上是医护小组、病人及病人家人建立共识的过程"，同时亦提出，"审视治疗是否无效用，有关决定通常由医护小组作出"②。可见，医生的专业意见在患者放弃治疗的过程中相当重要。在患者丧失意识时，医生有义务向代理人交代患者的病情，同时有义务向代理人表达专业意见；当代理人为患者做出不合理的选择时，医生有权利阻止代理人的决定。

4.严格制定放弃治疗知情同意文书的签署程序

调查发现，放弃治疗知情同意文书的签署程序极不规范。医生没有核对放弃治疗知情同意书的签署者是否为有效代理人，或没有阻止其他亲属签署放弃治疗知情同意书，使多达44.9%的放弃治疗知情同意书并非由有效代理人签署；在本人无法签字的情况下，或由于医生对授权委托书的不重视，仅有39.4%的授权委托书由患者本人签字。也有文献显示，确实存在"代理人代替委托人签名，特别在委托人是老人和文盲的情况下"，甚至"部分入院时昏迷的病人（无委托能力）也'签署'了授权委托书（家属代委托人签名或被动地按手印）"③。但是，授权委托书是患者委托代理人的重要文书，有效代理人能在患者无法表达意愿时为患者做出关乎生死的决定。因而，没有患者本人签字的授权委托书并不能在患者丧失意识时生效，授权委托书必须"由授权人本

① 戴庆康.病人及病人家属放弃治疗的法律问题［J］.医学与哲学，2002，3（3）：58-60.

② 香港医院管理局总办事处医疗伦理工作小组.医院管理局对维持末期病人生命治疗的指引［EB/OL］.（2002-04）［2014-12-25］.http：//www.ha.org.hk/haho/ho/adm/124654e.pdl.

③ 余丽君，陈秋燕，李丽清.授权委托书的质量管理［J］.中国病案，2012，13（3）：22-23.

人填写，并签署姓名，不可代签字"①。

对此，医疗机构应为放弃治疗知情同意文书的签署制定严格的程序，保障患者的权益。同时，规范的签署程序亦能帮助医生提高对患者知情同意权的重视。关于规范放弃治疗知情同意文书的签署程序，需要做到如下两个方面：第一，关于放弃治疗授权委托书的签署。由于病情严重的患者精神状态往往不稳定，医疗机构需向医生强调授权委托书的签署必须在患者意识清醒的情况下进行。患者在签署授权委托书时，医生应在授权委托书上注明患者的精神状态，并签署日期和时间。只有确认患者与代理人对授权委托书的内容、意义完全理解后，才能签字确认授权委托书的有效性。第二，关于放弃治疗知情同意书的签署。如果患者神志清醒，应首先由本人签署，如果患者处于昏迷状态，必须由有效代理人签署。若签署者为两人或两人以上，其中一人必须是有效代理人。若患者并无有效代理人或紧急情况下有效代理人不在场，应参照法律上无行为能力人的法定代理人顺序，未成年患者依次由父母、祖父母、外祖父母、兄弟姊妹、其他近亲属签署，成年患者依次由配偶、父母、成年子女、兄弟姊妹、其他近亲属签署。只有当放弃治疗知情同意书为有效代理人或符合顺序的法定代理人签署时，医生才能承认其有效性。此外，在医患双方签署放弃治疗知情同意书前，主治医生必须再次查看患者是否符合放弃治疗的医学指征，并由两位或以上的副主任医师或主任医师共同签字确认。在严格遵照签署程序进行放弃治疗知情同意书的签署后，执行放弃治疗的医生亦应再次查看放弃治疗知情同意文书的完整性，再次征求本人或代理人意见，并对患者病情进行复核，才可开始实施。

四、结语

生命有始有终，但法律的不完善，优死教育的缺乏等，使放弃治疗一直在我国处于尴尬的境地。在生命的末期，医生、家属共同掌控着患者的命运。但不可否认的是，患者本人才是生命的主宰者。香港《医院管理局对维持末期病人生命治疗的指引》亦提到："家人的意见不可凌驾有能力作出决定的成年病

---

① 白家琪. 规范患者授权委托书填写的思考［J］. 中国病案，2013，14（3）：20-21.

人的意见"①。医疗机构在设立放弃治疗文书制定放弃治疗程序的过程中应最大限度地保障患者的权益。保障患者的权益,维护放弃治疗的规范性,除了通过对放弃治疗知情同意文书进行科学设计及规范管理,对放弃治疗过程严格监管外,更应该对医生进行知情同意权的相关教育,提高医生对患者知情同意权的重视。规范放弃治疗,不仅仅是为了放弃治疗在医疗机构中合理合法地进行,更重要的是,在生命的尽头,给生命一份尊重,还生命一份安宁。因为,医师放弃的仅仅是某种特定的医学手段,而绝非自己的医德责任心和对病人的所有医学关怀②。

---

① 香港医院管理局总办事处医疗伦理工作小组.医院管理局对维持末期病人生命治疗的指引〔EB/OL〕.(2002-04)〔2014-12-25〕.http://www.ha.org.hk/haho/ho/adm/124654e.pdl.

② 孙福川,张英涛,高歌今.放弃治疗的伦理选择〔J〕.医学与哲学,2000,21(3):5-8.

2.13 "三亲婴儿"培育技术的伦理辩护及反思

1997年，世界上第一例细胞质移植技术试管婴儿诞生[①]。2001年，第一个带有第三者DNA的新生儿被发现[②]。随着美国食品药品管理局的介入，能使新生儿可能携带第三方基因的细胞质移植技术在2005年前后被停止研究。然而，该研究却使科学界发现，第三方细胞质中健康的线粒体能使线粒体有缺陷的妇女成功怀孕，或是规避新生儿先天疾病的风险。因而，英国计划在2014年对"三亲婴儿"培育技术的合法化提案进行公众咨询，使该技术走上合法化的道路，以帮助线粒体有缺陷的妇女成功怀孕，拥有健康的婴儿。但是，此项技术却引起了巨大的伦理争议。

一、"三亲婴儿"培育技术的伦理争议

"三亲婴儿"培育技术实质上是一项辅助生殖技术，也是一种生殖细胞系基因治疗。为了避免将仅通过母系遗传的线粒体缺陷疾病遗传给后代，取母亲卵细胞中的细胞核，融入去除了细胞核的女性捐赠者的卵子中，再按照标准的试管婴儿技术进行培育。这样诞生的孩子将会继承一位父亲和两位母亲的遗传基因。简单地说，这名婴儿有三名血缘亲代，即两母一父，又称3P（three parents）婴儿。因此，所谓"三亲婴儿"即基因技术与辅助生殖技术结合所出生的孩子。其引发的伦理争议主要有以下几个方面。

---

① Cohen J，Scott R，Schimmel T，et al. Birth oF infant after transfer oF anucleate donor oocyte cytoplasm into recipient eggs［J］. Lancet，1997，350（9072）：186-187.

② Barritt J A，Brenner C A，Maker H E，et al. Mitochondria in human oilspring derived from ooplasmic transplantation［J］. Hum Reprod，2001，16（3）：513-516.

1.冲击传统伦理

传统的家庭关系以爱情为基础，以婚姻为纽带，以血缘为联系。孩子与婚内父母的血缘关系是其成为家庭成员的生物学基础。"三亲婴儿"虽然与婚内父母有血缘关系，但同时亦与婚外女性有生物学联系，这将对传统的亲子关系、家庭伦理提出挑战。"三亲婴儿"的诞生，不但使传统上仅以是否有血缘关系作为亲子判定的标准需要重新考量，还使家庭角色、社会角色更为复杂化。例如，与孩子拥有部分血缘关系的婚外女性在孩子的原生家庭中、在社会上扮演着怎样的角色？孩子是谁的孩子？孩子对与其有大部分血缘关系的婚内父母、有部分血缘关系的婚外女性，在道德上、法律上拥有怎样的权利和义务？在英国，存在严重的伦理问题亦是此项技术被反对的主要原因之一，反对者认为"创造一个有两个母亲的胚胎将涉及身份问题"①。总而言之，"三亲婴儿"培育技术将对传统的人伦关系、社会关系、现行的法律造成巨大的冲击。

2.亵渎人的尊严

在宗教徒看来，人之所以生而平等，是因为每个生命均来自上帝之手；无神论者认为，精卵的结合充满偶然因素，每个人的诞生都受到大自然的掌控，因而每个生命都是伟大而值得敬畏的。可见，人类传统的"生命神圣"信念源于生命的形成需要依靠人类无法掌控的力量。然而，当代非自然的生殖方式不断冲击着人类"生命神圣"的信念。正如我国学者所言，"在新时代的技术中，源于宗教和哲学的人的尊严感、荣誉感正日趋式微，人仅被看作是一种纯粹的物质存在，只是利用和操纵的对象②。"与普通的试管婴儿相比，"三亲婴儿"的诞生受到更多的人为干预，甚至被刻意植入第三方的组织，他的生命受到了更多的人为安排。同时，美国食品药品管理局亦认为此技术改变了胚胎的遗传物质，属于生产"生物产品"③。由此，"生命神圣"的根基被打破，生命也可以被人为地"制造"。当生命被重新审视，由神秘而产生的敬畏便渐渐消

---

①　胡超平.三亲试管婴儿［EB/OL］.（2013-07-14）［2013-09-28］.http://news,southcn.com/d/2013-07/14/content_^3486957.htm.

②　陈蓉霞.评论：从克隆人技术看人的地位与尊严问题［EB/OL］.（2006-05-15）［2013-09-28］.http://tech.qq.com/a/20060515/000286.htm.

③　佚名.世界首批转基因婴儿？一则错误百出的旧闻［EB/OL］.（2012-08-14）［2013-09-28］.http://www.guokr.com/article/310859/.

退。因而，能被刻意"制造"的生命就会像人类能掌控的其他物质，难以享有造物主赐予的一份独特的尊严。

3.潜在技术风险

干预生殖细胞的技术因涉及人类的遗传信息一直在辅助生殖领域被禁用。尽管目前线粒体DNA片段普遍被认为并不参与基因重组，是一种不会影响婴儿正常发育的遗传物质，但人类对自身基因的了解尚处于较低水平，对线粒体DNA片段的了解仍存在局限，从技术层面来说，还有部分问题没有很好地解决。第一，目前还不清楚来源于不同个体的细胞核和细胞质在核移植胚胎中相互作用的规律。额外的线粒体DNA一旦在"三亲婴儿"体内发生作用，将可能使它们的生理特征异于常人[1]。第二，目前还不能完全避免把供体有缺陷的线粒体带入受体的卵胞质中。可见，额外线粒体DNA片段的植入对"三亲婴儿"仍具有一定风险。而且，对于核基因缺陷的线粒体疾病可以通过胚胎植入前遗传学诊断而剔除缺陷胚胎，对于线粒体基因本身的缺陷目前尚无法通过此法进行胚胎诊断，"三亲婴儿"技术是唯一出生健康婴儿的解决办法，但即使使用了该技术，由于不能够保证百分之百剔除缺陷线粒体，也还是具有出生线粒体缺陷后代的风险。

4.促使道德滑坡

"三亲婴儿"培育技术因改变母体生殖细胞的遗传物质而被认为本质上是人造胚胎，标志着试管婴儿技术进入重大转折，未来此技术或将进一步被应用于设计新生儿[2]。"设计婴儿"技术一旦被应用，人类将代替上帝之手，对自身的基因进行重新组合、修改。然而，人类的基因是长期以来自然选择的结果，在当前环境下被视为不起作用甚至是低劣的基因，也许未来具有极大的价值。因而，一旦人类根据目前有限的认识对基因进行选择，等待我们的将难以断定是福祉还是灾难。同时，人类一旦踏上改造生殖细胞的道路，将有可能根据自己的喜好制造出各项生理特征异于常人的超级人类。早在1998年，英国著名科学家史蒂芬·霍金就在一次公开演讲上表达了他的担忧："除非我们拥

---

① 佚名.关注"三亲婴儿"［EB/OL］.（2001–07–07）［2013–09–28］.http://news. eastday. com/epublish/gb/paperl48/20010707/classO14800014/hwz430522. htm.

② 陈文华.首例"三亲婴儿"有望2015年在英诞生［EB/OL］.（2013–07–01）［2013–09–28］.http://www. shaoxing. com. cn/video/2013–07/01/content_l126015. htm.

有完整的世界秩序，否则就会有人在某地设计出经改进的超级人类。"①也许，当我们迈上干预自身生殖细胞道路的同时，也一脚踏入了为人类制造新"种系"的泥潭。

二、"三亲婴儿"培育技术的伦理辩护

科技的进步不可抑制，新技术的出现难免冲击传统伦理。尽管"三亲婴儿"培育技术引起不少争议，但笔者试图从以下几个方面为其作伦理上的辩护。

1.冲击传统伦理的技术未必不道德

"三亲婴儿"培育技术因涉及第三方遗传物质，对传统的伦理关系造成冲击而被认为是不道德的。然而，笔者认为，"三亲婴儿"培育技术给传统伦理带来的冲击并非是不可承受的，而且，此技术并不是不道德的。自古以来，人类婴儿仅有一个遗传学父亲，一个遗传学母亲，即使近年来辅助生殖技术迅猛发展，也并没有改变这个定律。但"三亲婴儿"的出现，使一个婴儿有一个遗传学父亲，两个遗传学母亲，打破了传统定律，也冲击了以此定律为根基的传统伦理。然而，传统伦理是建立在传统生殖模式基础之上的，这决定了其本身具有一定的局限性，有其相应的技术背景及社会背景。科技发展带来新的生殖模式，亦会促进传统伦理关系的调整。例如，亦能使生物学与社会学父母不一致的传统试管婴儿技术，因各国对其已有充分认识并做好法律上的准备，而使其在今天被普遍接受。作为特殊的试管婴儿，"三亲婴儿"体内仅含有极少量第三方遗传物质，且来自第三方线粒体的遗传物质一般被认为对人的体型、智力等没有决定性影响。"三亲婴儿"培育技术虽然给传统伦理带来一个新难题，但在严格的伦理审查和法律规范下有限制性地发展，并不会对现行的伦理规范造成不可承受的冲击。此外，"三亲婴儿"培育技术能为线粒体有缺陷的女性完成生儿育女的愿望，使她们的下一代免受线粒体遗传性疾病的影响。在英国，约每6500名儿童中就有1个身患线粒体遗传性疾病，每年约有10例英国患者希望采用"线粒体替换"疗法，借助第三方的DNA修复女方受损的基因，

① 佚名.人类进入基因超人时代可人工创造凡人和超人［EB/OL］.（2006-12-11）［2013-09-28］.http：//news.qq.com/a/20061211/000026_2htm.

避免将心脏、肌肉和大脑疾病遗传给下一代[①]。"三亲婴儿"培育技术能为有线粒体基因缺陷的家庭带来福音，符合伦理学"善"的原则，能得到伦理学辩护，并非是不道德的。

2.人的尊严只有在社会关系中才能获得

"三亲婴儿"培育技术被认为破坏了生命的神圣性，亵渎了人的尊严。然而，人的尊严并非来自上帝或是大自然的赐予，而是来自人类对生命真诚的珍视，存在于人类的社会关系当中。"三亲婴儿"虽然被人为地植入第三方的遗传物质，但他自始至终是作为目的而存在，而不是被实验的工具。"三亲婴儿"培育技术的应用，是以拥有健康为目的，是对生命的珍视。因而，"三亲婴儿"在诞生的过程中，尊严并没有受到丝毫的贬损。马克思说："人的本质在其现实性上是一切社会关系的总和"[②]，人的尊严需要在社会关系中获得，而并非是先天拥有。"三亲婴儿"在诞生的过程中，是原生家庭中的一员，同时也是人类社会中的新成员。只要家庭和社会给予他和其他成员一样的珍视，他就享有与其他家庭成员、社会成员一样的尊严，区别仅在于把他带来这个世界的是一项尚未被当前社会完全接纳的新技术。而且，社会性是人最重要的属性，与其他自然生殖和非自然生殖的社会成员一样，"三亲婴儿"将在社会上扮演着不同的社会角色，在与其他社会角色平等互动的过程中，收获同样的尊严。

3.技术的拥有并不意味着滥用

基于生殖细胞的特殊性，干预人类生殖细胞的辅助生殖技术绝不能随便应用。但是，"三亲婴儿"培育技术也不必因人们的过度担心而被完全禁止。"三亲婴儿"培育技术的开展，是以进一步解决人类生殖问题为目的，完成人类繁衍后代的愿望，关注人类后代的健康。只要该技术被投入使用时科学界对其安全性有较为充分的认识，就应该让其为人类造福。任何事物都有一个从实践到渐为人所认识的过程，因为担心认知尚存不足而拒绝实践，显然是不正确的。然而，因人类对事物的认知具有局限性，为避免因认识不足而带来的灾害，对新技术还是应有限制地允许，利用法律法规为存在争议的实践活动绘制一个既定的框架，让实践在有限的范围内进行。例如，在现行的辅助生殖技术法律法规中，为"三亲婴儿"培育技术设定应用条件，能够用成熟技术解决的生殖问

① 韦.英国或允许"一父两母"基因改造［EB/OL］.（2013-06-29）［2013-09-28］http：//wwwbiooncom/tm/point/574988shtml.

② 马克思恩格斯选集：第1卷［M］.北京：人民出版社，1956：18.

题应尽量避免使用该技术，把该技术的影响降到最低。同时，对已诞生的"三亲婴儿"进行定期检查，跟踪"三亲婴儿"的生理情况，以便对该技术的安全性进行及时评估。人类不能阻止技术的进步，但能采取各种措施防止技术的滥用。

4.未知的未来不能成为抑制当代技术的理由

在辅助生殖技术领域，新技术的出现总会带来是否会导致道德滑坡的恐慌。"三亲婴儿"培育技术亦引来了其实质是在"制造婴儿"的质疑。事实上，该技术并没有对婴儿的基因进行修改。中国科学院上海生命科学研究院的费俭研究员也表示，"三亲婴儿"事实上没有发生基因组构成上的改变，或打乱其排序和作用①。因而，该技术并没有干预生殖细胞的自由组合，人类的自然进化进程。把对修改基因技术的恐慌转移到"三亲婴儿"培育技术之上，显然是不合理的。诚然，技术的进一步发展，不排除会具有干预细胞自由组合、干预人类自然进化进程的能力，但技术是人创造的，服从于人的意志，人类能创造它，亦能限制它。此项技术对人类基因库是福是祸，还是取决于人类自身如何利用，只要被人类利用得当，"三亲婴儿"培育技术则能解决人类生殖上的又一大难题，为人类造福。技术总是领先于当前社会的法律法规及社会的认知，新技术遭到质疑也有其积极的意义，能促进社会各界对此技术可能带来的影响做好充分的准备。当今"三亲婴儿"培育技术受到的质疑，只要是合理的，就是可预见的灾难，人类必然会采取行动，限制该技术的使用条件、使用范围等，避免灾难的发生。事实上，人类基因绝大部分也未被人所破解，更谈不上自由修改。复旦大学一位生殖领域的学者称，"要定制完美宝宝，并且运用于临床，从技术实现上来说还很遥远②。"尽管目前人类对自身基因的秘密掌握甚少，但破解人类的基因密码，必定是一代代研究者努力的方向。"三亲婴儿"培育技术被妖魔化，更多是缘于人类对未知事物本能的恐慌。技术总要向前发展，我们需要做的，是在新技术到来之际，在管理规制上做好充分的准备，而非因恐惧而裹足不前。

---

① 佚名.转基因人没那么容易［EB/OL］.（2001-05-15）［2013-09-28］.http://www.people.com.cn/GB/guoji/25/95/20010515/465523.Html.

② 姜澎."转基因宝宝离我们有多远"［EB/OL］.（2013-03-15）［2013-09-28］http://whbnews365comcn/jkw/201303/t20130315_1008998html.

三、"三亲婴儿"培育技术的反思

"三亲婴儿"培育技术能得到伦理学辩护，但该技术仍存在值得我们谨慎审视的地方。首先，是"三亲胚胎"的地位问题。在一次探讨"转基因婴儿"是否可行的辩论中，塔夫茨大学的谢尔登·克日姆斯基就提出："我们已经研发了很多转基因的动植物，在无数次失败中，我们可以随意放弃那些不想要的动物和植物，难道我们也可以对人类采用同样的模式——抛弃那些失败的试验结果？"[①]这个观点同样适用于"三亲婴儿"培育技术。对于不能成功发育或是成功出生的"三亲胚胎"，我们是否就能随意抛弃？再者，是线粒体替代技术的安全性问题。"三亲胚胎"的形成主要依靠线粒体替代技术，而线粒体被科学界普遍认为是提供能量的物质，并不影响核心的遗传信息。然而，也有报道指出，近年来有研究发现，线粒体对人体而言，可能并没有那么简单。理由是"线粒体所携带的基因如果产生变异，不仅影响能量供给，更会影响一个人的运动能力、健康程度、衰老速度、生育能力甚至智力。"[②]如果有一天，线粒体被发现能影响人体核心的遗传信息，我们今天对它的干预，是否会是一个错误的抉择？而且，线粒体替代技术除了涉及线粒体本身的机能，还涉及来自第三方的线粒体基因能否与原细胞核中的基因和谐共处的问题。有学者表示，"三亲婴儿"培育技术的应用需要先明确核基因对线粒体的调控问题[③]。如果原来的核基因和外来的线粒体产生不和谐的情况，又将对人体产生怎样的影响？最后，是我国对"三亲婴儿"培育技术该持怎样的态度。在2003年卫生部修订的《人类辅助生殖技术规范》中明确提出禁止实施以治疗不育为目的的人卵胞浆移植及核移植技术。据报道，在我国，由于禁止该技术的临床试验，从事动物实验等相关基础研究的人就更少了[④]。因担心其安全性而禁止此项研

---

① 姜澎."转基因宝宝离我们有多远"[EB/OL].(2013-03-15)[2013-09-28].http:// whb. news365. com. cn/ jkw/201303/ t201303.

② 佚名."三亲胚胎"悖论[EB/OL].（2008-06-27）：[2013-09-28].http://www. 39kicom/focus/lc/molecular—biology/2008-06-27-494165shtml.

③ StJohn J C，Barratt C L. Use of anucleate donoro ocyte cytoplasm in recipient eggs [J].Lancet，1997，350（9027）：961-962.

④ 佚名."三亲胚胎"悖论[EB/OL].（2008-06-27）：[2013-09-28].http://www. 39kicom/focus/lc/molecular—biology/2008-06-27-494165shtml.

究，但同时又因此项研究被禁止而迟迟不能证明其安全性，当越来越多的国家参与此项研究时，我们将陷入怎样的境地？

基于此，笔者认为，对待"三亲婴儿"培育技术一方面应持谨慎的态度，需要制定严格的操作规范，只有对于线粒体基因缺陷所致的线粒体疾病才可考虑实施"三亲婴儿"培育技术。即使在此前提下，由于"不能够保证百分之百剔除缺陷线粒体，也还是具有出生线粒体缺陷后代的风险"，故而，该项技术的开展应接受严格的伦理审查，需要在动物实验的前提下按照人体试验的伦理要求开展人体试验，只有在人体试验之后才可在临床上推广应用。另一方面，也不能因为该项技术的潜在风险而将其扼杀在襁褓之中，没有任何风险的技术是不存在的或者没有创新价值的。政府应当通过完善技术创新体系和技术伦理规范，鼓励研究人员进行创新性研究，而不是因噎废食，否则就永远不能占领技术创新的制高点。

§3　医学问题的管理之道

3.1　医疗机构防范医患冲突的差异性分析

　　医患冲突是医方和患方由于意见不一致导致的多种形式的紧张状态[①]。随着近些年来此类事件逐渐增多，不仅扰乱了正常医疗，而且会影响患者对医务人员的信任，影响患者战胜疾病的信心，延长疾病治愈时间[②]。因此各个医疗机构开始重视医患冲突的防范。在目前的情况下，对不同性质、类别、等级的医疗机构进行医患冲突防范方式的研究还相对较少。探讨不同医疗机构防范医患冲突的差异性，对于提高不同医疗机构防范医患冲突的能力具有一定的意义。

一、调查对象

　　本次调查一共收集了1403个有效样本，涉及了广东省21个地级城市中的19个地市，具有广泛的代表性。从调查的医疗机构的性质来看，大部分样本来自公立医疗机构，占总数的83.7%；从机构的级别上说，大多数样本来自三级或者二级医院，占比分别为49.7%和36.8%。样本反映了当前医疗机构及其医务

---

　　① 曹乔，陈光.医患冲突的功能理论视野下的医患冲突研究［J］.中国卫生事业管理，2016，33（11）：872-875.

　　② 尹万君.浅谈医患冲突及防范措施［J］.中外医疗，2012（15）：121.

人员的总量分布情况。

二、研究方法与质量控制

1.研究方法

利用自行设计并根据专家建议修改的问卷，在问卷星企业版平台上通过微信有针对性地向广东省内不同性质、类型、级别的医疗机构的医务人员发放，并将收集到的数据整理后输入计算机建立数据库，数据校对无误后，利用SPSS16.0软件对数据进行分析处理，并根据不同的数据特征运用卡方检验和方差分析进行统计学处理。

2.质量控制

为了保证问卷本身和问卷回收时的全面性和科学性，问卷在自行设计后交由专家反复修改并进行了预调查，并且对"医患冲突"等概念进行了解释说明，在问卷星企业版系统中对"问卷填写时间""问卷信息""安全及权限""显示设置""配额规则"等要素进行了专业化设置，同时增加了"陷阱"题，从而避免问卷重复填写、随意作答的可能。

三、研究结果

1.不同单位性质防范医患冲突情况

公立和私立医院对于减少医患冲突所做的防范措施存在相关性差异（$P<0.01$）。其中开展"加强医德医风建设、医患沟通及医疗安全管理等教育培训"合计占比61.8%（公立64.3%，私立49.1%），其次是"搭建患者意见表达的平台"，合计占比11.9%。继而是"开展医务社会工作"合计占比6.6%（公立5.8%，私立11%）。"建立健全约束奖惩机制"，合计占比3.0%（见表1）。

表1　不同单位性质防范医患冲突的措施

问题	选项	单位性质（%）		x^2
		公立（n = 1175）	私立（n = 228）	
	加强医德医风建设、医患沟通及医疗安全管理等教育培训	64.3	49.1	

| 问题 | 选项 | 单位性质（%） | | x^2 |
		公立（n = 1175）	私立（n = 228）	
为减少医患冲突，您所在单位做了哪些工作？	开展医疗服务评价监督活动	8.9	10.5	25.422**
	搭建患者意见表达的平台	10.6	18.4	
	建立健全约束奖惩机制	3.1	2.6	
	开展医疗社工服务	5.8	11.0	
	开展防范医患冲突预案的培训	7.3	8.3	

注：*P<0.05，**P<0.01。

公立和私立医院对于开展医疗服务评价监督活动的主要形式以及搭建患者意见表达平台存在统计学差异（P<0.01），在公立医院开展医疗服务评价监督活动中，进行科室评价（59.5%）、患者评价（75.3%）、社会评价（53.7%）的比例均高于私立医院，而私立医院的同事评价（44.3%）略高于公立医院（见表2）。

表2 不同单位性质防范医患冲突措施的评价

| 问题 | 选项 | 单位性质（%） | | x^2 |
		公立（n = 1175）	私立（n = 228）	
开展医德医风等防范医患冲突教育培训情况？	经常	37.4	38.6	3.859**
	有时	45.7	40.8	
	很少	13.4	14.9	
	没有	3.5	5.7	
开展防范医患冲突应急预案的培训情况如何？	有预案且经常宣传、培训	35.4	40.4	3.078
	有预案只有时宣传、培训	39.8	39.5	
	有预案但很少宣传、培训	18.9	14.9	
	有预案但没有宣传、培训	5.9	5.3	
医疗服务评价监督活动的主要形式有哪些？	科室评价	59.5	51.8	23.44**
	同事评价	38.5	44.3	
	患者评价	75.3	65.8	
	社会评价	53.7	44.3	
搭建的患者意见表达平台有哪些？	设有患者投诉箱	82.8	69.7	73.552**
	公开投诉电话	80.7	68.0	
	开展满意度随访	75.1	59.2	
	公布投诉处理结果	44.3	32.9	

注：*P<0.05，**P<0.01。

公立医院和私立医院对于约束奖惩机制的运行效果存在统计学差异

195

（$P<0.01$），而对于奖惩机制的严格性、单位开展义务社会工作服务总体频率以及开展义务社会工作的效果并没有存在显著差异（$P<0.05$）（见表3）。

表3　不同单位性质防范医患冲突措施的实施情况评价

	单位性质（平均值±标准差）		F	P
	公立（n=1175）	私立（n=228）		
所在单位约束奖惩机制的严格性？	3.34±0.70	3.34±0.76	0.01	0.91
所在单位约束奖惩机制运行效果评价？	3.13±0.71	3.32±0.69	14.67	0.00**
所在单位开展医务社会工作服务总体频率情况？	3.19±0.77	3.25±0.78	1.16	0.28
所在单位开展医务社会工作服务效果评价？	3.21±0.72	3.29±0.75	2.84	0.09

注：*$P<0.05$，**$P<0.01$。

2.不同等级医院防范医患冲突情况

不同机构级别在防范医患冲突的过程中所做的措施存在统计学差异（$P<0.01$）。二级医院在加强医德医风建设、医患沟通及医疗安全管理等教育培训方面占比最高（67.8%），而无等级机构在开展医务社工服务方面表现较好（占比19.8%），但其在开展医德医风教育培训（46.9%）、医疗服务评价监督（4.9%）方面占比较少（见表4）。

表4　不同机构级别防范医患冲突评价

问题	选项	机构级别（%）				x^2
		三级（n=697）	二级（n=516）	一级（n=109）	无等级（n=81）	
为减少医患冲突，您所在单位做了哪些工作？	加强医德医风建设、医患沟通及医疗安全管理等教育培训	58.7	67.8	64.2	46.9	45.584**

续表

问题	选项	机构级别（%）				x^2
		三级 （n=697）	二级 （n=516）	一级 （n=109）	无等级 （n=81）	
为减少医患冲突，您所在单位做了哪些工作？	开展医疗服务评价监督活动	10.9	7.9	7.3	4.9	45.584**
	搭建患者意见表达的平台	12.5	11	12.8	11.1	
	建立健全约束奖惩机制	3.3	2.7	1.8	3.7	
	开展医务社工服务	6.2	5.4	5.5	19.8	
	开展防范医患冲突预案的培训	8.5	5.0	8.3	13.6	

注：*$P<0.05$，**$P<0.01$。

不同机构级别在开展医德医风防范医患冲突教育培训、开展医疗服务评价监督活动以及搭建患者意见表达平台方面存在着统计学差异性（$P<0.01$），其中无等级机构经常开展医德医风防范医患冲突教育培训的占比仅为14.8%，远低于其他医疗级别的医疗机构，而且不进行此类培训的无等级医疗机构占比也最高（11.1%）。另外，无论哪一级别的医疗机构在患者评价方面都表现出最高的占比，而在同事评价方面占比最低，就此而言与机构级别无相关性差异（见表5）。

表5 不同机构级别防范医患冲突的措施评价

问题	选项	机构级别（%）				x^2
		三级 （n=697）	二级 （n=516）	一级 （n=109）	无等级 （n=81）	
医德医风等防范医患冲突教育培训情况？	经常	37.0	41.9	38.5	14.8	35.369**
	有时	44.5	42.8	50.5	54.3	
	很少	15.1	11.8	8.3	19.8	
	没有	3.4	3.5	2.8	11.1	
开展防范医患冲突应急预案的培训情况如何？	有预案且经常宣传、培训	34.1	39.9	37.6	28.4	14.001
	有预案只有时宣传、培训	40	38	45	42	
	有预案但很少宣传、培训	20.4	15.9	14.7	19.8	

续表

问题	选项	机构级别（%）				x^2
		三级 （n=697）	二级 （n=516）	一级 （n=109）	无等级 （n=81）	
医疗服务评价 监督活动的 主要形式有 哪些?	有预案但没有宣 传、培训	5.5	6.2	2.8	9.9	40.739**
	科室评价	58.0	60.3	60.6	44.4	
	同事评价	37.2	42.8	42.2	33.3	
	患者评价	71.9	79.3	70.6	59.3	
	社会评价	51.2	55.6	40.4	54.3	
搭建的患者意 见表达平台有 哪些?	设有患者投诉箱	81.1	81.6	82.6	69.1	87.968**
	公开投诉电话	77.3	83.5	75.2	63.0	
	开展满意度随访	71.9	79.7	59.6	49.4	
	公布投诉处理 结果	41.5	47.9	32.1	30.9	

注: *$P<0.05$, **$P<0.01$。

不同机构类型对于约束奖惩机制的严格性、约束奖惩机制运行效果评价、开展医务社会工作服务效果频率以及开展医务社会工作服务效果存在统计学差异（$P<0.01$）。其中，无等级医院在约束奖惩机制方面的严格性最弱，而且其奖惩机制运行效果也相对最差（见表6）。

表6　不同机构类型防范医患冲突措施的实施情况评价

措施评价	机构类型（$x \pm s$）				F	P
	三级 （n=697）	二级 （n=516）	一级 （n=109）	无等级 （n=81）		
您所在单位约束奖惩机 制的严格性?	3.28 ± 0.69	3.48 ± 0.66	3.25 ± 0.85	3.09 ± 0.79	12.59	0.00**
您所在单位约束奖惩机 制运行效果评价?	3.10 ± 0.70	3.24 ± 0.72	3.21 ± 0.73	3.02 ± 0.71	4.98	0.00**
您所在单位开展医务社 会工作服务总体频率情 况如何?	3.20 ± 0.77	3.25 ± 0.77	3.24 ± 0.71	2.84 ± 0.83	6.71	0.00**
您对所在单位开展医务 社会工作服务效果的 评价?	3.20 ± 0.75	3.27 ± 0.70	3.29 ± 0.60	3.00 ± 0.85	3.80	0.01*

注: *$P<0.05$, **$P<0.01$。

四、讨论与分析

1.不同单位性质防范医患冲突时的差异性分析

由表1可知，公立医院在加强医德医风建设教育培训方面做得较好，但在开展医务社工服务方面则稍显不足。《关于深化医药卫生体制改革意见》的指导思想是坚持公立医院的公益性质与主导地位，鼓励多元化办医，推动不同所有制和经营性质医院协调发展①。随着医改的不断深入，要求公立医院突出其公益性，这就需要淡化市场化的影响，公立医院的医务人员在从事医务工作的同时必须要拥有良好的医德医风来保证在行医过程中"重公益而轻私利"。关于医务社工服务方面，首先目前医疗系统与社工服务并没有明确政策性对接，公立医院自身对社工服务并不了解。其次我国的公立医院主要的收入来源于市场，而医务社会工作人员是"去商品化"、有一定"福利"性质的医疗卫生服务体系的专业助人者。在此背景下不少公立医院院长质疑，对医务社工既给编制又投钱，但产生的效益在哪里②？

由表2可知，在医疗服务评价监督活动形式上，除了同事评价外，公立医院对于社会、患者、科室评价比例均大于私立医院。这说明私立医院对于医患冲突防范的认识还不够充分，这与私立医院资源少有关。另外，因我国当前大医院"人满为患"，小医院"门可罗雀"的窘境，导致大多数的医患纠纷在公立医院发生，公立医院更加看重社会评价、患者评价。在搭建患者意见表达平台方面，公立医院构建患者意见表达平台更加多样化，这与公立医院更加注重"公益性"有一定的关系。

由表3可知，不同单位性质在进行医患冲突防范的过程中开展最少或者说最薄弱的是"建立健全约束奖惩机制"，私立医院在约束奖惩机制的效果上要明显优于公立医院。究其原因，从医院内部来说，我国的公立医院是由政府财政和集体财政投资兴办的为公共医疗服务的非营利性机构，而且公立医院的收入来源有一部分是国家有计划地派拨来满足其设备建设、科研支出、劳务损耗等。另外，公立医院一般情况下运营状况较好，从2005年至2013年的门诊诊疗量来看，公立医院的患者从2005年的39714.4845万人增加到2013年的123821.9

① 张帆，方玫玫，杨郁素.浅谈影响医院规模的外部因素［J］.中国集体经济，2013，4（4）：165-166.

② 黄红.医务社工：正跑步追需求［N］.健康报，2014-12-29（1）.

万人，所占医院总诊疗人次比例从28.64%上升到45.16%，床位数由597051张增长到1670000张[①]。医院的总体收入较高，因此公立医院的医务工作者收入也较高，而奖惩机制中的经济激励相对于公立医院的工作者来说则被弱化。从外部环境来看，虽然国家在逐渐取消公立医院医生的事业编制，但仍有一部分医生尚在编制内。而私立医院则是由自然人、法人或其他组织出资的医疗机构，讲求营利性，医生的收入完全依靠医院自身负担，而且私立医院的医生并没有"编制"可言，收入不能得到保证。在这种情况下，奖惩机制对于私立医院来说效果会更好。

2.不同级别的医疗机构防范医患冲突的差异性分析

由表5可知，二级医院在加强医德医风建设等教育培训、医疗服务评价监督形式与搭建患者意见平台方面做得最好。因二级医院多是县域内医院的支柱，承上启下。同时辐射多个社区，为其提供教学、培训等，承担着区域内居民的常见病、多发病的诊治，诊疗量大且二级医院的资源分配相对较好。总体来讲，我国二级医院人力资源及其效率总体分布趋于合理[②]。因此在防范医患冲突时做得较好。

由表6可知，在医务社会工作方面，医疗机构整体不足。因为当前医务社工服务尚处于起步阶段。规模大的医院进行医务社工服务时会难以着手，制度上缺少法律保障。这些医院开展医务社会工作需要各方面的投入，但不一定有好的效果。

3.造成医疗机构防范医患冲突的认知差异因素

从医院内部来讲，一方面医疗机构资源的多寡是影响医疗机构在防范医患冲突过程中的重要因素。当医院的医疗卫生资源分配不合理时，资源少的一方防范措施就会比较单一。另一方面，医院本身存在的管理机制也是重要的影响因素之一，如奖惩机制的效果在大规模医院中不明显，在基层卫生机构执行不严格。

从外部环境来讲，政策指引为首要因素。中国尚未建立规范的卫生政策第三方评估制度，所以政策评估权以及出现问题后的修订权其实同样属于政

---

① 常亚男，田立起.各类医疗机构门诊病人流向和费用分析［J］.经济师，2016（7）：265-266.

② 郑黎强，纪超.我国二级综合医院人力资源现状分析［J］.中国医院，2016（9）：14-16.

策执行者①。如开展社工服务，医疗机构在执行时没有方向感，施行的也相对不足。

此外还包括一些其他原因，如医院的医务人员的素质、患者的数量以及患者的种类都成为影响医疗机构在防范医患冲突过程中的关键因素。如妇幼医院，会更加重视医疗服务评价监督、搭建患者意见表达的平台及防范医患冲突预案。

一、建议

1.重视低级别医疗机构医患冲突的防范

总体而言，低级别医疗机构防范医患冲突手段单一、效果较差。这些因规模小、设备少、医疗人才短缺而无力防范医患冲突的医疗机构要加大医疗资源投入，设立专项资金来用于对基层医疗机构的人才培养、设备引进、基础建设。加强与大型医院防范医患冲突工作的交流，建立较为完善的医疗服务评价监督体系，搭建多样化的意见表达平台以及重视医德医风建设等。

2.建立健全奖惩机制

针对规模大、效益好的医院在进行物质激励的同时应当重视精神激励、情感激励。如医务工作者的奖惩方面应加上个人的假期、培训机会、评优晋职。对于科室应该在每一个时段进行一次评比，加强考核。要让薪酬变得有弹性，使得医院人员的薪酬与能力、业绩挂钩，医务人员的收入分为基本收入与绩效收入，每一个科室的任务和要求不同，这要更加具体量化。对于基层医疗机构要适当增加其严格性，加大奖惩的"绝对量"，加强对基层医疗机构人员之间的评比。运用尺标竞赛理论，通过代理人的绩效和类似条件下的其他代理人的绩效进行比较②。另外在奖惩过程中要做到公平，对于奖惩结果要及时公示，不可以因人而异、因科而异，奖惩过程要进行及时公开。

3.加大医务社会工作力度

当前我国医务社会工作开展进程缓慢，社会支持力度弱的现状需要改善。

① 肖恋.当前我国医务社会工作存在的问题及对策研究［J］.农村经济与科技，2017，28（10）：119-120.

② 苏明城，张向前.激励理论发展及趋势分析［J］.科技管理研究，2009(5)：343-345，339.

加强医务社会工作首先需要了解西方已经较为成熟的医务社会工作体系，如日本通过修改《保健法》来促进医务社会工作的发展、美国给予医务社会工作者"政府雇员"的身份，其工资待遇与公务员一致[①]。对于我国来讲则可以建立一种医务社会工作制度框架，针对大型医院进行岗位上的调整，将医务社会工作者纳入医疗卫生服务体系当中，保证其工资待遇及社会地位。同时政府要加强医务社会工作的宣传力度，通过多种渠道将较为成功的医务社会工作事件推广到社会中。促进不同医疗机构防范医患冲突任重道远，妥善处理好各个医疗机构关系的同时更需多方合力才可共同发展。

---

① 王一帆，孟楠. 国外医务社会工作者的发展、现状及启迪 [J]. 卫生软科学，2010，24（6）：566-568.

3.2 医疗机构从业人员对医患冲突处理方式评价研究

本研究试图通过对广东省医疗机构从业人员在医患冲突发生后，处理冲突方式的大样本调查，了解医疗机构从业人员所倾向的冲突处理方式及其对不同处理方式真实性评价，剖析人口社会学特征对其评价的影响及其相关性，探讨不同冲突处理方式之优劣，为进一步的对策性研究提供有价值的参考。

一、对象与方法

1.调查对象

本研究的调查对象为广东省医疗机构从业人员，包括医师、护士、医技、药技、管理及其他在医疗机构从事与医疗活动有关工作的人员，分布于广东省21个地级城市中的19个地市，主要集中在广州、深圳、惠州、肇庆、佛山等5个地市，其中广州、深圳的样本比例分别是34.8%、12.4%，与各地市医疗机构及其医务人员的总体情况基本一致。

2.调查方法

本研究设计了供样本对象填写的"医患冲突现状及其社会管理问题调查问卷"，并按照专家的咨询意见和统计学专业人员的建议进行了修改，然后输入购买的《问卷星》（企业版用户）系统。医患冲突发生后首选的求助方式包括尽量个人私下解决、及时上报科室、直接上报医务部门、直接上报医院领导、求助医务社会工作组织5种选项。医患冲突处理方式包括私下和解、民间医调委调解、卫生行政调解、仲裁、法律诉讼等5种选项。为了确保回收问卷的质量，课题组对问卷中涉及的基本概念进行了明确的界定，并在问卷星系统中设置了答题权限、起止时间、筛选规则、配额规则等信息。为了保证样本人群符合设定的条件要求，本研究通过医疗机构负责人及其从业人员对调查问卷进行有针对性的发放。共回收问卷1584份，其中有效问卷1403份，无效问卷181

份。无效问卷的剔除标准为：非广东省或非医疗机构从业人员、填写内容不实或明显错误者、全部选择题均填写同一答案序号以及其他不符合答案规范等情形。

3.统计分析方法

本研究利用SPSS21.0软件对调查获得的数据进行处理并建立数据库，在此基础上进行Pearson卡方检验、单因素方差分析等。$P<0.05$表示差异有统计学意义。

二、结果

1.样本人群的人口社会学特征

本调查1403例有效样本，在性别分布上，女性占59.4%，男性占40.6%；在职称分布上，高级占16.9%，中级占24.9%，初级占36.4%，无职称者占21.7%；在学历分布上，硕士研究生及以上占22.4%，本科占41.3%，专科占21.8%，中专（高中）占11.9%，初中及以下占2.6%。多数样本工作年限在10年以下，占比59.5%，工作年限为10~20年的样本占比23%。

从样本分布的机构性质上说，公立医疗机构占83.7%，私立医疗机构占16.3%；从机构类型上说，综合医院占71.6%，专科医院占4.6%，中医院占6.7%，卫生院（社区卫生服务中心）占7.6%，妇幼保健院占9.4%；从级别上说，大多数样本来自三级或者二级医疗机构，占比分别为49.7%和36.8%，而一级医疗机构占7.8%，无等级者占5.8%；在科室分布上，内科、外科样本量相对较多，分别占17.3%和15.1%，其次是妇（产）科和儿科，分别占8.0%和6.1%。其他科室虽然占比高达19.3%，但由于包括了行政、党务、群众社团、后勤等科室，如果从单一科室上说占比并不高；在职业岗位上，多数是医师和护士，占比分别为42.8%和24.7%，管理岗位占比10.8%。从总体来说，以上分布基本上反映了当前医疗机构及其医务人员的总体分布情况。

2.样本人群对医患冲突处理方式的选择倾向与评价

（1）医患冲突发生后首选的求助方式

当发生医患冲突后，样本人群首选的求助方式为及时上报科室（58.4%），其次是直接上报医务部门（16.7%），尽量个人私下解决占16.0%，直接上报医院领导占6.3%，而求助医务社会工作组织的仅占2.5%。

（2）发生医患冲突后对不同处理方式的选择倾向

发生医患冲突后，样本人群在选择处理冲突的方式时，首选的是医患自行协商（私下和解），其次是卫生行政调解或者民间医调委调解，而法律诉讼、仲裁解决被放到了较后的序位。

（3）对不同医患冲突处理方式的感受性评价

关于不同处理方式优劣的评价。样本人群对5种不同的医患冲突处理方式各有所倾向。60.9%的样本人群认为私下和解"约束弱、后患多"；对于民间调解方式，近半数样本人群认为其缺点较为明显，在约束力、效率及成本等方面都存在不足，缺乏明显的优势；关于卫生行政调解，48.3%的样本人群认为"效率低、成本高"，但也有40.4%的人看到了其优点，即"约束强、后患少"；有50.1%的样本人群看到了仲裁的优势在于"约束强、后患少"，而在效率与成本的评价方面没有显著的差异；对于法律诉讼方式，60.5%的样本人群都认可其"约束强、后患最少"的优点，但也有46.5%的人看出了其"效率低、成本高"的缺点。

关于单位应对医患冲突能力的评价。样本人群对其所在单位应对医患冲突的能力尚有一定的信心，选择及时高效和有时有效的样本比例接近八成（77.6%）。仅两成（22.4%）样本认为当前医院应对医患冲突的能力偶尔有效或者根本无效。

3.影响医患冲突处理方式感受性评价的相关因素

（1）发生医患冲突后的首选求助方式与样本人口社会学特征的相关性

就性别而言，在发生医患冲突后，女性样本选择及时上报科室的比例（64.5%）明显高于男性（49.6%），而男性直接上报医务部门的比例（24.4%）则明显高于女性（11.5%），差异有统计学意义（$P<0.01$）；就职称而言，不同职称样本人群的处理方式不尽相同，初级职称样本人群最愿意及时上报科室（65.0%），而高级职称样本人群选择直接上报医务部门的比例最高（23.%），职称与求助方式具有相关性（$P<0.01$）。另外，高级职称样本人群尽量个人私下解决的比例最高（19.3%）；就学历而言，本科（62.8%）及专科（62.1%）样本人群更愿意及时上报科室，而研究生学历样本人群直接上报医务部门的比例最高（24.2%），且学历与首选的求助方式之间具有相关性（$P<0.01$）；就工作年限而言，工作年限长的样本人群（20年以上）选择直接上报医务部门的比例最高（22.8%），而工作年限较短者（10年以下）选择直接上报医务部门的比例最低（14.4%），其间具有相关性（$P<0.05$）；就工作岗位而言，药技样本人群选择尽量个人私下解决的最高（26.7%），护士样本人群选择及时上报科室的比例最高（67.6%），而管理和医技人员则选择直接上报医务部门的比例相对较高，且其间具有相关性（$P<0.01$）。

（2）医患冲突处理方式与机构性质、类型、级别的相关性

与机构性质的相关性。公立医院和私立医院在对除仲裁调解之外的其他4种调解方式的态度差异有统计学意义（P<0.05）。私立医院与公立医院相比对私下和解、民间调解、卫生行政调解3种方式有着较高的认可度，其样本人群在对3种方式评价中选择"效率高、成本低""约束强、后患少"者均高于公立医院。而公立医院对于仲裁解决、法律诉讼两种解决方式的认可度较高，其样本人群在对这两种方式评价中选择"效率高、成本低""约束强、后患少"者均高于私立医院。

与机构类型的相关性。医疗机构类型对于私下和解、卫生行政调解两种处理方式的态度上差异有统计学意义（P<0.01），而在民间调解、仲裁解决、法律诉讼方面无相关性（P>0.05）。在专科医院、中医院、妇幼保健院的样本人群对"私下和解"的评价中，选择"效率高、成本低""约束强、后患少"的人群高于其他类型的医疗机构，反映了这三类机构对私下和解方式的认可度较高。而卫生院（含社区卫生中心）对卫生行政调解则表现出最高的认可度。

（3）与机构级别的相关性

不同级别医疗机构的样本人群对于5种调解方式的态度上差异有统计学意义（P<0.01）。无等级医疗机构较其他级别机构而言对"私下和解""民间调解"有着较高的认可度，而一级、二级医院对"卫生行政调解"的认可度较高。

三、讨论与建议

1.应切实提高临床科室应对冲突的处理能力

医患冲突发生后58.4%的医务人员首选的求助方式是及时上报科室，而且女性、低职称、低学历、工龄短的样本人群选择及时上报科室的比例普遍高于男性、高职称、高学历、工龄长的人群。在性别方面，之所以女性首选求助科室者高于男性，根据访谈发现，多数男性认为自己解决不了的问题，科室也很难解决，不如直接上报医务部门更好，该部门毕竟代表了机构的利益。而女性更多地认为，事情发生在科室且科室与自己是一个共同体，当然应当首选上报科室，尤其护士首选上报科室者比例高达67.6%。认知差异可能是造成性别与首选求助方式显著相关的重要原因；在职称、工龄方面，由于初级职称、工龄短者大多刚刚入职，工作会更加小心，而且作为下级医师、护士等所承担的责任相对较小，与科室人员的关系较医务部门更加熟悉，故而发生医患冲突后更

愿意求助于科室。而高职称、高学历者可能对自己的诊疗行为更加自信，更相信自己或医务部门解决医患冲突的能力，往往认为自己解决不了的科室也未必能够解决，与其求助科室还不如自己解决或直接求助医务部门。这提示科室作为医患冲突发生的主要现场和前哨，提高其应对冲突的处理能力，对于防范冲突的恶化，保护医务人员尤其是弱势从业人员的人身安全极为重要。

2.对于医患自行协商应加以规范和引导

医疗机构从业人员对自行（私下）和解、民间调解、卫生行政部门调解、仲裁调解、法律诉讼解决5种医患冲突解决方式优劣评价的总体看法存在较大分歧，没有形成统一的共识，这可能与不同性质、不同类型医疗机构的样本人群对医患冲突的解决成本、解决效率、后续隐患等优势与缺陷所关注的侧重点不同有关。发生医患冲突后，多数样本人群首选的处理方式是"医患自行协商（私下和解）"，尤其私立医院、专科医院、中医院、妇幼保健院及无等级医疗机构的样本人群更加倾向于选择这一方式。而公立医院相对于私立医院会更多地关注约束强、后患少的"仲裁解决""法律诉讼"两种解决方式。多年来尽管政府部门在解决医患冲突问题上采取了多种尝试，但"私下和解"仍占首位，是医患双方的首选，这可能与其他解决方式自身存在的问题有一定关系①。而且，这一结果与潘传德等的调查数据所反映的情况基本吻合②。不少医务人员之所以首选医患自行协调，并不是说该方式具有明显的优势，各级别医院的样本人群中均有超过50%以上的人群认识到了该方式"约束弱、后患多"的缺陷。因此，多数医务人员将此方式作为首选只是当下的无奈之举③。这提示，医患自行协商作为现阶段解决医患冲突不可或缺的路径，必须对其加以规范和引导，充分发挥其积极作用。

3.需要多部门之间的密切互动和协调

由于医患冲突的处理涉及医疗机构及其医务人员、患者及其家属、卫生行政主管部门、医疗事故鉴定机构、保险机构等，尤其是打砸医院、殴打医务人

① 胡鹏飞，陈少贤，彭晓明，等.广东省公立医院医疗纠纷变化趋势与解决途径分析［J］.中国医院管理，2008，28（2）：13-15.

② 潘传德，王建华.医患双方对医患关系认知差异性的调查分析［J］.医学与哲学，2005，26（12）：64-66.

③ 陈少贤，胡鹏飞，彭晓明，等.公立医院医疗纠纷快速增长的原因及防范对策［J］.中国医院管理，2008，28（2）：20-22.

员等违法犯罪行为还涉及公安、司法等机构，因此医患冲突的处理和解决需要多部门之间的密切互动和协调。但有关调查结果显示：在已有规定中，100%规定了部门分工，但只有58.1%规定了部门协作[①]。也就是说，相关规定、文件更多地强调了各部门之间的"分工"，而对不同部门间如何衔接配合、如何协同规定的不够具体和明确，这在一定程度上影响了医患冲突的处理效果，也影响了医疗机构从业人员对医患冲突处理方式的感受性评价。为此，医患协商需要与人民调解、司法调解、法律诉讼、纠纷仲裁以及医疗责任风险分担机制同步实施，进一步加强地方、公安、司法、保监、卫生行政等部门之间的协作，强化警医联动机制，健全突发事件处理流程，以更加有效地防范和处理医患冲突。

---

① 许尧. 当代中国医患纠纷的治理机制：现状、问题及建议 [J]. 中国行政管理，2016（3）：126-130, 155.

3.3 不同类别医疗机构从业人员对处理医患冲突方式的认知与评价研究

近年来，伤医事件时有发生，医患关系一直是社会各界关注的焦点。本文试图通过医疗机构特征与其处理医患冲突方式相关性的探讨，为医患冲突解决机制的研究提供一定的参考。

一、研究对象与研究方法

1.调查对象

本研究调查对象为广东省不同类别医疗机构的从业人员，包括医师、护士、医技、药技、管理及其他在医疗机构从事与医疗活动有关工作的人员。

2.调查方法

利用自行设计并根据专家建议修改的问卷，在问卷星企业版平台上设置了答题权限、时间限定、防重复填写、筛选规则等信息确保回收质量。通过微信有针对性地向广东省内不同性质、类型、级别的医疗机构的医务人员发放，并将收集到的数据整理、核对后，利用SPSS16.0软件根据数据特征用Pearson卡方检验或非参数检验进行统计学处理。$P<0.05$为差异具有显著性。

二、样本特征

本次调查共回收问卷1584份，其中有效问卷1403份，有效率为88.6%。从样本分布的机构性质上看，大部分样本来自公立医疗机构（83.7%）；从机构类型上看，综合医院样本比例最高（71.6%）；从机构级别上看，大多数样本来自三级（49.7%）或者二级（36.8%）医院。无论从机构性质、类型，还是从机构级别来说，样本都反映了当前广东省医疗机构及其医务人员的总量分布情况，具有较强的代表性。

三、调查结果

1.机构性质与医患冲突处理方式的相关性

公立医院和民营医院从业人员对于五种医患冲突调解方式的态度除仲裁调解方式外均有显著性差异（$P<0.05$），见表1。

2.机构类型与医患冲突处理方式的相关性

各类型医疗机构的样本人群在看待民间医患纠纷调解机构的作用上的差异无统计学意义（$P>0.05$），见表2。医疗机构类型对于私下和解、卫生行政调解两种处理方式的态度上差异具有统计学意义，而在民间调解、仲裁解决、法律诉讼方面的差异无统计学意义（$P>0.05$），见表3。

3.机构级别与医患冲突处理方式的相关性

不同级别医疗机构的样本人群对于五种调解方式的态度上的差异有统计学意义（$P<0.05$），见表4。

表1 机构性质对不同医患冲突处理方式评价的影响

选项	单位性质（%）		x^2值
	公立（n = 1175）	民营（n = 228）	
自行（私下）和解方式			
效率高、成本低	28.2	43.9	
效率低、成本高	42.3	31.6	76.321**
约束强、后患少	11.2	23.2	
约束弱、后患多	63.6	47.4	
民间调解方式			
效率高、成本低	31.1	41.2	
效率低、成本高	46.7	42.1	25.568**
约束强、后患少	25.1	28.1	
约束弱、后患多	46.4	32.9	
卫生行政部门调解方式			
效率高、成本低	32.8	41.7	
效率低、成本高	49.2	43.4	12.929*
约束强、后患少	40.2	41.7	
约束弱、后患多	27.0	21.1	
仲裁调解方式			
效率高、成本低	35.1	37.3	2.434
效率低、成本高	44.8	42.5	

选项	单位性质（%）		x^2值
	公立 （n = 1175）	民营 （n = 228）	
约束强、后患少	50.8	46.5	
约束弱、后患多	18.0	16.7	
法律诉讼解决方式			
效率高、成本低	34.6	40.4	
效率低、成本高	47.2	42.5	13.859**
约束强、后患少	62.1	52.2	
约束弱、后患多	8.9	11.4	

注：**$P<0.01$，*$P<0.05$。

四、讨论

1.关于机构性质与医患冲突处理方式的相关性

民营医院从业人员与公立医院从业人员相比对私下和解、民间调解方式有着较高的认可度，其样本人群在对这两种方式评价中选择"效率高、成本低、约束强、后患少"者均高于公立医院。而公立医院对于法律诉讼的认可度较高，其样本人群在对这种方式评价中选择"约束强、后患少"者高于民营医院。这可能与不同性质的医院对医患冲突的解决成本、解决效率、后续隐患等因素所关注的侧重点不同有关。

一般说来，公立医院会更多地关注约束强、后患少的处理措施，而民营医院从业人员对成本、效率的关注偏多。非营利性医院与营利性医院执行的财会制度区别很大，营利性医院更强调追求利润最大化。民营医院的经营偏重营利性的特点，使得员工更注重医院的运营成本。私下和解、民间调解和卫生行政调解这三种方式相对于仲裁和法律诉讼，大多数情况下不需要进行医疗事故鉴定，且调解的时间成本较低，负面的社会影响不大。由于目前民营医院的力量相对薄弱，医疗纠纷可能会对自身的运营产生致命性后果，所以民营医院从业人员会更注意避免医患冲突带来的声誉影响。为了维护医疗机构声誉，节省经济成本和快速解决纠纷，最简单、最直接、最节省资源的私下和解成为民营医疗机构的首先考虑方式。

由于历史原因，我国卫生行政部门既管理医疗机构，又开办医疗机构。就现在的情况而言，公立医疗机构仍属于公有制的公益性服务机构。往往有人认为，在部门保护主义以及行业本位主义的影响下，公立医院的医务工作者可能更倾向于行政调解，但本调查显示，公立医疗机构的样本人群更倾向于通过法律解决冲突，对法律诉讼持有肯定的态度。而对私下和解较私立医疗机构持更多的负面评价。《广东省医疗纠纷预防与处理办法》第二十九条明确规定："医疗纠纷赔付金额1万元以上的，公立医疗机构不得与患者或者其近亲属自行协商处理。"[①]这也在一定程度上限制了公立医疗机构对私下和解的选择。

2.关于机构类型与医患冲突处理方式的相关性

不同类型医院对民间医患纠纷调解机构有基本一致的看法。综合医院、中医院和妇幼保健院认为该处理方式"效率高、成本低、和稀泥、有效率"的样本人群（分别是52.0%、67.0%、56.1%）均高于选择"作用小、易反弹、无作用、反多事"的人群（分别是48.0%、33.0%、43.9%），专科医院和卫生院略有差异。这表明各类医院对民间医患纠纷调解机构持有积极的态度。

表2 机构类型对医调委作用评价的影响

| 选项 | 机构类型（%） | | | | | 合计（n=1403） | x^2值 | P值 |
	综合（n=1005）	专科（n=65）	中医院（n=94）	卫生院（n=107）	妇幼保健院（n=132）			
效率高、成本低	27.7	21.5	36.2	24.3	32.6	28.1	15.395	0.221
和稀泥、有效率	24.3	26.2	30.8	23.4	23.5	24.7		
作用小、易反弹	36.1	36.9	26.6	43.9	31.8	35.7		
无作用、反多事	11.9	15.4	6.4	8.4	12.1	11.5		

表3 机构类型对不同医患冲突处理方式评价的影响

| 选项 | 机构类型（%） | | | | | x^2值 |
	综合（n=1005）	专科（n=65）	中医院（n=94）	卫生院（n=107）	妇幼保健院（n=132）	
自行（私下）和解方式						
效率高、成本低	29.2	40.0	41.5	29.0	31.8	64.911**
效率低、成本高	41.7	29.2	39.4	50.5	30.3	
约束强、后患少	10.8	9.2	22.3	19.6	21.2	
约束弱、后患多	64.0	53.8	44.7	56.1	56.8	
民间调解方式						
效率高、成本低	31.3	27.7	44.7	32.7	37.1	25.380
效率低、成本高	46.5	43.1	46.8	51.4	38.6	
约束强、后患少	25.5	21.5	26.6	24.3	28.8	
约束弱、后患多	46.6	43.1	33.0	42.1	36.4	
卫生行政部门调解方式						
效率高、成本低	33.1	23.1	41.5	43.9	34.8	45.280**
效率低、成本高	49.6	60.0	41.5	36.4	47.0	
约束强、后患少	39.4	27.7	46.8	52.3	40.2	

---

① 广东省卫生和计划生育委员会.广东省医疗纠纷预防与处理办法［EB/OL］.（2013—04—12）［2017—10—10］http：//www.gdwst.gov.cn/Pc/Index/search_show/t/all/id/10517.html.

续表

选项	机构类型（%）					x^2值
	综合（n=1005）	专科（n=65）	中医院（n=94）	卫生院（n=107）	妇幼保健院（n=132）	
约束弱、后患多	27.2	35.4	17.0	20.6	23.5	
仲裁调解方式						
效率高、成本低	35.2	33.8	31.9	44.9	32.6	16.914
效率低、成本高	44.7	47.7	45.7	38.3	44.7	
约束强、后患少	51.0	36.9	56.4	51.4	43.9	
约束弱、后患多	17.6	21.5	14.9	18.7	18.2	
法律诉讼解决方式						
效率高、成本低	35.6	27.7	35.1	32.7	40.9	24.464
效率低、成本高	46.4	58.5	42.6	49.5	41.7	
约束强、后患少	61.4	47.7	67.0	64.5	52.3	
约束弱、后患多	8.9	15.4	8.5	11.2	8.3	

注：**$P<0.01$，*$P<0.05$。

表4　机构级别对不同医患冲突处理方式评价的影响

选项	机构级别（%）				x^2值
	三级（n=697）	二级（n=516）	一级（n=109）	无等级（n=81）	
自行（私下）和解方式					
效率高、成本低	30.4	29.8	23.9	48.1	58.029**
效率低、成本高	36.6	45.3	56.0	23.5	
约束强、后患少	10.9	14.9	18.3	14.8	
约束弱、后患多	63.8	58.5	60.6	51.9	
民间调解方式					
效率高、成本低	29.4	36.4	32.1	38.3	43.716**
效率低、成本高	47.9	43.4	49.5	40.7	
约束强、后患少	20.1	31.4	28.4	32.1	
约束弱、后患多	46.8	41.5	49.5	32.1	
卫生行政部门调解方式					
效率高、成本低	28.8	38.6	46.8	35.8	55.395**
效率低、成本高	52.7	45.2	33.0	50.6	
约束强、后患少	36.3	44.2	49.5	39.5	
约束弱、后患多	26.8	26.9	23.9	16.0	
仲裁调解方式					
效率高、成本低	30.3	40.7	42.2	37.0	23.299*
效率低、成本高	45.3	44.4	39.4	43.2	
约束强、后患少	48.9	50.8	57.8	45.7	
约束弱、后患多	17.9	18.6	15.6	13.6	
法律诉讼解决方式					
效率高、成本低	30.1	40.7	45.0	35.8	32.004**
效率低、成本高	49.5	44.0	43.1	40.7	
约束强、后患少	57.4	63.8	67.0	58.0	
约束弱、后患多	9.5	8.9	10.1	8.6	

注：**$P<0.01$，*$P<0.05$。

　　作为独立的第三方人民调解组织，广东省医调委依据《人民调解法》，通过社会组织运用市场机制化解医疗纠纷，创新和完善了"保、调、赔、防、管"联合机制[①]。据广东省医调委统计，2010年10月—2016年11月，应急现场处理"医闹"案件1246起，累计受理医患纠纷案件9150起，调解成功率为85%。广东省医调委在解决医患纠纷事件中发挥了越来越不可忽视的作用，并且已逐渐得到医务人员的认可。医调委使医疗机构把院内的医疗纠纷转移到院外调解，避免患者与医疗机构的"面对面对质"，大大减少了医务人员处理医疗纠纷的行政成本及事务性工作。同时，它比诉讼更省钱、更便捷，比行政调解更公正、更中立，比双方协商解决更柔性、更专业[②]。2015年11月国务院颁布的《医疗纠纷预防和处理条例》第四条规定："各级人民政府应当建立以人民调解为主，医患和解、人民调解、司法调解、医疗风险分担机制等有机结合的医疗纠纷预防和处理制度。"显示未来在医疗纠纷处理中，医调委等民间医患调解机构将占据重要的地位。

在专科医院和中医院样本人群对私下和解的评价中，选择"效率高、成本低"的人群高于其他类型的医疗机构，反映了这两类机构对私下和解方式的认可度较高。中医院属于低医患冲突风险的医疗机构，中医特别强调情感、意志等心理因素对健康与疾病的影响，强调望、闻、问、切等直观诊疗手段的作用，不需要复杂昂贵的现代检测仪器，检查费用少，医生将"大医精诚"的理念融入医德医风建设中，更加重视与病患的沟通和接触，这种人性化的发展模式，可能对于防范和消解医患冲突具有一定的积极意义。

中医院和卫生院从业人员对卫生行政调解表现出较高的认可度，选择"效率高，成本低、约束强，后患少"的人高于其他类型的医疗机构，这可能与该类机构缺乏专门处理医患纠纷的职能部门及法律专业人才有关。

3.关于机构级别与医患冲突处理方式的相关性

无等级医疗机构从业人员与其他级别机构相比对私下和解、民间调解有着较高的认可度，其样本人群在对这两种方式评价中选择"效率高、成本低、约束强、后患少"者均高于其他级别的机构。而一级、二级医院对于卫生行政调解、仲裁解决、法律诉讼三种解决方式的认可度较高，其样本人群在对这两种方式评价中选择"效率高、成本低、约束强、后患少"者均高于其他级别的机

---

① 李红，赵一俏，张晓莉，等.广东医调委运行机制及其完善策略探讨［J].中国医院管理，2017，37（2）：74-75.

② 蔡蓓慧，姚丁铭，胡嘉佩，等.温州市医疗纠纷第三方调解机制实施效果跟踪研究［J].现代医院管理，2011（6）：13-16.

构。这一现象与机构类型调查结果所反映的情况基本一致，揭示了级别低、职能部门不健全的卫生院、社区卫生服务中心等面对医患冲突更倾向于私下和解、卫生行政调解，发生医疗纠纷后，一些患者不走正规渠道，而是选择"闹"的方式解决，这些医疗机构没有完善的医患纠纷处理部门，当索赔金额在可接受范围内，出于机构的声誉、维护社会稳定，更倾向于息事宁人，赔钱了事。

等级较高的医疗机构医务工作人员由于绩效指标、工作压力等原因，更倾向于选择能一次性解决医患纠纷的处理方式。而医患协商所达成的契约约束力较弱，容易出现患者反悔的现象，这样医院必定还会为此继续耗费大量的精力和时间[①]。另外，很多人误以为诉讼是解决冲突的唯一途径，认为"法治等于诉讼"，也可能是其选择诉讼来解决冲突的重要影响因素之一。

三级医疗机构的样本人群对五种解决方式都不是很认可，其评价反映了每种处理方式的优缺点。三级医院诊疗量大，患者疑难险症多，一旦诊疗效果与患者期望不符，医患双方对结果容易产生争议，这可能导致医患纠纷的冲突方式恶劣、解决难度大、索赔金额高等。三级医院面临医疗纠纷的严重性明显高于二级医院[②]。

总之，不同性质、不同类型和不同等级的医疗机构对医患冲突的解决机制有不同的选择意向，没有哪一种处理方式能很好地解决所有的医患冲突。如何找到效率高、约束强且成本可以权衡的方式，是解决当前医患冲突的关键环节。当前社会急需一个以非诉讼机制为主要方式、以法律诉讼为最终途径的多元化的医疗纠纷解决机制，使医患关系从对立走向对话，引导当事人更多地选择一条温和的、人性化的解决冲突的道路[③]。

---

① 陈翰丹.论医疗纠纷人民调解机制的完善［J］.医学与哲学：人文社会医版，2011，32（7）：69-71.

② 刘丽，谢铮，邱泽奇，等.不同级别医院医患关系现状及医方影响因素分析［J］.医学与哲学：人文社会医学版，2009，30（8）：30-32.

③ 李冀宁，覃红.医疗纠纷非诉讼解决机制与和谐医患关系［J］.医学与哲学：人文社会医版，2007，28（5）：33-34.

3.4 医师职业倦怠与其医患关系的相关性研究

近年来，职业倦怠已成为国内外各领域争相研究的焦点之一。职业倦怠是由Freudenberger于1974年首次提出，他认为职业倦怠是一种最容易在与人打交道、助人行业中出现的情绪性耗竭症状[①]。美国心理学家Maslach和Jackson在对护士职业的研究中发现：职业倦怠与工作情境有关，是由情感衰竭、去人性化和个人成就感降低构成的一种生理、心理上的多维度综合性症状，具体表现为以下三个方面。其一，情感衰竭：个体的情绪和情感处于极度疲劳状态，情感资源枯竭，工作热情完全丧失；其二，去人性化：个体以消极、否定、麻木不仁的态度和情感对待身边的人，对他人缺乏同情心，甚至把他人当作无生命的物体看待；其三，个人成就感降低：个体对自己工作的意义和价值评价下降，自我效能感丧失，并不再付出努力[②]。我们试图通过实证数据对此加以剖析。

一、对象、方法与工具

1.研究对象和方法

本研究采用方便抽样的方法，对广州市21家医院的350名医师随机发放纸质调查问卷，共收回340份问卷（回收率97.14%）。问卷中所有条目均完整填写的有324份，16份填写不完整被剔除，有效率为95.29%。受调查的医院分类及人数: 三级医院12家、270人，二级医院7家、35人，一级医院和其他2家、19人。

---

① Freudenberger. H, J. Staff burnout [J]. Journal of Social Issues, 1974（30）: 159-164.

② Maslach, Jackson. The measurement of experienced burnout [J]. Journal of occupational Behaviour, 1981, 2（2）: 99-113.

2.研究工具与质量控制

本研究采用国际通用量表（MBI-HSS中文版本），它将职业倦怠分为三个维度，分别是情绪衰竭、缺乏人情味、个人成就感，量表的设计者Maslach建议不合计倦怠分。情绪衰竭得分小于等于16分表示低衰竭，17～26分表示中度衰竭，大于等于27分表示高衰竭；缺乏人情味得分小于等于6分表示低衰竭，7～12分表示中度衰竭，大于等于13分表示高衰竭；个人成就感得分小于等于31分表示成就感低下，32～38分表示中度低成就感，高于38分表示高成就感。

将医师的医患关系用分值来表示，进行量化比较。本次医患关系调查量表来源于刘俊荣撰写的《医患冲突的沟通与解决》（广东高等教育出版社，2004年），该量表有15个条目并对每题的选项进行赋值：得分在36～45分之间，表示医患关系良好，医师与患者相处得很好，能从日常工作中得到许多乐趣，在患者中有一定的威信，患者比较信赖医师；得分在26～35分之间，表示医患关系处理得不太好，医师与患者关系不稳定，虽然医师想与患者交朋友并做出了努力，但是患者并不一定喜欢，需要医师认真检查自己的言行，真诚对待患者；得分在15～25分之间，医师很可能是个严肃或孤僻的人，思想不活跃、不开朗，喜欢独处，医患关系差。本研究对该医患关系量表进行了可靠性分析，发放了60份问卷，共收回60份且均有效；通过SPSS22.0软件分析，Cronbach's Alpha值为0.761（α大于0.7，表示具有良好的内部一致性）；KMO值为0.611（KMO值在0.6～0.7之间，表示效度可行）。

采用SPSS22.0软件对"倦怠压力源测试"的14个条目进行了信度和效度分析，Cronbach's Alpha值为0.615（表示信度尚可）；效度KMO值为0.822（KMO值在0.8～0.9之间，表示非常适合做因子分析）。问卷的总体α=0.835（α值大于0.8，表示具有很好的内部一致性）。

二、调查结果

1.调查对象的人口学特征

在回收的324份有效问卷中，男性医师176人（占54.30%），女性医师148人（占45.70%）；25～29岁105人（占32.41%），30～39岁147人（占45.37%），40～49岁50人（占15.43%），50～59岁20人（占6.17%），60岁及以上2人（占0.62%）；大专9人（占2.78%），本科120人（占37.04%），硕士142人（占43.83%），博士和博士后53人（占16.36%），具体数据见表1。

2.医师职业倦怠的基本状况分析

从表2可知，医师职业倦怠情绪中度衰竭及以上的有214人，占66.0%；缺乏人情味中度衰竭及以上的有177人，占54.6%；个人成就感中度衰竭及以上的有247人，占76.3%，可见样本人群的职业倦怠水平较高。

表1　调查对象的人口学特征

属性	基本情况	人数	比例（%）
性别	男	176	54.30
	女	148	45.70
年龄	25～29岁	105	32.41
	30～39岁	147	45.37
	40～49岁	50	15.43
	50～59岁	20	6.17
	60岁及以上	2	0.62
学历	大专	9	2.78
	本科	120	37.04
	硕士	142	43.83
	博士/博士后	53	16.36

表2　医师职业倦怠状况

维度	平均数	标准差	高（%）	中（%）	低（%）
情绪衰竭	22.23	12.22	33.6	32.4	34.0
缺乏人情味	8.62	6.05	24.4	30.2	45.4
个人成就感	30.80	10.16	23.8	27.2	49.1

3.工作时间对医师职业倦怠的影响分析

将工作时间分为5个维度，与职业倦怠三个维度做单因素方差分析可知，医师的工作时间对情绪衰竭与缺乏人情味的影响差异有统计学意义（$P<0.05$），但是与个人成就感的差异无统计学意义。统计结果显示医师工作时间对情绪衰竭和缺乏人情味的影响在11～12小时衰竭感最大，随后逐渐减弱（见表3）。

表3　工作时间对职业倦怠的影响（$x \pm s$）

维度工作时间	n	情绪衰竭	缺乏人情味	个人成就感
7～8h	105	17.85 ± 10.56	7.23 ± 5.29	32.10 ± 10.00
9～10h	139	22.90 ± 11.39	9.07 ± 6.02	29.46 ± 10.24
11～12h	47	29.91 ± 13.79	10.74 ± 7.02	31.45 ± 8.79
13～14h	20	24.75 ± 12.67	8.05 ± 6.25	32.90 ± 11.41
15h以上	13	18.69 ± 12.42	8.23 ± 6.10	29.23 ± 12.54
F		9.51	3.17	1.38
P		0.00	0.01	0.24

4.薪酬收入对医师职业倦怠的影响分析

将医师的薪酬收入分为7个等级，与职业倦怠三个维度做单因素方差分析。结果显示，收入对职业倦怠三个维度的影响差异均具有统计学意义（$P<0.05$），具体情况见表4。

表4　收入对职业倦怠的影响（$x \pm s$）

维度收入	n	情绪衰竭	缺乏人情味	个人成就感
5000元及以下	49	26.55 ± 13.06	11.90 ± 6.03	27.71 ± 9.64
5001 ~ 8000元	105	22.49 ± 10.85	9.39 ± 6.27	30.91 ± 9.78
8001 ~ 11000元	99	23.26 ± 12.51	8.84 ± 6.18	31.11 ± 9.89
11001 ~ 14000元	43	20.51 ± 11.72	9.47 ± 4.38	29.95 ± 11.72
14001 ~ 17000元	4	25.25 ± 14.57	6.00 ± 5.10	37.75 ± 12.97
17001 ~ 20000元	10	19.10 ± 9.01	7.00 ± 4.85	41.10 ± 4.59
20001元及以上	13	24.08 ± 10.27	11.00 ± 7.40	32.62 ± 9.47
F		2.32	2.16	3.01
P		0.04	0.04	0.00

5.上级或同事的支持对职业倦怠的影响分析

将上级或同事的支持对职业倦怠的影响做检验，结果显示差异具有统计学意义（$P<0.05$）。经常得到上级或同事支持的医师情绪衰竭和缺乏人情味感较低，个人成就感较高（见表5）。

表5　上级或同事的支持对职业倦怠的影响（$x \pm s$）

上级或同事的支持	n	情绪衰竭	缺乏人情味	个人成就感
是、经常	243	20.53 ± 11.50	7.94 ± 5.48	31.66 ± 10.20
否或有时	81	27.33 ± 12.98	10.65 ± 7.17	28.26 ± 9.69
t		−4.47	−3.56	2.63
P		0.00	0.00	0.00

6.工作环境对职业倦怠的影响分析

工作环境对职业倦怠的影响方面：通过表6显示的结果可知，威胁和医疗暴力对职业倦怠三个维度的影响差异均具有统计学意义（$P<0.05$）。

表6　威胁和医疗暴力对职业倦怠的影响（$x \pm s$）

维度	n	情绪衰竭	缺乏人情味	个人成就感
是、经常	22	25.45 ± 13.08	10.41 ± 5.67	24.23 ± 8.83
偶尔	149	25.77 ± 12.45	10.33 ± 6.46	30.89 ± 9.88
没有	153	18.31 ± 10.66	6.69 ± 5.07	31.67 ± 10.33

维度	n	情绪衰竭	缺乏人情味	个人成就感
F		16.28	15.97	5.31
P		0.00	0.00	0.005

7.样本人群的医患关系状况分析

根据数据分析可知，样本人群中医患关系的平均分是33.16，标准差为3.32，处于医患关系不太好的状况。医患关系不太好和孤僻的医师人群有239人，占73.77%（见表7）；其中男性134人（占56.07%），女性105人（占43.93%）。

表7 医患关系等级状况

等级	人数	百分比（%）
很好	85	26.23
不太好	235	72.53
孤僻	4	1.24

8.医师职业倦怠对医患关系的影响分析

通过表8显示的结果可知，医师职业倦怠三个维度对医患关系的影响差异均具有统计学意义（$P<0.05$）。

表8 医师职业倦怠对医患关系的影响（$x \pm s$）

维度	倦怠等级	n	医患关系积分	F	P
情绪衰竭	低	110	34.05 ± 3.8	8.27	0.00
	中	105	33.9 ± 3.29		
	高	109	32.26 ± 3.29		
缺乏人情味	低	147	33.76 ± 3.34	5.52	0.00
	中	98	33.02 ± 3.28		
	高	79	32.25 ± 3.7		
个人成就感	低	159	32.30 ± 3.22	20.6	0.00
	中	88	33.05 ± 3.28		
	高	77	35.09 ± 2.80		

9.医患关系对医师职业倦怠的影响分析

为了研究医患关系对职业倦怠的影响，我们将医患关系作为自变量，职业倦怠作为因变量，采用SPSS22.0软件进行单因素方差分析。从表9的数据可知，医患关系状况对医师职业倦怠的影响差异均具有统计学意义（$P<0.05$）。医患关系越好，医师倦怠感越低。

10.医患关系与医师职业倦怠的相关性分析

为了研究医师职业倦怠与其医患关系是否具有相关性，通过spearman分析可知，医患关系与情绪衰竭、缺乏人情味、个人成就感的相关系数分别为-0.219、-0.224、0.295，P值均小于0.05（见表10），表明医患关系与情绪衰竭和缺乏人情味呈负相关，与个人成就感呈正相关。

表9　医患关系对职业倦怠的影响（$\bar{x} \pm s$）

	医患关系好 n=85	医患关系不太好 n=235	医患关系差 n=4	F	P
情绪衰竭积分	19.58 ± 10.97	23.1 ± 12.43	26.75 ± 19.72	5.21	0.02
缺乏人情味积分	7.09 ± 4.83	9.13 ± 6.21	11.00 ± 13.69	3.92	0.02
个人成就感积分	34.62 ± 10.06	29.50 ± 9.88	26.75 ± 10.44	8.65	0.00

表10　医患关系与医师职业倦怠的相关性

维度	平均值	标准差	医患关系 相关系数	P
情绪衰竭	22.23	12.23	-0.219	0.00
缺乏人情味	8.62	6.05	-0.224	0.00
个人成就感	30.80	10.16	0.295	0.00
医患关系	33.17	3.33	1	

三、讨论

通过上述分析可知，除工作时间对个人成就感的影响无显著性差异外，薪酬收入、上级或同事的支持、医疗暴力和医患关系对医师职业倦怠三个维度的影响差异均具有统计学意义。

1.工作时间与职业倦怠呈正相关关系

医师因高负荷工作和情感消耗而身心俱疲，还要肩负重大的责任，一直以来都是职业倦怠的高发群体[①]。工作时间长即工作负荷高，本次调查显示工作负荷越大，医师倦怠感越高，但日工作时间达到13以上时，倦怠感有所回落。这可能是因为工作在11~12小时的医师是被动式的加班，情绪衰竭和缺乏人情味都比较高，但是工作13小时以上的医师可能是主动式的加班，工作意愿比较强，所以倦怠感有所回落。专家们也一致认为职业倦怠的产生与工作时间呈正

---

① 戚厚兴，张作记.医生职业倦怠个体及社会影响因素的国内研究［J］.中华行为医学与脑科学杂志，2012，21（5）：462-464.

相关，即工作负荷过度会导致职业倦怠[①]。

2.收入与职业倦怠呈负相关关系

美国心理学家弗鲁姆提出的期望理论表明，人们在预期他们的行动将会有助于达到某个目标的情况下，才会被激励去做某些事情以达到目标[②]。随着收入的增加，医师的倦怠感明显降低。因为高收入能带来物质上的满足感，可以抵消医疗工作中的压力。但是当收入达到2万元以上时，情绪衰竭和缺乏人情味显著增强，个人成就感降低，可能是虽然高收入能带来一定的物质满足感，但是当达到一定的额度时，边际效应降低，物质满足已经无法抵挡工作带来的压力，此时医师有更高层次的需求，如获得尊重、社会地位等。

3.获得尊重与支持能缓解职业倦怠

尊重与支持是指上级、同事、患者和家人认可个体的能力和价值等。本次调查发现，能经常得到上级或同事支持的医师，其职业倦怠感最低。这是因为能获得上级或同事的支持，其实就是对医师本人工作能力的认可，承认其价值所在，这会使得他们工作热情高涨，能以热情饱满的姿态对待身边的人和事，自我效能感提升，自愿为组织和事业努力。

4.医疗环境影响医师的职业倦怠感

经常遭受患者或家属的威胁和医疗暴力的医师，其倦怠感最高。因为经常遭遇患者或家属的医疗暴力，工作环境无绝对保障，使得医师担心人身安全问题，怀疑医院不重视自己，甚至怀疑医疗行业的工作，对前景充满忧虑，对工作丧失热情，产生成就感低下等心理变化。汪海洋等人的调查研究也表明，77.7%的医师认为当前工作环境差，恶化的医疗环境和紧张的医患关系也可能是产生压力的重要因素[③]。

5.医师职业倦怠与医患关系相互影响

根据数据分析可知，医师职业倦怠与医患关系相互影响。因为当医师处于高职业倦怠状况时，身心极度疲劳，情感资源枯竭，觉得工作失去意义，会以

---

① 刘铁榜.医务人员的职业倦怠（上）[J].临床精神医学杂志，2009，19（5）：285-286.

② 张康之，李传军.一般管理学原理（第3版）[M].北京：中国人民大学出版社，2010.

③ 王海洋，蒲俊材，李鹏飞，等.我国西部地区神经内科医师职业倦怠现状及其影响因素[J].环境与职业医学，2017，34（8）：693-697.

消极冷漠的态度对待身边的同事和患者，此时医疗差错上升，也会激化医患矛盾。相反，如果医患关系恶化，医师经常遭受患者投诉或人身安全威胁等，工作处于高压状态，此时他们也会怀疑医疗行业的工作，长久下去会导致职业倦怠感上升。也有研究指出医师是一个比较特殊的社会群体，其职业倦怠感比较明显，可能是与我国医生面临巨大的学习和工作压力有关。城市的大型综合医院医务人员严重不足，医师每天需面对大量的病人并熬夜值班，临床教学型医院还需担负临床教学的任务，并有繁重的科研工作，这会加重医师的职业倦怠感。当医师产生了职业倦怠，无论是情感衰竭、去人性化还是个人成就感降低，其行为都会直接体现在工作上。发生职业倦怠会让医师对工作失去热情，对病人漠不关心，影响对病情的解读，有可能造成错诊和误诊，降低治疗效果，加深患者对医师的不理解，引发医患矛盾[①]。

四、建议及对策

1.加大医师的人员配置，减轻医师的工作负担

据统计，有67.59%的医师表示工作时间超过八小时，其情绪衰竭和缺乏人情味明显较高。也有研究表明，职业倦怠高的原因之一是工作负荷过大，医师资源相对不足、缺乏人手。从降低医师职业倦怠和缓和医患关系的角度考虑，必须加大人力投入，积极解决医院存在的人手短缺问题；医院可以进一步规范人力资源管理，不能单纯从节约人力成本角度考虑问题[②]。所以医院的管理者可以从医师人力资源的合理配置入手，引进专业的人力资源管理人员，设计降低医师工作负荷的有效方案，尽可能杜绝"工作量超负荷"的现象。

2.合理提高工资福利待遇，重视医师工作

根据对本次调查的数据分析可知，有78.09%的医师月收入在11000元以下，而与广州地区高企的房价和物价水平相比，这一收入相当微薄。目前我国医疗服务实行政府定价，采取的是"按成本确定价格"的方式，这很好地补偿了医疗服务中所耗费实物资源的市场价值，但是低估了医生人力资源的市

① 代思远.医务人员职业倦怠与医患关系的相关性研究——以唐山市某医院的调查为例［D］.华北理工大学，2017.

② 刘国忠.医生职业倦怠与医疗差错的相关性研究——以福建医科大学附一医院为例［D］.福建农林大学，2014.

场价值①。有研究表明医师在物质和精神上不能得到一定的满足时，其为患者服务的动力将受到消减，而且容易引起挫败感；若进一步恶化，甚至可能出现情绪衰竭和缺乏人情味的情况。因此医院应该有针对性地设计合理的薪酬激励方案，适当提高医师的合法收入，改善其福利，解决他们的后顾之忧，使得他们能全心全意地投入工作中。另外，医院也应该重视医师的激励工作，定期开展竞赛、表彰先进等活动，有单位与组织的支持和肯定，也能缓解医师的职业倦怠。

3.创造和谐的医疗环境，减少医患冲突诱因

根据调查可知，有171名医师（占52.78%）曾遭受过患者或其家属的威胁或暴力，同时医患关系差的医师，职业倦怠感尤其严重。可见，为了降低医师的职业倦怠，医院层面应为医师提供安全、舒适的工作环境，同时多为患者考虑，提供舒心的就医条件，降低医疗费用，减少医患冲突的诱因，从而创造和谐的医患关系。

---

① 马建军.浅析公立医院医师职业倦怠对医患关系的影响及对策［J］.医院管理，2015（8）：218–219.

3.5 患方权利冲突境遇下的医疗决策及其矛盾之化解

在医疗活动中，权利冲突不仅存在于医患之间，也存在于患者自身、患者与家属或代理人之中，以患者与家属或代理人的权利冲突更为突出。在以儒家文化为主体的中国传统文化中，家是一个生命共同体，家庭成员的疾病负担往往由家庭共同承担，但也正是因为家庭角色的介入而引发了诸多权利冲突。

一、患方自身权利冲突的基本情形

1.患者与家属之间的权利冲突

其一，患者知情同意权与其家属知情同意权的冲突。由于受儒家传统文化及医疗费用由家庭共同支付这一现实情况的影响，中国患者的知情同意不仅仅是患者的权利，往往隐含了患者家属的权利。《医疗机构管理条例》第三十三条规定："医疗机构施行手术、特殊检查或者特殊治疗时，必须征得患者同意，并应当取得其家属或者关系人同意并签字。"一般情况下，患者与其家属的医疗选择是一致的，能够以患者健康利益为出发点，但选择冲突的情形也时有发生，主要是因为知情同意的权利主体界定不明晰，医疗机构不愿承担不必要的风险，从而出现许多类似"想救而不敢救"的情形①。

其二，患者生命健康权与其代理人知情同意权的冲突。对于限制行为能力或无行为能力的患者，包括不能完全辨认自己行为的精神障碍患者、昏迷患者等的医疗选择必须寻求代理人，由代理人按照预先提供的指导性嘱托或者以患者最大利益进行选择②。当然，代理人可以是家属，但并不限于家属。当代理

---

① 朱曼妮.医疗急救中手术签字与患者知情同意权的冲突与整合［D］.长沙:湖南大学，2009.

② 令狐情.精神障碍患者权利的法治保障研究［D］.北京:中共中央党校,2018.

人利益与患者利益不一致时，代理人的医疗选择可能会损害患者的利益，导致监护人的知情同意权与患者的生命健康权发生冲突，这些代理决策遭遇的困难不仅仅是家属/监护人所执行的医疗选择是否侵害了患者的生命健康权，同时也在于如何进行医疗选择才能代表患者的最大利益①。这种情形有时也存在于因经济利益而导致的利益冲突中，尤其在患者病情危重而代理人经济、精力、时间等条件较为紧张时，代理人可能会作出不利于患者治疗的决定。

其三，患者隐私权与其家属知情权的冲突。一般说来，当患者的隐私不影响他人及社会利益、不影响利益主体个人社会角色义务履行的情况下，并不涉及伦理问题。但当患者隐私可能会影响家人或他人利益时，患者的隐私权与家属生命健康权的冲突就凸显了。如在婚前检查中发现一方患有艾滋病，或患者患有严重的自残或伤害他人的倾向时，是否应当告知其配偶或准配偶②？我国法律目前对此没有明确的规定，在处理相关案件的实践中，常常遇到许多不便和冲突。

其四，患者知情同意权与其家属医疗决定权的冲突。在面对癌症等重病或绝症时，基于有利原则保护患者，医生和家属倾向于对患者隐瞒病情。患者即使身患重疾，也可能无法对自身病情真正知情，更无从谈起选择中的同意。此时，因家属行使医疗决定权，导致患者的知情同意权的缺位，类似情形在当前中国的医疗环境中普遍存在。医生的行善本质上应是尊重患者的自主权，而非为患者代行利益权衡。尊重患者自主权就是尊重其基本人权，维护其人性之尊严。因此，有学者认为，不仅要在医疗实践中尊重患者的自主权，更应在法律层面切实保障其落实③。但是，问题在于当完全尊重患者的知情同意权，告知其真实的病情及预后，可能给其带来心理甚至健康的损害，这又违背了《医疗事故处理条例》第十一条规定："在医疗活动中，医疗机构及其医务人员应当将患者的病情、医疗措施、医疗风险等如实告知患者，及时解答其咨询；但是，应当避免对患者产生不利后果。"以及《中华人民共和国侵权责任法》第五十五条规定："医务人员在诊疗活动中应当向患者说明病情和医疗措施……

---

① 陈化.知情同意的伦理阐释与法制建构［M］.北京：人民出版社，2019：218.

② 朱靖睿，郑梦圆，王明艳，等.1996-2018年患者权利研究综述［J］.医学与法学，2018，10（4）：34-43.

③ 蔡昱.对我国医事法律中患者自主决策权相关规定的质疑与建议［J］.法学杂志，2009，30（2）：117-119.

不宜向患者说明的，应当向患者的近亲属说明，并取得其书面同意。"这势必给医务人员的知情同意的履行带来伦理难题。

2.患者自身不同权利之间的冲突

患者自主权与患者生命健康权的冲突。一般情形下，患者自身的自主权与其生命健康权是一致的。但在临床实践某些特殊情形下也时常会出现的冲突情形：①患者明知医疗选择不利于本身健康而为之，如安乐死、自杀，或因经济因素、信仰因素而选择放弃治疗、拒绝治疗或终止治疗等情形；②患者对可供选择的医疗方案缺乏认知或对医务人员缺乏信任导致抉择出现偏差，如2010年广州某医院一名孕妇临产时出现胎盘早剥，因危及母子生命，必须进行剖宫产手术。然而经医生、家人轮番劝说，孕妇仍坚决拒绝签字，甚至在手术台上大喊"要自己生"。最终，医生不得不在征得其家人同意后，强行为其进行剖宫产，才使生命得以挽救。

患者隐私权与生命健康权之冲突。对于未婚先孕的患者和性病患者，当医方询问病史时，患方常常会因保护自身隐私而隐瞒病情，从而影响医生对病情的判断或耽误治疗。此时，患者自身的隐私权与生命健康权发生冲突。

3.患者权利与其他人权利之冲突

权利与义务是相对的，当患者个人利益与社会公共利益不一致时，实际上是患者的权利与社会其他人的权利发生冲突[1]。如传染病患者在行使其自主权、隐私权、人身自由权和身体支配权等权利时，同时也侵犯了他人的知情权、健康权，患者必须自觉履行相应的健康义务，如及时就医、详尽而准确地提供病史信息、配合治疗和支持医学研究等[2]。

二、医疗决策中患方权利冲突的实质分析

1.利益主体的价值判断视角之不同

在生命伦理学中，基于生命神圣论，从人的内在价值出发，强调人的生命价值至高无上，即使患者病入膏肓也要尽一切医疗的努力维持其生命，但在实

① 毕肖红.伦理困境下的医疗行为选择及社会认同与评价［D］.广州:广州医学院，2010.

② 杨秀兰，陈发俊.SARS患者权利、义务与社会公益［J］.中国医学伦理学，2003，16（5）：15-20.

践中，这一主张可能会损害患者家属的利益或得不到其家属的经济支持；基于生命质量论，从人的外在价值出发，以患者自身的生存质量来衡量其生命对自身、他人和社会存在的价值，这可能会导致患者或其家属选择不利于患者生命健康的医疗方案①。

2.利益主体的价值需求取向之不同

什么是患者的最大价值需求？不同的角色主体有着不同的利益偏好，由此所带来的医疗决策方案选择也将有所不同。从医方角色来看，医疗服务的宗旨要求其首先考虑患者在医学上的价值需求，把是否有利于患者健康利益作为主要价值判断标准，把有利原则放在第一位；从患方角色来看，医学上的价值需求仅是诸多价值的一种，其他利益也会牵涉其中，如信仰自由、追求某种生活方式的自由②，以及医疗决策对家庭整体利益的影响等各种社会因素，更侧重于自主性。一般来说，自主与有利原则是一致的，目的在于维护患者的利益，以患者利益为主要目标。自主原则强调以患者作为其判断主体，有利原则强调以医务人员为判断主体，由于判断主体利益偏好的差异，导致了生命伦理实践中自主与有利的冲突。类似因价值需求判断主体不同而引起的冲突，不仅存于医患之间，也存在于患者与家属或代理人之间。

3.利益冲突的理论审视

家属或代理者与患者之间的权利冲突，实质上是利益的冲突。当维护患者利益预期会损伤家属或代理人的利益时，其医疗选择可能会损害患者利益，权利冲突就产生了。但是，无论家属或代理者如何进行医疗选择，最终仍需回归医方对医疗方案的抉择和实施，以调和者和主导者参与决策的医方，应当如何实施医疗决策才能满足患方的最大利益？基于不同的道德理论，可能会导向不同的医疗决策。

根据功利论的观点，行动的正当性关键在于行为的功利后果，强调以对他人、对社会的普遍功用作为道德价值评价标准。对患者医疗决策方案的选择，应以医疗方案预期得到的利益或效果大小作为衡量依据。但是，由于患者的利益是多方面的，不同的利益需求该如何计算？功利论对此并没有统一答案。而且，医患双方医疗信息不对称，医疗决策选择的过程带有一定的主观性，患方

———————————

① 孙福川，王明旭．医学伦理学［M］．北京：人民出版社，2016：35-37．

② 肖健，严金海，吕群荣．医学伦理决策中的道德原则冲突及其排序［J］．中国医学伦理学，2010，23（2）：64-65，67．

最后的医疗选择很可能仅是个人的偏好，并非一定对患者有利。上文论及的冲突具体情形，患者与家属之间的利益冲突就与"知情同意权"的行使主体具有密切关系，因知情同意权行使主体不同而引发的冲突，正是由这种偏好而导致①。因此，功利论以患者的最大利益去评价和选择医疗决策方案，势必将判断主体倾向有助于实现患者最大利益的一方，无论是医方还是患方，只要其判断有助于患者最大利益的实现，就应以其判断为准。

根据义务论的观点，一个行为的正确与否，并不是以这个行为所产生的后果来决定的，而是由这个行为的动机、行为本身的特性所决定，强调行为本身的正当性。在医疗决策中，应以责任和义务为行为依据，按照普遍认可的行为规则、规范及标准去履行义务。就此而言，在医方充分履行告知义务，患者对自己病情及诊疗方案充分知情的情况下，患者做出的自主决定，均可被认为其选择已最大限度尊重和满足其价值需求。患者价值需求大小，无须以利益或效用的大小作为价值的衡量依据。因此，义务论更关注患方的价值判断，医方的责任只是从自己的专业准则出发为患者提供价值判断的参考方案。但前提是患者自由且理性，因为有能力自由选择时，才存在遵循普遍道德法则的问题。如果患者的自主能力受限，不能有效行使知情同意权，可由其亲属或监护人代为行使。

根据美德论的观点，作为价值需求主体的选择应着眼于行为者的品德，其关注的是作为判断主体应该具备什么样的德性，认为合乎道德规范的行为应该是出于行为者的内在德性。基于此，在医疗决策中医务人员告知不再只是义务要求，而是自身的追求。如果医务人员具有仁爱美德，绝不会满足于知情同意的契约合同，而是会在医疗实践中寻求比合同规定更好的医疗实践，在医疗决策选择困境中为患者承担更多的风险和责任，力求做得更充实、更完美、更精细②。因此，根据美德论，在医疗决策中，患者的最大利益最终取决于医务人员道德品格而不是规则体系，倾向于由医方主导，因为只有医方才更能够为患者做出符合其生命健康需要的价值判断。

由上可知，何种价值需求才符合患方的最大利益，功利论、义务论和美德

① 梅春英，王晓波.患者知情同意权的伦理辩护［J］.医学争鸣，2019，10（1）：53-56.

② 王克金.权利冲突论——一个法律实证主义的分析［J］.法制与社会发展，2004（2）：43-61.

论有着不同的回答，各有其优势或不足之处。功利论和义务论属于规范伦理，关注人的行为，强调通过制定一系列的准则、原则或规范来规制人的行为。依此，临床实践中，患者知情同意权的落实可能变成仅是一种形式和程序，甚至可能成为医方规避责任和转嫁风险的手段，违背知情同意权保护患者生命健康的初衷。功利论能最大限度保证患者的生命健康，但容易忽略患者的自主权和各种临床现实，追逐生命价值同时容易忽略对患者生命质量的考量；义务论能最大限度尊重患者自主权，但容易忽略对患方决策能力的评估；美德论能在更高的精神层面引领医方，医方能在规范要求之上为患者承担更多的责任与风险，为患者提供更周全的方案，但难以量化约束，其结果并不一定能够被患方所认同。因此，考虑到患方利益的复杂性、多元性，需要医、患双方的参与，只有双方的参与才能够将患者的医疗需求与非医疗需求、专业性判断与非专业性判断有机地结合起来，形成综合的利益考量。

三、患方权利冲突的化解路径

1.依据伦理基本原则及权益位阶的排序，化解患方自身的冲突

尊重原则、不伤害原则、有利原则和公正原则作为生命伦理的四个基本原则，已得到学界的共识，并被作为伦理决策的重要依据。通常情况下，四个原则各有自己的调整范围，但是在某些具体的医学伦理决策境遇下，这些原则的调整范围可能出现交叉，当从不同的原则出发对同一伦理问题得出不同结论时，就产生冲突了①。如医疗决策中患方自身知情同意权和生命健康权的冲突，实际上是尊重自主原则与有利原则的冲突。医学伦理四原则在道德优先性上的顺序安排，可以为由原则冲突所导致的道德难题提供一个较为明确的解决思路：当伦理决策涉及他人或社会整体利益，患者权利与其社会义务发生冲突时，在不影响患者根本利益的前提下，公正原则应处于优先地位，应当充分考虑到社会利益。如疑似新冠肺炎病毒感染者应当自觉履行居家隔离的义务，以维护他人和社会的利益；当伦理决策主要涉及患者个人利益时，自主原则应具有优先于有利原则与无伤原则的道德优越性。但前提是医方的充分告知和患者具有知情同意的能力，确保决策主体是患者本人，而非患方中的代理人；患方中的决策权是以代理人履行时，应确保有利原则优于自主原则，以确保患者

① 杜治政.美德：医学伦理学的重要基础［J］.医学与哲学，2015，36（9A）：1-5.

健康权的实现，以解决患者自主权与家属参与医疗决定权之间应以谁为先的问题。

2.从法律层面明确患者家属或代理人参与医疗决策选择权的边界

目前，我国的医疗实践普遍将患者家属或代理人作为重要的医疗选择主体，在伦理和法律中均占有重要的地位，尤其在签字制度上，这对医疗决策有着重要的影响。那么家属的权利应是独立的还是从属于患者的？《执业医师法》未对患者和亲属的知情同意权进行先后或轻重的区分[①]。《侵权责任法》则把患者本人的知情同意权放在优先与主要地位，更加注重对患者自主权的保护。可见，患者家属的参与医疗决定权与患者的自主权并没有明确界限，在行使过程中也常因边界模糊而带来许多纷争。因此，我们在肯定传统家庭的地位和作用时，还应给予其明确的界定。

权利与权利之冲突作为利益冲突的一种重要形式，其实质是权利边界的冲突或界定不清所致。"权利边界模糊性产生的原因是因为权利是对客观现实的反映与表现，这种反映与表现的本身就是不完全的、有限的，不可能准确地确定权利的范围和权利的边界，所以权利的边界就会产生模糊性。"但是，法律具有概括性、抽象性和相对稳定性等特点，权利边界产生模糊性是不可避免的。因此，法律需要不断地进行完善，以"义务限制原则、权利位阶原则和价值或利益衡量原则"为权利冲突解决的基本原则，通过立法、司法等途径避免权利冲突的产生，以使权利边界更加清晰[②]。厘清患者、家属或代理人、医生三者的权利行使顺序及边界，有助于减少冲突的产生。

3.充分发挥"医生+患者+家属"共享决策的作用，平衡三方利益

"医疗决策是一种风险性决策，医疗方案最佳化只是一种伦理的、理想化的诉求，在现实医疗活动中没有集绝对有效、安全无害、无疼无痛、耗费最少于一体的最佳医疗方案，最佳化只是相对而言的。"[③]不同的利益主体有不同的价值判断或利益需求，最佳方案也未必能在医生—患者—家属三方中达成一致。面临价值多元化境况，如何在医疗决策方案选择时，更好地解决存在于医患之间、患者与家属或代理人之间的道德分歧？医生的权威也是有限的，强

① 李泉.论家庭在医疗决策中的作用［D］.济南：山东大学，2013.

② 肇丹.论权利冲突本质及其解决机制［D］.大连：辽宁师范大学，2014.

③ 刘俊荣，吴开，谢汉春.医疗决策模式与决策主体的选择倾向研究［J］.医学与哲学，2018，39（10A）：14-20.

调任何一方权利的优先性都可能会矫枉过正。根据恩格尔哈特的允许原则：
"涉及别人的行动必须得到别人的允许，不经别人允许就对别人采取行动是没
有道德权威的，个人有权对自己施行任何自己认为适宜的道德行为"[①]。患者
有权决定应到他自身的医疗手段，换而言之，无论医生、患者家属采取何种医
疗方案，均须得到患者的允许，因为患者本人是医疗措施的接受者。但是，强
调患者的自主权，并不代表是完全由患者进行自主选择，因为只有医生充分信
息告知，患者才能做出合理的医疗决策方案选择，但在中国传统文化中，患者
自主权的行使也不可能完全独立于家属。因此，在面对医疗决策选择分歧时，
医生—患者—家属之间只能诉诸三方，共同参与构建了一个中立性的道德框
架——相互尊重、平等协商，当医疗决策是由利益相关者达成共识的，才能真
正地具有道德权威。而诉诸"医生+患者+家属"共享决策模式，有助于解决
持有不同道德价值判断和利益需求的分歧。

---

① 郑林娟. 允许（Permission）作为一种程序原则是否可行？[D]. 济南: 山东大
学，2012.

3.6　基于患者视角的医疗决策模式及其影响因素

决策在日常生活中无处不在，无论是衣食住行等生活琐事，还是生命决策等重大问题，决策在人们的日常生活中都占据着极其重要的位置。医疗卫生领域也是如此。在医疗活动中，由于疾病表现复杂多变，同一种疾病在不同的个体身上可能有不同的表现形式，因此疾病诊治方式就不可能千篇一律，诸如检查手段、药物治疗、手术方案等就需要进行多样化的临床决策。临床决策的正确与否，将会对患者的治疗效果、临床诊治的风险控制以及卫生经济学（合理的医疗费用）等各种问题产生直接影响。这不仅关系到患者的切身利益，也关系到国家和整个社会医疗资源的合理利用问题[①]。众所周知，在临床实践中，很多的疾病并没有非常完美的治疗方法，往往有多种各有利弊的治疗方式。以早期乳腺恶性肿瘤的治疗为例，临床上一般采取乳房肿瘤切除手术或者乳房切除手术，如果采取乳房肿瘤切除手术可以保留乳房，但是为了将肿瘤完全切除干净，可能需要多次进行手术，且在手术完成后还需要接受相应的放射治疗，同时还伴有复发的可能性。如果采取乳房切除术，可以完全彻底清除局部肿瘤，且不会复发，但是手术后将失去一侧乳房，部分通常还要进行乳房整形手术。因此，在存在两种或多种治疗方案时，患者往往会对不同治疗方案有一定的偏好，医生在没有了解患者求医决策偏好之前，是很难帮助患者做出真正满意的决定。这就要求医务人员在进行医疗决策时要进行充分的医患沟通，考虑患者的偏好和需求，在不影响诊疗效果的前提下做出符合患者倾向的医疗决策。

医患共享决策（shard decision making，SDM，有译者称为共同决策）是指医生告知患者治疗方案的疗效、益处以及风险，而患者告知医生其对疾病以及相关风险的看法和疑虑，最后医生启发患者对医疗过程中的诊治等相关问题作

---

①　赵钢，张琪.医患沟通与临床决策［J］.医学与哲学，2015，36（5B）：1–3.

出正确合理的选择①。医患共享决策是医学伦理学尊重原则、有利原则、不伤害原则和公正原则在临床实践中的集中体现。一个正确的医疗决策过程，实际是医生与患者主客体相互交错的过程，而这也正是医患共同决策思维运动的轨迹②。医患共享决策是对"以患者为中心"的延伸和拓展，在充分尊重患者意愿的同时，让患者积极参与到自身相关的决策中来，加强双方在信息上相互交流与合作，使患者能够更加主动配合医生进行治疗，更好地促进患者的康复。国外关于医患共享决策最早出现在1972年，Veatch在《变革年代的医学伦理学模式：什么样的医生—患者角色最符合伦理学的关系？》首次提出医患共享决策这一概念。历经四十几年，国外关于医患共享决策的研究和临床实践已相当成熟，并在类似欧美等发达国家中逐步建立了完善的理论体系和规范的流程，已经成为较常见的临床决策模式。至今，医患共享决策在国外的研究应用几乎已涉及所有临床学科。虽然随着医疗卫生改革的深入进行，近年来我国部分医疗机构开始逐步认识和施行不同程度和不同阶段的医患共享决策，并将其认为是最合乎伦理的适当方法，医患共享决策在临床实践中也越来越受到医务人员和患者及家属的关注和欢迎。但是，受中国目前的医疗卫生体系和传统社会背景下就医习惯和模式、患者疾病认知情况，以及家庭结构情况等的影响，医患共享决策模式运用在临床实践中还存在一定的困境。因此，本研究试图通过开展实证性调查对此加以探讨。

一、研究对象

调查组选取2017年10月—2018年2月在广州地区的广州医科大学第一附属医院、广州医科大学第二附属医院、广州医科大学第三附属医院、广州市第一人民医院、中山大学附属肿瘤医院和广州医科大学附属肿瘤医院6家三级医院的门诊患者和住院患者共450例为研究对象，入选条件：年龄范围在18 ~ 70岁，无精神疾病、无认知障碍或意识模糊，经知情同意并自愿配合调查。

---

① 刘峰，王炳银. 病人参与医疗决策若干问题探讨 [J]. 中国医学人文，2015（2）：20—23.

② 许兰萍. 在医患共同决策中认识自己 [J]. 医学与哲学，2017，38（10A）：6.

二、研究方法与质量控制

1.研究方法

调查组自制调查问卷，问卷经预调查并咨询医学伦理学、统计学和临床相关专家修改后，形成最终版问卷。问卷由调查专员随机派发给患者，全部调查问卷都是当场发放填写和回收，并当场对问卷完整性进行检查。本次调查研究中，在六家医院共发出调查问卷450份，回收问卷429份，剔除无效问卷14份，得到有效问卷415份，有效问卷回收率为92.2%。调查结果利用SPSS19.0软件进行处理。对数据进行描述性统计及相关影响因素分析，组间分析采用卡方检测和Logistic分析，检验水准 $a=0.05$，以 $P<0.05$ 为差异有统计学意义。

2.质量控制

整个调查量表设计、数据收集、整理分析都制定了严格的质量控制措施。调查数据采取双人录入，同时，采用计算机逻辑检错和利用频数分布查错的方法，当发现不一致时对原始问卷进行核对。经检验，问卷信度检验整体克朗巴哈系数（Cronbach's α）为0.950，信度较高。量表总条目与分条目相关系数（r）为0.734 ~ 0.887，皆大于0.7，属于强相关，且各 $P<0.001$，差异有统计学意义，问卷的结构效度良好。

三、研究结果

1.研究对象一般情况

415例调查对象中，在性别分布上，男性患者人数多于女性患者；在年龄分布上，患者年龄主要集中在30岁以上；在学历分布上，患者学历主要集中在大专及以下；在婚姻构成分布上，大部分患者为已婚；在家庭月收入分布上，患者家庭月收入普遍在5000 ~ 12000元；在医疗付费方式分布上，患者付费方式以职工基本医疗保险为主，见表1。

表1 患者的一般资料（n=415）

患者属性	样本量	百分比（%）
性别		
男	216	52.05
女	199	47.95
年龄		
18 ~ 29岁	110	26.50

续表

患者属性	样本量	百分比（%）
30~44岁	132	31.81
45~59岁	125	30.12
60及以上	48	11.57
学历		
中专及以下	144	34.70
大专	140	33.73
本科	112	26.99
研究生（硕士/博士）	19	4.58
婚姻状况		
未婚	127	30.60
已婚	270	65.06
其他	18	4.34
职业		
公务员	4	0.96
公司职员	85	20.48
事业单位人员	54	13.01
企业工人	59	14.22
自由职业者	50	12.05
农民工	52	12.53
务农	57	13.73
退休人员	17	4.10
无业	37	8.92
收入状况		
5000元以下	105	25.31
5000~8000元	114	27.47
8000~12000元	118	28.43
12000~23000元	44	10.60
23000及以上	34	8.19
医疗付费方式		
完全自费	61	14.70
公费医疗	22	5.30
商业保险	23	5.54
职工基本医疗保险	156	37.59
城镇居民基本医疗保险	82	19.76
农村居民基本医疗保险（新农合）	126	30.36

2.患者参与医疗决策的意愿

患者参与医疗决策的意愿是指患者希望或者愿意用何种方式进行医疗决策的制定。本次研究结果显示，15.42%的患者在临床决策中愿意选择主动参与医疗决策，45.06%的患者愿意与医生合作共同制定医疗决策，39.52%的患者愿意被动参与医疗决策，结果见表2。由此可见，在临床决策中，愿意主动参与医疗决策和共同决策的患者占大部分，患者参与医疗决策意愿普遍比较高。

表2　患者参与医疗决策意愿统计表

患者参与医疗决策意愿选项		频数	百分比（%）	累积百分比（%）
题型	对于如何治疗，我喜欢自己做决定。	18	4.34	
	在慎重考虑了医生的意见之后，我喜欢自己对治疗方案做最后的决定。	46	11.08	15.42
	关于什么治疗方案对我最合适的问题，我喜欢医生和我共同做出决定。	187	45.06	45.06
	对于使用何种治疗方案，我喜欢医生在慎重考虑我的意见后，由医生独自做最后的决定。	97	23.37	
	关于所有与治疗有关的问题，我喜欢由医生做主。	67	16.15	39.52
合计		415	100.00	

3.患者对不同医疗决策模式的倾向性

对于不同医疗决策模式的选择，按照合作和独立两种决策模式来划分，选择合作做决策的患者有305人，占73.50%，选择独立做决策的有110人，占26.50%。按照是否有家属参与决策两种模式来划分，选择有家属参与的决策模式的患者有227人，占54.70%，选择没有家属参与的决策模式的患者有188人，占45.30%，结果见表3。由此可见，在临床决策中，大部分患者倾向于选择合作做决策模式和有家属参与决策的决策模式。

表3　患者对于不同医疗决策模式的倾向性

问题	选项	频数	百分比（%）
您认为以下哪一种医疗决策模式更合理	医生独立做决策	11	2.65
	医生参考患者意见后独立做决策	94	22.65
	患者独立做决策	2	0.48
	家属独立决策	3	0.72
	医生+患者共同决策	81	19.52
	患者+家属共同决策	17	4.10
	医生+患者+家属共同决策	207	49.88
合计		415	100.00

4.患者对具体诊疗行为参与程度的感知性评价

患者实际感知参与医疗决策程度是指患者在医疗诊治过程中所感知自身参与医疗决策的情况。本研究中通过对住院患者进行问卷调查，将患者感知参与医疗决策程度分为非常同意、同意、一般、不同意、非常不同意五个等级，分别用1～5表示，然后用SPSS19.0进行描述性统计分析得到结果见表4，患者实际感知参与医疗决策程度为1.99，可见在医疗诊治过程中，患者实际感知参与医疗决策程度处于中等偏高水平。

表4　住院患者实际感知参与医疗决策程度

题项	列平均数	总平均数
医生向我详细说明病情	1.78	1.99
医生向我提供容易理解的信息	1.74	
医生询问我对病情的焦虑和担忧	2.06	
医生询问我对病情治疗的期待	2.27	
医生给我提供至少两个选择（包括不治疗）	1.98	
医生清晰告诉我每种治疗方案的优缺点	1.96	
医生询问我是否已经理解治疗方案的全部信息	1.89	
医生让我自己选择其中的一种治疗方案	2.13	
在做出决定前，医生与我进行足够的交流和沟通	1.78	
医生让我对其制定的检查和治疗方案，提出赞同或反对的意见	2.10	

5.影响患者参与医疗决策意愿的因素分析

采用Logistic回归对患者参与医疗决策意愿进行多因素分析，结果见表5～表6。结果显示：进入回归方程的变量有年龄（OR=0.759，P=0.041）和学历（OR=0.699，P=0.019）。年龄越大的患者在临床决策中越倾向于主动型决策，学历越高的患者在临床决策中越愿意参与到决策中。

表5　多因素分析自变量赋值情况表

自变量	赋值说明
性别	1=男，2=女
年龄	1=18～29岁，2=30～44岁，3=45～59岁，4=60岁及以上
学历	1=中专及以下，2=大专，3=本科，4=研究生（硕士/博士）
婚姻情况	1=未婚，2=已婚，3=其他
职业	1=公务员，2=公司职员，3=事业单位人员，4=企业工人，5=自由职业者，6=农民工，7=务农，8=退休人员，9=无业
家庭月收入	1=5000元以下（不含5000元）2=5000～8000元（不含8000元），3=8000～12000元（不含12000元），4=12000～23000元（不含23000元），5=23000元以上（含23000元）

四、讨论与分析

1.关于患者参与医疗决策的意愿

在本次调查中，415例调查对象有15.42%的患者愿意选择主动参与医疗决策，45.06%的患者愿意与医生合作共同制定医疗决策，39.52%的患者愿意被动参与医疗决策，说明患者参与医疗决策的意愿普遍较高。

主要原因可能是随着医学模式的转变，现代医学越来越强调尊重和保障患者的各项权益，患者的自我意识、权利意识越来越强，医疗决策直接关系着患者的生命健康与经济利益，由此在临床实践中患者要求主动参与的积极性也逐渐增加。Deber等的研究结果显示，77.8%的患者愿意主动参与到决策之中，只有20.3%的患者愿意处于被动地位由医生做决策[①]。

表6 不同特征患者参与医疗决策意愿多因素分析

	B	OR	S.E.	Wals	P值	OR的95%CI
性别	0.182	1.200	0.211	0.745	0.388	0.793～1.815
年龄	−0.275	0.759	0.134	4.196	0.041*	0.584～0.988
学历	−0.358	0.699	0.153	5.472	0.019*	0.517～0.944
婚姻状况						
未婚	–	–	–	3.531	0.171	–
已婚	0.429	1.536	0.306	1.961	0.161	0.842～2.800
其他	0.950	2.585	0.551	2.970	0.085	0.878～7.615
职业						
公务员	–	–	–	6.724	0.567	–
公司职员	−0.543	0.581	1.054	0.265	0.607	0.074～4.583
事业单位人员	−0.647	0.524	1.070	0.366	0.545	0.064～4.262
企业工人	−0.611	0.543	1.064	0.330	0.566	0.067～4.371
自由职业者	−0.987	0.373	1.077	0.839	0.360	0.045～3.078
农民工	−0.173	0.841	1.067	0.026	0.871	0.104～6.808
务农	−0.084	0.919	1.066	0.006	0.937	0.114～7.427
退休人员	−0.503	0.605	1.151	0.191	0.662	0.063～5.776
无业	−0.737	0.479	1.090	0.457	0.499	0.057～4.049
全月收入	0.133	1.142	0.090	2.176	0.140	0.957～1.363

注：*P<0.05。

---

① DEBER R B, KRAETSCIIMER N, UROWITZ S, et al. Do people want to be autonomous patients？ Preferred roles in treatment decision-making in several patient populations［J］. Health Expectations, 2007, 10（3）: 248—258.

2.关于患者对不同医疗决策模式的倾向性

在对不同医疗决策模式的选择中，73.50%的患者选择了共同决策模式，26.50%的患者选择了独立决策模式，说明大部分患者倾向于共同决策。随着人们获取知识途径的多样化、便利化，不少患者及其家属在发生疾病后会通过各种手段了解疾病的基本知识，从而对医学知识的掌握程度较以前有所提高。患者和家庭在接受医疗服务的过程中也由此逐渐变得越来越积极，希望自己能够发挥的作用更大，患者的角色就自然而然地由被动接受治疗转变为积极主动与医生探讨问题、合作决策。Caldon等对356例患者进行了调查，结果显示，40.4%的患者希望主动参与到自身的医疗决策中，42.4%的患者喜欢以合作形式参与到医疗决策中，仅有17.1%的患者希望医生能够为其做出合适的决策。同时，对不同医疗决策模式的选择，54.70%的患者选择有家属参与的决策模式，45.30%的患者选择没有家属参与决策的决策模式[①]。说明较多患者倾向于家属也参与其中。此种情况可能与中国传统文化、传统观念有关。中国历来强调家庭的重要性，宗法观念、血亲观念等因素无时无刻不影响着中国人对家庭的重视，个人的成长依靠家庭，家庭里面的各种大事小情，要靠家庭，由此久而久之，便使得中国人的家庭观念极强。同时，现代医疗卫生费用较为繁重，经济问题涉及家庭，面对昂贵的医疗费用，患者必须考虑医疗费用对整个家庭经济产生的影响，从而在决策过程中更加注重兼顾家属的意见。侯晓婷等[②]的研究也得出了同样的结果，在决策过程中期望家属参与的有86.7%，而实际上家属没有参与的仅有6.2%。由此可见，在我国家属是决策过程中重要的参与者，家属应当在决策过程中发挥出积极作用。

3.关于医生态度对患者参与医疗决策的影响

医患共享决策的实质是加强医生和患者相互之间的合作，使患者更好地参与到临床决策过程之中，让患者在临床实践中更加积极主动去配合医生进行诊疗，有效增加患者的遵医行为，使患者在就医过程中发挥出更大的作用。本次调查中，"医生让我自己选择其中的一种治疗方案"和"医生让我对其制定的

① CALDON L J, WALTERS S J, REED M W. Changing trends in the decision-making preferences of women with early breast cancer [J]. Br J Surg, 2010, 95（3）：312—318.

② 侯晓婷，徐征，周玉洁，等.结直肠癌住院患者参与手术治疗决策的现况研究 [J].中华护理杂志，2014，49（5）：526—529.

检查和治疗方案提出赞同或反对意见"，患者总体感知程度分别为2.13和2.10，提示患者对医生此类做法的态度介于同意和一般两种程度之间。由此可见，患者实际感知自己参与医疗决策程度还不够，医生让患者参与到决策的制定还不足，医生对患者参与决策的重视度有待进一步提升。Blanchard等的研究发现，当医生重视患者时，患者更愿意与医生沟通交流，更愿意参与到决策的选择和制定[①]。

4.关于医生询问方式对患者参与医疗决策的影响

现代医学要求除了关注患者躯体疾病之外，还要更加关注患者的心理健康。因此，政府和卫生行政部门都要求医务人员在临床诊治中要加强医患沟通，改善医患关系，促进医患和谐。本次调查中，对于"医生询问我对病情的焦虑和担忧"，患者总体感知度为2.06，患者态度介于同意和一般两种程度之间。对于"医生询问我对病情治疗的期待"，患者总体感知度为2.27，同样介于同意和一般两种程度之间。由此可见，医生在临床实践中与患者的沟通与交流还有待加强，医生询问患者病情的方式对患者参与医疗决策程度具有一定影响，医患之间的沟通还需要进一步加强。苑娜等研究发现，只有当医生的人际沟通能力较强时，才能有效和充分告知患者相关信息，满足患者参与治疗决策的期望[②]。

5.关于年龄对患者参与医疗决策意愿的影响

不同年龄患者（OR=0.759，P=0.041<0.05）参与医疗决策的意愿差异有统计学意义。越年长的患者越倾向于主动型决策，更加愿意参与到医疗决策中。越年轻的患者，越倾向于被动型决策。这可能是年轻的患者受社会阅历和生活经历的限制，缺少对疾病和健康的认知，甚至部分患者在经济上还没有独立，而且对健康的重视程度不如年长者，从而在进行医疗决策时往往依靠他们的家长。而年龄较大的患者相对而言较为稳重，心智也比较成熟，他们能够根

① BLANCHARD J, LURIEN. R–E–S–P–E–C–T: Patient reports of disrespect in the health care setting and its impact on care [J]. JFamPract, 2004, 53（9）：721—730.

② 苑娜，刘春娥，于蕾，等.患者参与治疗决策的现状及影响因素研究进展 [J]. 医学与社会，2017，30（3）：58—61.

据自身的经验来做出决策，因此在医疗决策中显得更加积极。Levinson等[1]和Newsome等[2]研究也发现，年龄会影响患者参与医疗决策的意愿，年长患者较年轻患者更加愿意参与到医疗决策中。

6.关于学历对患者参与医疗决策意愿的影响

不同学历患者（$OR=0.699$，$P=0.019<0.05$）参与医疗决策意愿差异有统计学意义。学历越高的患者越倾向于主动型决策，更加愿意参与到医疗决策中。学历越低的患者，越倾向于被动型决策。此种情况出现的主要原因可能是学历越高的患者知识更加丰富，获取信息包括医学信息的能力也更强，能够意识到参与临床决策所带来的积极意义，对自身的关注度和对疾病重要性认识也更加强。而学历低的患者受教育程度低，对医学术语理解比较困难，认为自己没有能力对复杂的医学问题做出正确的理解与判断，所以选择将决策权交给医生。Mckee等研究表明，患者的教育程度与患者决策倾向有关，学历越高的患者越愿意参与到医疗决策中[3]。袁一君等的研究结果也表明，患者的文化程度是患者参与医疗决策意愿的影响因素，患者文化程度与患者参与决策意愿呈正相关[4]。

五、结论与建议

1.充分重视患者参与决策的价值

在临床实践中，大多疾病没有十全十美的治疗方案，不少方案往往利弊共存。医生虽然是医疗专业的专家，但是只有患者本人才真正清楚自己的偏好、

① LEVINSON W，LESSER C S，EPSTEIN R M. Developing Physician Communication Skills for Patient-Centered Care［J］. Health Affairs，2010，29（7）：1310—1318.

② NEWSOME A，SIEBER W，SMITH M，et al. If you build it，will they come？ A qualitative evaluation of the use ofvideo-based decision aids in primary care［J］. Family Med，2012，44（1）：26—31.

③ MCKEE M M，MCKEE K，WINTERS P，et al. Higher educational atainment but not higher income is protective for cardiovascular risk in Deaf American Sign Language （ASL）users［J］. Disabil Health J，2014，7（1）49—55.

④ 袁一君，吴燕，颜美琼.患者参与手术决策意愿及影响因素研究［J］.护理学杂志，2014，29（10）：23—25.

恐惧、禁忌和渴望，医疗方案的选择不仅应考虑医疗专业知识，还应考虑患者的感受，只有符合患者意愿和偏好的方案才能得到患者的认可。因此，在医疗实践工作中，医务人员要改变传统的医生主导模式，积极转变医疗服务观念，充分尊重患者的生命健康权、知情同意权和自主选择权，及时告知患者真实全面的病情以及各种诊疗方案的利弊，加强医生和患者之间的沟通及信息共享，消除或减少医患之间存在的信息不对称，有效实现医患之间的平等对话，使患者能够自主参与到与其相关的临床决策中，让患者可以作出理性的、自愿的抉择，建立起医患共同参与、共同决策的医患合作模式。

2.切实加强对患者参与决策的管理

积极参与医患共享决策可以使患者全方位了解自身的疾病，对疾病的治疗和发生发展都有一定的认识，有利于提高治疗依从性。但年轻患者和学历较低的患者在临床决策中大多倾向于选择家属代理决策或医生家长式决策，自身参与临床决策较少。而家属代理决策或医生家长式决策并不能保证与患者本人的决策倾向性完全一致。因此，医生要加强对此类患者参与的引导，积极为患者提供参与决策的机会，完善患者参与医疗决策的渠道和参与方式，向患者提供尽可能多的治疗方案，在一般情况下尽量避免说服患者选择或不选择某种方案。同时，要建立和健全合理有效的激励机制，以及患者参与决策的反馈评价体系，鼓励患者主动参与到与其自身相关的决策讨论，形成良好的双向沟通，使患者可以结合自身价值倾向和选择偏好做出真正适合患者自身的医疗决策。

3.主动为患者参与医疗决策提供信息支持

医患之间的有效沟通决定了医生对患者信息掌握的客观性与准确性，医生要注意倾听患者的病情叙述和治愈期望，在沟通中要避免使用太过于专业的医学术语，尽量用通俗易懂的语言与患者交流。对于医疗决策有重要价值的信息进行复述以确认，患者如果未提及，医生可以恰当采取开放式或者封闭式的提问方法进行询问，对于无法通过语言将病情表述清楚的，还可以通过肢体、绘画、图像等方法加以沟通，通过有效的沟通，促进医患之间的信息共享。同时，患者对疾病信息的理解往往是随着治疗的深入而逐渐增强的，即便拥有一定知识和能力的患者，由于缺少临床专业知识和临床实践经验，在治疗初期也很难短时间内理解全部信息。因此，医生应当全面告知患者诊疗的相关信息，如疾病的性质、医疗风险、不同方案的利弊、医疗费用、疾病预后等，最大限度地满足患者的知情同意权。

4.适度干预患者的不当选择

在判断对自己来说什么是好的，拥有自主行为能力的患者在绝大多数情况下会比其他人处在更加清晰的位置。不过，并不是所有人在任何时候面对任何决定都可以做出最恰当的选择。有的患者如恶性肿瘤患者，因为对自己病情的严重程度不是完全清楚，或者因为恐惧、焦虑，在比较悲观的情绪的影响下，可能会做出一些并非完全理智和客观的决定。患者也可能在某种情绪的强烈干扰下，无法客观理智地做出正确的决定等。因此，患者有时做出的决定在某种意义上说是"非实质性自愿"的，此时就需要医生对患者进行理性的劝说和一定的心理辅导。"防病治病，救死扶伤"作为医疗服务的首要宗旨，要求医务人员在医疗决策中，始终应把治疗效果放到首位，对于患方的价值期望及要求应在不影响治疗效果和医疗安全的前提下予以考虑，要充分发挥医生的权威和主导作用，对于患方不合理的期望和要求应当予以解释和说明，对于有害或无益于患者生命健康的选择及行为应当行使特殊干涉的权利①。医生适当干预患者不恰当决策，这并不是对患者自主权的妨碍，而是充分尊重患者自主权并维护患者权益的保障机制。

5.充分发挥家属的"支持"与"矫正"功能

在临床决策过程中，家属参与可以对患者做决策起到一定的支持与辅助作用。尤其，部分较为严重的疾病，患者在得知病情后可能会出现不稳定的情绪，甚至有可能会持续向负面的方向发展，进而做出一些极端的行为。对此，家属要积极配合医务人员对患者开展适当的安慰和正面的心理疏导，提供足够的心理支持，帮助患者及时调整心态，使患者可以乐观面对病情，进而积极参与到临床决策。同时，当出现患者与家属利益有所冲突，需要患者和家属其中一方必须做出一定牺牲时，患者需要在多大程度上考虑家庭的利益，家属需要在多大程度上优先考虑患者的疾病诊治，怎样既给予患者参与自身医疗决策充分的尊重，又能够适当维护家庭利益，这些问题虽然较为难以定论，但是家属参与到医疗决策中能够有助于这些问题的解决，更好地平衡好各方之间的利益关系。

医患共享决策作为新的医疗模式有助于临床决策过程的改善，患者及其家属在临床实际中积极参与到医疗决策过程中，可以促进医生和患者之间的有效沟通，更好地明确和评估患者的偏好、意愿和需求，有助于制定真正适合患者的个性化诊疗方案，使者获得更理想的治疗效果。新世纪医疗服务的主要目

---

① 刘俊荣.基于责任伦理的医疗决策主体之审视［J］.医学与哲学，2017，38（10A）：7—11.

标之一将是促进医患共享决策，但就目前中国医疗体系而言，医患共享决策推行过程中仍然面临例如如何确定共享决策的适用范围，如何建立适合中国国情的共享决策流程和保障其实施的体系等问题，有效推进医患共享决策的临床实践还需各方共同努力。

3.7　基于患者视角的共享决策参与现况及策略

20世纪70年代以前，对患者利益的评判主要限于患者的人身和财产两个方面。由于患者对医学专业知识的缺乏，在临床诊治中，他们往往把医疗决策权全部委托给具备专业知识的医生，认为医生所作出的所有抉择都是基于患者的健康利益，自身则不再保留决策权。20世纪70年代以后，随着社会发展和人类社会文明程度的提高，新医学模式进行转变，对患者利益的评判已经扩展到精神领域，包括患者内心所坚守的信仰价值、道德价值等非健康利益[①]。临床决策逐渐成为一个较复杂的多目标决策。"shared decision-making（SDM）"最早在1988年提出，国内译为"共享决策"，强调的是在临床决策中诊疗信息、医疗方案、就医体验和信仰价值等的共享，尤其是患方参与医疗决策的权利[②]。

任何医疗方案都是利弊共存的风险性决策，只有符合患者价值观的决策才是决策质量的评价标准[③]。共享决策包含了对患者自主性及人格尊严的尊重，是医学伦理学自主原则、不伤害原则、公正原则和有利原则在临床中的具体体现，医生支持患者感知信息和表达价值诉求，充分了解患者的需求、偏好或意愿，对患者根据自己价值观念做出的行为选择持尊重的态度，与患者共同制定合乎患者最佳利益的临床诊疗方案，使患者病情治疗达到最佳疗效。但是，在临床实践中，受多种因素的影响，医患共享决策的实际应用仍然面临一些现实困境，本研究通过开展实证性调查，以期对患者参与共享决策问题加以探讨。

---

① 李泉.论家庭在医疗决策中的作用［D］.济南：山东大学，2014.

② 刘俊荣.基于责任伦理的医疗决策主体之审视［J］.医学与哲学，2017，38（10A）：7-11.

③ 吴菲霞，温焕，陶文雯，等.患者家属参与医疗决策的现状与启示［J］.中国医疗管理科学，2020，10（2）：68-72.

一、研究对象

采用方便取样的方式，选取在中山大学附属肿瘤医院、广州市第一人民医院、广州医科大学第一附属医院、广州医科大学第二附属医院、广州医科大学第三附属医院和广州医科大学附属肿瘤医院6家三级医院的住院患者共320例为研究对象，入组条件：①年龄范围在18~70岁；②住院时间大于3天；③经知情同意自愿配合调查；④无精神疾病、无认知障碍或意识模糊。

二、研究方法与质量控制

在参考有关问卷量表的基础上根据研究需要自制调查问卷，问卷经伦理学和统计学有关专家修改后，随机派发给六家医院的住院患者。经检测，问卷信度检验整体Cronbach's α为0.950，信度较高。量表总条目与分条目相关系数r为0.734 ~ 0.887，且各$P<0.001$，属于强相关并且差异有统计学意义。本次调查研究中，在六家医院共面向住院患者派发调查问卷320份，回收有效问卷303份，有效回收率94.69%。收集到的数据利用SPSS21.0进行处理，组间分析采用卡方检验和Logistic分析等，以$P<0.05$为差异有统计学意义。

三、研究结果

1.研究对象一般情况

本次调查的303例样本人群中，男性患者人数略多于女性患者人数，患者年龄段主要集中在30~59岁，学历主要为大专及以下，大部分患者为已婚，职业以公司职员、企业工人和事业单位人员较多，家庭月收入普遍在12000元以下，医疗费用支付方式以职工基本医疗保险为主（详见表1）。

表1 患者的一般资料（n=303）

患者属性	样本量	百分比（%）
性别		
男	156	0.51
女	147	0.49
年龄		
18 ~ 29岁	64	0.21
30 ~ 44岁	109	0.36
45 ~ 59岁	94	0.31

续表

患者属性	样本量	百分比（%）
60岁及以上	36	0.12
学历		
中专及以下	106	0.35
大专	116	0.38
本科	66	0.22
研究生（硕士/博士）	15	0.05
婚姻状况		
未婚	85	0.28
已婚	202	0.67
其他	16	0.05
职业		
公务员	4	0.01
公司职员	59	0.18
事业单位人员	41	0.14
企业工人	45	0.15
自由职业者	39	0.13
农民工	35	0.12
务农	41	0.14
退休人员	14	0.05
无业	25	0.08
家庭月收入		
5000元以下	72	0.24
5000～8000元	85	0.28
8000～12000元	98	0.32
12000～23000元	26	0.09
23000元及以上	22	0.07
医疗付费方式		
完全自费	49	0.16
公费医疗	19	0.06
商业保险	14	0.05
职工基本医疗保险	118	0.39
城镇居民基本医疗保险	60	0.20
新型农村合作医疗保险	84	0.28

2.患者对医疗决策主体的认知

关于临床中拥有医疗决策权的问题，研究结果显示，选择应独立进行医疗决策的患者有87人（28.71%），选择应采取合作形式进行医疗决策的患者有169人（55.78%），选择应视情况而定的患者47人（15.51%）。由此可见，对于医疗决策权的认知，更多患者倾向于医患双方合作的形式进行医疗决策。

3.决策冲突时患者对决策主体的认知

关于决策冲突时患者对决策主体认知的问题，当患者与其家属对医生提出的某一诊疗方案有不同意见时，研究结果显示，选择以患者的意见为主的有91

人（占比30.03%），选择以家属意见为主的有31人（占比10.23%），选择以医生意见为主的有78人（占比25.74%），选择视具体情况而定的有103人（占比33.99%）。对于当患者与其家属对医生提出的多个诊疗方案有不同意见时，研究结果显示，选择以患者的意见为主的有101人（占比33.33%），选择以家属意见为主的有13人（占比4.29%），选择以医生意见为主的有32人（占比10.56%），选择视具体情况而定的有157人（占比51.82%）。由此可见，当出现医疗决策冲突时，较多的患者能够辩证看待问题，能具体问题进行具体分析，而不是盲目地以某个人的意见为主。

4.患者参与医疗决策期望及影响因素分析

关于患者参与医疗决策期望的问题，研究结果显示，选择个人积极进行医疗决策的有44人（占比14.52%），选择与医生共同制定决策的有124人（占比40.92%），选择被动参与决策制定的有135人（占比44.56%）。由此可见，较多的患者在临床实际中愿意主动参与决策的制定中，患者参与医疗决策的期望较高。采用Logistic回归进行多因素分析（见表2），研究结果显示，年龄（OR=0.706，P=0.029）和学历（OR=0.695，P=0.043）进入回归方程变量，年龄越大的患者越希望主动参与到医疗决策的制定之中，学历越高的患者越期望积极参与决策。

表2 不同特征患者参与医疗决策意愿Logistic分析

	B	OR	S.E.	Wals	P值	OR	95%CI
性别	0.408	1.504	0.245	2.774	0.096	0.930	2.432
年龄	−0.348	0.706	0.159	4.785	0.029*	0.517	0.964
学历	−0.364	0.695	0.180	4.095	0.043*	0.488	0.989
婚姻状况							
未婚	—		—	4.078	0.130	—	
已婚	−1.187	0.305	0.620	3.665	0.056	0.091	1.029
其他	−0.641	0.527	0.557	1.324	0.250	0.177	1.569
职业							
公务员	—	—	—	6.611	0.579	—	
公司职员	0.404	1.498	1.116	0.131	0.717	0.168	13.352
事业单位人员	0.135	1..144	0.521	0.067	0.796	0.412	3.178
企业工人	−0.028	0.972	0.545	0.003	0.959	0.334	2.830
自由职业者	−0.188	0.829	0.557	0.114	0.736	0.278	2.468
农民工	−0.560	0.571	0.563	0.991	0.320	0.189	1.721
务农	0.208	1.231	0.554	0.141	0.707	0.416	3.645

续表

	B	*OR*	S.E.	Wals	*P*值	*OR*	95%CI
退休人员	0.533	1.704	0.551	0.934	0.334	0.578	5.021
无业	−0.378	0.685	0.741	0.261	0.610	0.160	2.927
家庭月收入	0.128	1.136	0.110	1.357	0.244	0.916	1.409

注：*P*<0.05。

四、讨论与分析

1.大部分患者倾向于合作进行医疗决策

在本次303例样本人群的调查中，有55.78%的患者认为应该是以合作的形式制定临床决策，28.71%的患者认为应该是以独立形式做决策，15.51%的患者认为要视具体情况而定，说明较多的患者偏向于以合作形式进行医疗决策。主要原因可能是社会的进步和发展带来了患者自我意识和个人权利意识的增强，使得患者在临床实践中更加积极主动，更加期望以合作形式来代替医生家长主义医疗决策制定模式。吴菲霞等[1]的研究结果也显示，大部分患者在临床诊疗中偏好合作型参与决策。因此，在临床实践中，医生要注重转换医疗服务观念，摒弃传统的家长式决策，尊重患者的自主选择权，正视患者参与医疗决策的重要性。

2.较多的患者面对决策冲突时能辩证看待问题

在本次303例样本人群的调查中，当患者及其家属对医生的某一诊疗方案，或者多种诊疗方案有不同意见时，应该以谁的意见为主？患者选择最多的均为视情况而定，分别占33.99%和51.82%。说明较多的患者认为面对决策冲突时不盲目强调以谁的意见为主，进行临床决策时不盲目决断，需要进一步思量。主要原因可能是在更深层次上，医疗决策包含着医学科学发展、经济利益和情感寄托的交织融合，相互之间既有冲突又有妥协，在不同患者和患者的不同病情阶段发挥不同的作用[2]。随着医学科学知识的普及，患者看待医疗决策问题也更加理性和客观。刘俊荣等对2696例样本人群的调查中也发现，当出

---

① 吴菲霞，庄一渝，陈香萍，等.ICU患者家属参与决策的现况研究［J］.临床荟萃，2020，35（1）：67–71.

② 王雄伟.医疗决策：医学，情感与利益的较量——基于一起医疗决策的实证调查［J］.医学与哲学，2017，38（11B）：20–21.

现决策冲突时普遍认为需要结合实际情况进行具体分析，而不是盲目主张以谁的意见为主[1]。因此，在制定临床决策和面对决策冲突时，不能单方面强调患者、家属和医生谁更有权利做最终决策，要看决策是否最有利于患者疾病诊治，要兼顾多方因素，结合不同决策背景具体情况具体分析。

3.患者参与医疗决策意愿普遍较高

在本次303例样本人群的调查中，14.52%的患者选择个人积极进行医疗决策，40.92%的患者选择与医生共同制定决策，44.56%的患者选择被动参与决策制定。由此可见，患者参与医疗决策意愿普遍较高。主要原因可能是，医疗活动中对患者需求和价值诉求的关注逐渐增强，患者对"我"的关注也越来越高，他们更加积极主动参与到与自身相关的临床决策，传统的被动接受治疗模式逐渐转变为积极与医生讨论交流，共同制定医疗决策。缪爱云等对378例患者进行调查，结果与本次调查结果相吻合，67.7%的患者参与医疗决策态度积极，32.3%的患者参与态度消极[2]。因此，在临床诊疗中，医生要重视患者参与医疗决策的意愿，加强与患者进行信息共享和有效沟通，努力为患者参与医疗决策提供机会，拓宽医患共享决策渠道，让患者能够更多地参与到医疗决策。

4.患者参与医疗决策的影响因素分析

在本次303例样本人群的调查中，研究结果显示，影响患者参与医疗决策意愿主要有年龄和学历两方面的因素。年龄越大的患者参与医疗决策的意愿越高（OR=0.706，P=0.029），学历越高的患者越希望积极参与到医疗决策中（OR=0.695，P=0.043）。主要原因可能是年龄大的患者相对年轻的患者社会阅历和生活经历更加丰富，经济更加独立，对疾病和健康的认知也更加关注和重视，因此在医疗决策的制定中显得更加积极主动。何依群等研究结果也显示年长的患者相比年轻患者参与医疗决策的积极性更加高[3]。学历高的患者受教育程度高，相比学历低的患者知识体系更加丰富，对医学信息的获取和医学问

①　刘俊荣，吴开，谢汉春.医疗决策模式与决策主体的选择倾向研究［J］.医学与哲学，2018，39（1A）：14-20.

②　缪爱云，吴奇云，李丽，等.原发性肝癌患者参与治疗决策现状及影响因素分析［J］.护理学报，2015，22（7）：5-9.

③　何依群，席晓莉，何发群.泌尿系统肿瘤患者参与手术治疗决策的现状研究［J］.实用医院临床杂志，2017，14（5）：199-201.

题的理解更加强大，因此更加愿意参与临床决策的制定。梁文兰等[1]在对110例患者调查中也得到了同样的结果，患者文化程度越高，健康观念越强，越积极主动参与到自身的医疗决策中。另外，患者的性别、婚姻状况、职业、家庭月收入与患者参与医疗决策的意愿没有统计学差异（$P>0.05$），说明这些因素对患者参与医疗决策的意愿影响不大。因此，在制定临床决策过程中，医生不能对待所有患者一概论之，要充分考虑不同患者年龄和受教育程度对患者参与医疗决策的影响，充分了解不同人口学背景患者的需求和喜好。

五、促进医患共享决策的建议

1.鼓励患者积极参与决策

患者个体的期望、偏好、禁忌和恐惧只有患者本人才真正清楚，只有与患者意愿和偏好相契合的方案才能得到患者的认可，因此，在临床诊疗中，医疗决策的制定既要考虑医生的医疗专业知识，还要兼顾患者个体的感受。调查中，55.78%的患者偏向于合作形式制定医疗决策，所以，医务人员要重视患者参与医疗决策的价值，重视患者的自主选择权，鼓励患者积极参与到决策的制定中。当患者希望家属代替自己做决定，这本身是一个自主选择[2]。但是，这种行为往往会导致患者形成依赖思想，使患者由于过于依赖家属从而缺少对自身利益的权衡。因此，要注重发挥患者的自主性，鼓励患者亲身参与到医疗决策的制定，最终作出理性、自愿、真正符合患者自身个体的诊疗方案。

2.发挥"家庭参与"的积极作用

受我国传统家庭文化的影响，临床决策过程中常常出现"家庭参与"的情况，即家属主动参与临床决策，与患者一起进行决策制定[3]。作为家庭中的一员，患者个体的健康与家庭紧紧相连，家庭的参与是患者的坚强后盾，能够分

---

① 梁文兰，于静静，邵春红.急性冠脉综合征病人健康素养与就医决策延迟的相关研究［J］.全科护理，2018，16（1）：97-99.

② Pellegrino E D, Carl E. Schneider, The Practice of Autonomy：Patients, Doctors, and Medical Decisions［J］. Theoretical Medicine&Bioethics, 2000, 21（4）：361-365.

③ 赵燕，张倩，梁立智.患者参与"临床决策的理论与实践问题研究［J］.中国医学伦理学，2018，31（6）：799-803.

担患者的心理痛苦，给予患者精神支持，还可以促进医生与患者的有效沟通，发挥"支持"与"矫正"的功能。部分患者面对如恶性肿瘤等重大疾病容易受到惊吓或情绪比较悲观，并可能持续向负面发展，甚至出现一些极端行为。因此，家庭成员要积极开展适当的安慰，给予患者足够的心理支持，引导患者正视疾病，进而积极参与临床决策。同时，当患者因为"决策短视症"而对长远利益和眼前利益做出一个明显不恰当的权衡，且明显违背了医生的治疗建议①。或者由于患者自我健康利益与家庭利益有所冲突导致患者做出不恰当的自我牺牲时"家庭参与"会起到一定的"矫正"作用，更好地平衡好各方利益。

3.厘清决策权的配置和行使边界

在现实生活中，患者、家属和医生都可以不同程度地参与临床决策，由此也产生了如何明确三方权利行使顺序以及如何使权利配置更加公平等问题②。厘清他们决策权的配置，有利于减少决策冲突。调查中，当患者面临医疗决策冲突时，患者选择最多的是视情况而定，而不是片面强调应该以谁的意见为主。因此，要注重厘清决策权的配置和行使边界。首先，患者的自主权是医学伦理学基本原则之一，也是患者的基本权利之一，患者在拥有正常判断能力和完全民事行为时，其结合自身情况做出的自主决策权具有被尊重的优先价值，但需以不侵害他人合法权益，不损害社会公共利益为边界；其次，在特定的条件下如患者无民事行为能力而家属是法定代理人时，或无法取得患者意见，又或者患者明确把医疗决策权全部委托给家属时，应当行使家属代理决策权，但需以不侵害患者根本利益和伦理基本规范为边界；最后，当患者在并非完全理智和客观下做出"非实质性自愿"决定，或患者自主决策侵害到国家、社会或他人利益，又或者家属代理决策损害到患者根本利益时，可以行使医生的干涉权，适当干预患者及家属的不恰当决策。

4.强化医生共情能力和情感投入

卡尔·罗杰斯（Carl Ranson Rogers）提出共情能使医患双方在沟通交流过程中能站在他人角度换位思考，对他人深度理解，并对对方感情做出恰当的反

① 高峰，黄媛媛，魏智民，等."共同决策"模式初探——以恶性肿瘤治疗为例 [J]. 医学与哲学，2017，38（4B）：1-4.

② 何岚，郑美雁.谁是患者利益的最佳守护者——医疗服务决策权的配置与优化探析 [J]. 医学与哲学，2019，40（18）：7-17.

应[①]。调查结果显示，年龄和学历是影响患者参与医疗决策意愿的重要因素，医生在临床决策过程中要充分考虑患者个体的因素，强化对患者参与决策的管理。在临床诊疗中，医生要给予患者更多的话语权，关注患者的行为、表情，使自己代入到患者的角色，准确理解和体会患者言语中的内容和情感，探究疾病对患者身心健康的影响，让患者感受到尊重和关注。要尽量使用通俗易懂的语言，将复杂的专业问题简单化，将抽象的医学概念具象化，使用有效的询问，适当的重复患者的关键语言，引导患者将问题表达清楚，加强医患之间沟通与信息共享。同时，患者的情况千差万别，他们的年龄、性别、性格、家庭状况、社会地位、经历、病情、心理状态等各不相同，可为患者制定个体化的告知方案[②]。此外，医生的告知难免会有一些疏漏，患者的理解或多或少会有一些偏差，还要重视给予患者足够的信息支持，全面告知患者诸如疾病性质、用药依据、不同方案利弊、医疗费用和风险与副作用等诊疗的相关信息，最大限度让患者的知情同意权得到保障。

临床诊治工作涉及一系列的抉择，医患共享决策既保证了患者的权利，又增加了医疗决策的个体化和精确度，是形成以患者为中心的医疗服务，提高医疗服务质量必不可少的环节[③]。当医患共享决策成为普遍的临床行为时，将有效促进医患互信和医患和谐，也将有益于维护患者的最佳利益。

---

① 牛玉堃，魏海斌，陈飞.叙事医学视角下医患沟通能力提升的探讨 [J].中国医学伦理学，2019，32（2）：169–172.

② 唐绍军，姜洁，曾利辉.恶性肿瘤患者病情告知时的伦理冲突与应对策略 [J].中国医学伦理学，2017，30（10）：1259–1262.

③ 胡子奇，刘俊荣.医患共享决策的价值意蕴、影响因素及辅助工具 [J].医学与哲学，2020，41（4）：1–6.

3.8 医疗纠纷人民调解机制的医患认知调查分析
——以东莞市为例

为促进医疗纠纷的有效化解，缓解紧张的医患关系，经过多年的探索与实践，人民调解机制在全国各地得以确立并不断发展，在医疗纠纷化解中发挥着重要的作用，成为处理医疗纠纷的主要方式之一。为了解医患双方对医疗纠纷人民调解机制的认知评价，笔者对东莞市20家医疗机构的医患双方进行随机抽样调查，向双方各派发问卷330份，其中医方回收有效问卷320份，有效回收率为97.0%；患方回收有效问卷313份，有效回收率为94.8%。

一、研究对象

1.医方

在收集的医方有效样本320份中，女性占比69.4%，男性占30.6%；年龄在25～34岁者最多（占40.6%），其次为35～44岁（占27.5%）；学历方面，本科学历最多（占51.2%），大专、高中或中专和研究生的比例分别为36.6%、7.2%和4.4%，初中及以下占0.6%；样本中专业技术岗的人员最多（占88.1%），行政管理岗和后勤服务岗的比例分别为9.1%和2.8%；在职称分布上，大部分为初级职称（占41.2%），其次为中级职称（占36.6%），副高级和正高级职称者分别占9.1%和2.5%，无职称样本占10.6%。从医疗机构性质方面看，来自非营利性（公立）医疗机构的样本占52.8%，来自营利性（民营）医疗机构的样本占47.2%；大多数样本来自二级医院和三级医院，占比分别为44.4%和38.4%，一级或无级别医疗机构占17.2%；在科室分布中，外科、内科样本量最多，占比分别为25.6%和17.2%，其次为其他（含预防保健、药剂以及行政后勤科室等）和妇产科，占比均为16.3%，儿科、中医科、辅助科室占比分别为9.7%、1.2%和13.7%。

2.患方

在收集的患方有效样本313份中，女性占60.4%，男性占39.6%；年龄在25～34岁最多（占41.9%），其次为25岁以下（占23.0%）；学历方面，本科的样本量最大（占35.8%），其次为大专（占32.3%），高中或中专和研究生的比例分别为16.3%和5.7%，初中及以下占9.9%；出生地域在城市或县（乡）镇的最多（占70.6%），农村的占29.4%；在医疗支付方式中，基本医疗保险（含新农合、职工医保、居民医保等）的样本量最大，占87.2%，而完全自费和商业保险占9.3%和3.5%。

二、研究方法与质量控制

1.研究方法

使用SPSS20.0软件对数据进行统计学分析，包括描述性统计和医患双方对医疗纠纷人民调解机制的认知评价的差异进行卡方检验。

2.质量控制

（1）问卷设计

在咨询包括医疗纠纷人民调解委员会（以下简称"医调委"专家、法律和医学专家在内的专业人士的基础上，设计调查问卷，并进一步征求专家意见，加以修改及完善，展开调查。

（2）样本的纳入与排除标准

以18岁以上，意识清醒、能够正常对话并愿意配合的患者和患者家属（患方）以及医疗机构工作人员（医方）为样本纳入调查对象。意识不清、有沟通障碍和不愿配合调查等对象排除在外。

（3）数据收集

笔者"一对一"派发问卷，按标准筛选调查对象，并筛选有效问卷和及时录入，确保数据有效性和科学性。

三、研究结果

1.医患双方对医疗纠纷现状的认知情况

就医方而言，26.3%的样本人群近五年有发生医疗纠纷经历，且医疗纠纷类型多为口头争吵（82.1%）。其次为医闹（40.5%），打砸科室和拳脚相伤占比分别为17.9%和13.1%。患方中，23.0%样本人群近五年有发生医疗纠纷的经历，医疗纠纷类型同样集中在口头争吵（73.6%）。见表1。可见，东莞市多数的医护人员与患方关系比较和谐，但医闹仍然值得引起重视。

2.医患双方对医疗纠纷解决途径的选择意愿

医患双方对医疗纠纷解决途径选择意愿的差异有统计学意义（*P*<0.01）。当发生医疗纠纷时，医方选择申请人民调解的比例为38.8%，明显高于患方（20.8%），而患方倾向于选择双方自愿协商（33.9%）。见表2。

3.医患双方对医疗纠纷人民调解程序的知晓情况

医患双方对医疗纠纷人民调解程序的知晓情况的差异有统计学意义（*P*<0.05）。医方知晓医疗纠纷人民调解程序的比例（56.9%）高于患方（46.6%）。这可能与医疗机构开展培训、医务人员医疗纠纷的经历有关。但也有不少样本人群不了解程序，占比43.1%。见表3。

表1 医患双方对医疗纠纷现状的认知情况 [n（%）]

选项	身份	
	医方	患方
您近五年来有无发生医疗纠纷的经历？		
有	84（26.3）	72（23.0）
无	219（68.4）	203（64.9）
记不清	17（5.3）	38（12.1）
您经历过以下哪一类医疗纠纷？		
口头争吵	69（82.1）	53（73.6）
拳脚相伤	11（13.1）	10（13.9）
械斗	2（2.4）	3（4.2）
打砸科室	15（17.9）	0（0.0）
医闹	34（40.5）	19（26.4）
其他	1（1.2）	2（2.8）

注：医闹专指受医疗纠纷的患方雇佣并与患方一起，采取严重妨碍医疗秩序、扩大事态、给医院造成负面影响的形式向医院施加压力并从中牟利的群体性非法活动，它与患方单纯的个体行为不同。

表2 医患双方对医疗纠纷解决途径的选择意愿 [n（%）]

解决途径	身份		x^2值	*P*值
	医方	患方		
双方自愿协商	122（38.1）	106（33.8）	61.076	<0.01
申请人民调解	124（38.8）	65（20.8）		
申请行政调解	32（10.0）	40（12.8）		
向法院提起诉讼	23（7.2）	56（17.9）		
仲裁解决	12（3.7）	46（14.7）		

续表

解决途径	身份		x^2值	P值
	医方	患方		
其他	7（2.2）	0（0.0）		
合计	320（100.0）	313（100.0）		

表3　医患双方对医疗纠纷人民调解程序的知晓情况 ［n（%）］

知晓情况	身份		x^2值	P值
	医方	患方		
非常了解	22（6.9）	26（8.3）	8.729	0.013
了解一些	160（50.0）	120（38.3）		
不了解	138（43.1）	167（53.4）		
合计	320（100.0）	313（100.0）		

4.医患双方对医调委的认知和评价

（1）对医调委的认知情况

医患双方对医调委性质知晓情况的差异有统计学意义（$P<0.01$）。医方对医调委的知晓率（58.7%）明显高于患方（36.1%）。但医方样本人群中不了解东莞市医调委的也不在少数，占41.3%。见表4。

表4　医患双方对医调委的知晓情况 ［n（%）］

知晓情况	身份		x^2值	P值
	医方	患方		
非常了解	27（8.4）	14（4.5）	32.761	<0.01
了解一些	161（50.3）	99（31.6）		
不了解	132（41.3）	200（63.9）		
合计	320（100.0）	313（100.0）		

对医调委性质的认知情况，医患双方存在的差异有统计学意义（$P<0.01$），见表5。医方样本人群中多数认为医调委属行政单位（50.3%），而患方样本人群中多数不清楚（40.3%）。

表5　医患双方对医调委性质的认知情况 ［n（%）］

认知情况	身份		x^2值	P值
	医方	患方		
行政单位	161（50.3）	114（36.4）	54.388	<0.01
事业单位	82（25.6）	44（14.1）		
群众性组织	29（9.1）	29（9.2）		
不知道	48（15.0）	126（40.3）		
合计	320（100.0）	313（100.0）		

（2）对医调委的评价

医患双方对医调委总体印象评价的差异有统计学意义（$P<0.01$）。医方对医调委总体印象的评价为"较好""很好"的比例（38.4%）明显高于患方（24.3%）。但患方样本人群中对医调委的印象一般的最多，占35.1%。见表6。

表6 医患双方对医调委总体印象的评价 [n（%）]

评价	身份		x^2值	P值
	医方	患方		
很好	33（10.3）	16（5.1）	83.027	<001
较好	90（28.1）	60（19.2）		
一般	97（30.3）	110（35.1）		
差	4（1.3）	71（22.7）		
不知道	96（30.0）	56（17.9）		
合计	320（100.0）	313（100.0）		

医患双方对医调委工作人员调解能力评价的差异有统计学意义（$P<0.01$）。医方对医调委工作人员调解能力的评价为"较好""很好"的比例（41.3%）明显高于患方（32.9%）。见表7。

表7 医患双方对医调委工作人员调解能力的评价 [n（%）]

评价	身份		x^2值	P值
	医方	患方		
很好	31（9.7）	22（7.0）	106.988	<0.01
较好	101（31.6）	81（25.9）		
一般	62（19.4）	90（28.8）		
差	5（1.5）	76（24.3）		
不知道	121（37.8）	44（14.0）		
合计	320（100.0）	313（100.0）		

医患双方对医调委调解服务满意度评价的差异有统计学意义（$P<0.01$）。医方对医调委调解服务满意的比例为34.1%，明显高于患方（19.5%）。患方样本人群认为医调委提供的调解服务一般的最多，占比42.8%。见表8。

医患双方对医调委在处理医疗纠纷中作用评价存在的差异有统计学意义（$P<0.01$）。医方样本人群中多数认为医调委在处理医疗纠纷中的作用很大（42.8%），明显高于患方（21.1%）。而大部分患方样本人群不清楚医调委在处理医疗纠纷中的作用（46.3%）。见表9。

表8 医患双方对医调委调解服务的满意度评价［n（%）］

评价	身份		x^2值	P值
	医方	患方		
非常满意	31（9.7）	7（2.2）	157.146	<0.01
比较满意	78（24.4）	54（17.3）		
一般	54（16.9）	134（42.8）		
不满意	5（1.5）	67（21.4）		
无法回答	152（47.5）	51（16.3）		
合计	320（100.0）	313（100.0）		

表9 医患双方对医调委在处理医疗纠纷中的作用评价［n（%）］

评价	身份		x^2值	P值
	医方	患方		
作用很大	137（42.8）	66（21.1）	83.231	<0.01
作用一般	79（24.7）	47（15.0）		
无作用	5（1.5）	55（17.6）		
不清楚	99（31.0）	145（46.3）		
合计	320（100.0）	313（100.0）		

5.医患双方对其他医疗纠纷处理方式的评价

（1）与双方自愿协商相比

相比双方自愿协商，医疗纠纷人民调解具有"公平公正""耗时少、效率高""成本低、节省费用""效力强"等优点。在与双方自愿协商相比，人民调解具"效果佳""公平公正"的优点医患双方认知的差异有统计学意义（$P<0.05$）。其中，超过半数的医方样本人群（59.7%）认为人民调解具有公平公正的优点，该比例明显高于患方（27.2%），见表10。

表10 与双方自愿协商相比，医患对人民调解制度评价比较［n（%）］

评价	身份		x^2值	P值
	医方	患方		
成本低、节省费用	132（41.3）	121（38.7）	0.443	0.506
耗时少、效率高	160（50.0）	139（44.4）	1.985	0.159
效果佳	118（36.9）	91（29.1）	4.355	0.037
公平公正	191（59.7）	85（27.2）	68.095	<0.01
效力强	119（37.2）	102（32.6）	1.473	0.225
其他	14（4.4）	11（3.5）	0.309	0.578

（2）与行政调解相比

相比行政调解，医疗纠纷人民调解具有"公平公正""耗时少，效率高"等优点。与行政调解比，人民调解具有"成本低、节省费用""耗时少、效率高""效果佳""效力强"的优点医患双方认知差异有统计学意义（$P<0.05$）。患方样本中有63.3%的人群认为人民调解具有耗时少、效率高的优点，该比例高于医方（54.1%），见表11。相比行政调解，人民调解作为中立的第三方，能够让医患双方更加容易接受，并且程序更加简便、灵活，达成协议快，因此具有耗时少、效率高的特点。

表11　与行政调解相比，医患对人民调解制度评价比较 [n（%）]

评价	身份		x^2值	P值
	医方	患方		
成本低、节省费用	151（47.2）	70（22.4）	42.907	<0.01
耗时少、效率高	173（54.1）	198（63.3）	5.516	0.019
效果佳	116（36.3）	78（24.9）	9.556	0.002
公平公正	160（50.0）	137（43.8）	2.466	0.116
效力强	79（24.7）	45（14.4）	10.679	0.001
其他	14（4.4）	8（2.6）	1.561	0.212

（3）与法律诉讼相比

与法律诉讼相比，人民调解具有的优点医患双方认知差异有统计学意义（$P<0.05$），其中患方样本中大多数的人群（85.6%）认为人民调解具有"成本低、节省费用"的优点，该比例明显高于医方（56.6%），而相当一部分医方样本人群认为人民调解具有"耗时少、效率高"（63.4%）、"效果佳"（35.0%）、"公平公正"（40.6%）的特点，比例明显高于患方（41.9%、23.0%、14.7%），见表12。法律诉讼程序严谨、复杂，周期漫长，往往并非医患双方首选。

表12　与法律诉讼相比，医患对人民调解制度评价比较 [n（%）]

评价	身份		x^2值	P值
	医方	患方		
成本低、节省费用	181（56.6）	268（85.6）	64.810	<0.01
耗时少、效率高	203（63.4）	131（41.9）	29.578	<0.01
效果佳	112（35.0）	72（23.0）	11.045	0.001
公平公正	130（40.6）	46（14.7）	52.994	<0.01
效力强	65（20.3）	30（9.6）	14.276	<0.01
其他	13（4.1）	4（1.3）	4.694	0.030

（4）经历过医疗纠纷的医患双方对相关机制的评价

经历过医疗纠纷的医患双方医疗纠纷解决途径选择意愿的差异有统计学意义（$P<0.05$），医方选择人民调解的比例（38.1%）明显高于患方（25.0%）。经历过医疗纠纷的医患双方对医调委性质的知晓情况的差异有统计学意义

（*P*<0.01），医方对医调委的知晓率（65.5%）明显高于患方（41.6%）。可见，对于经历过医疗纠纷的医方来说，人民调解为其选择偏好。此外，经历过医疗纠纷的医患双方对医调委在处理医疗纠纷中作用评价存在的差异有统计学意义（*P*<0.01）。医方样本人群中多数认为医调委在处理医疗纠纷中的作用很大（39.3%），明显高于患方（18.1%）。相比患方，经历过医疗纠纷的医方更认可医调委在处理医疗纠纷中的作用。经历过医疗纠纷的医患双方在与双方自愿协商比，人民调解具有"公平公正"的优点这一看法中存在的差异有统计学意义（*P*<0.01），超过半数的医方样本人群（53.6%）认为人民调解具有公平公正的优点，该比例明显高于患方（20.8%）。医方更加认可医调委作为第三方具有中立性的特征。

与法律诉讼比，人民调解具有"成本低，节省费用"优点中医患双方认知存在的差异有统计学意义（*P*<0.01），其中患方样本中大多数的人群（88.9%）认为人民调解具有"成本低、节省费用"的优点，该比例明显高于医方（58.3%），可见患方选择人民调解一定程度因为医疗纠纷人民调解机制具有成本低廉的特点。见表13。

表13　经历过医疗纠纷的医患双方对相关机制的评价［n（%）］

评价	身份		x^2值	*P*值
	医方	患方		
医疗纠纷解决途径选择意愿				
双方自愿协商	26（31.0）	15（20.8）	11.045	0.026
申请人民调解	32（38.1）	18（25.0）		
申请行政调解	10（11.9）	8（11.1）		
向法院提起诉讼	11（13.1）	22（30.6）		
仲裁解决或其他	5（5.9）	9（12.5）		
对医调委的知晓情况				
非常了解	15（17.9）	6（8.3）	9.370	0.009
了解一些	40（47.6）	24（33.3）		
不了解	29（34.5）	42（58.4）		
对医调委在处理医疗纠纷中的作用评价				
作用很大	33（39.3）	13（18.1）	23.025	<0.01
作用一般	26（31.0）	11（15.3）		
无作用	4（4.7）	15（20.8）		
不清楚	21（25.0）	33（45.8）		
与双方自愿协商比，人民调解具有"公平公正"的优点				
认同	45（53.6）	15（20.8）	17.556	<0.01
不认同	39（46.4）	57（79.2）		
与法律诉讼比，人民调解具有"成本低、节省费用"的优点				
认同	49（58.3）	64（88.9）	18.129	<0.01

评价	身份		x^2值	P值
	医方	患方		
不认同	35（41.7）	8（11.1）		
合计	84（100.0）	72（100.0）		

四、讨论与分析

1.医患双方对医疗纠纷解决途径的选择意愿

医患双方对医疗纠纷解决途径的选择意愿的差异有统计学意义（$P<0.01$）。医方倾向于选择申请人民调解，患方倾向于选择双方自愿协商。在经历过医疗纠纷的人群中，医方同样倾向于选择人民调解。

发生医疗纠纷后，医患双方本应在坚持公平公正原则的前提下进行协商。然而，事实情况是，患方往往不愿接受医方的解释及条件，常常提出过高的诉求[1]，而医方经评估认为患方的诉求不合理，谈判便陷入僵局，沟通难以继续，甚至后续出现冲突、医闹等情况。医调委作为中立第三方[2]，调解员由具医学、法学等专业背景人士组成[3]，能充当双方沟通的桥梁，对医方而言，在引导患者理解医方解释及提出合理诉求等方面起重要作用。因此，医方乐于选择人民调解。而对患方来说，其认为医方存在过错，理应接受其诉求，忽视了公平原则。个别患方也清楚，其诉求可能超出法律的规定，若通过协商外的合法途径解决，最终补偿金额或低于其诉求。因此，患方更偏向于选择双方自行协商。这提示，在医患交往中，双方价值期望的差异，是影响医患和谐的重要因素。在医患沟通中，对此应予以高度的关注。

2.医患双方对医疗纠纷人民调解程序知晓情况

医患双方对医疗纠纷人民调解程序知晓情况的差异有统计学意义（$P<0.05$）。医方对程序的知晓率高于患方。大部分医疗机构每年都开展处理医疗纠纷的相关培训，这有助于医务人员了解合理处理医疗纠纷的意义及人民

---

[1] 干子凯.论我国医疗纠纷诉讼外解决机制的完善［D］.武汉：华中师范大学，2012.

[2] 王杰.论我国医疗纠纷非诉讼解决机制的再完善［D］.南昌：南昌大学，2014.

[3] 李佳彤.吉林省医患双方对医疗纠纷第三方调解机制的认知现状及启示［D］.长春：吉林大学，2019.

调解程序。医疗纠纷的经历也增强了医务人员知晓人民调解程序的内在动力。而患方往往在医疗纠纷发生之后，才会关注医疗纠纷的处理问题。这反映了当前医患沟通、医学伦理及健康教育和宣传的不足。事实上，医患关系的和谐不仅需要医方的支持，也离不开患方的合作，患者的"病德"及其对医疗纠纷的认知也是影响医患和谐的重要因素，医学伦理学也需要加强"病德"的研究和教育。加强对患者及其家属的医患沟通、就医行为等医学伦理知识的宣传和普及，并将其渗透到日常公众的健康教育之中，这不仅有助于增进患者、公众对医务人员和医疗差错的理解，而且有助于节省医疗纠纷调解的时间成本，促进医患关系的和谐。

3.医患双方对医调委认知和评价情况

医患双方对医调委、医调委性质的认知，以及对医调委的总体印象、调解工作能力、调解服务的满意程度和在处理医疗纠纷中作用的评价的差异有统计学意义（$P<0.01$）。

医方知晓医调委比例明显高于患方。在经历过医疗纠纷的人群中，情况也如此。医方和患方样本人群中认为医调委属行政单位的占比最多。根据《人民调解法》，医调委作为人民调解委员会的一种，属群众性组织。国家到地方层面，政府颁布的医疗纠纷处理的规范性文件都明确医疗纠纷人民调解的地位，即医疗纠纷处理方式的一种，其中《东莞市医疗纠纷预防与处理办法》对医调委也作了说明，包括其工作职责等。从工作实际情况看，卫生行政部门密切跟进公立医院的纠纷处理进展，尤其在纠纷复杂、患方诉求大或极端化等情况下，调解的过程中出现卫生行政部门介入的情况。这些原因可能会使医患双方相当部分人群认为医调委属行政单位。这反映了日常医学知识普及、健康教育宣传的内容还不够具体，缺乏对该方面的重视。

医方认可医调委及其调解能力、满意医调委调解服务、认为医调委在处理医疗纠纷中作用很大的比例明显高于患方。在经历过医疗纠纷的医方群体中，认为医调委在处理医疗纠纷中作用很大的比例明显高于相对的患方。这一方面与医疗机构开展医疗纠纷防范相关培训和医方处理医疗纠纷的经历比患方更为普遍有关，另一方面与医方愿意更快结束医患纠纷，以免影响正常的医疗工作，而对调解经费的关注度没有患方那么敏感有关。同时，医调委引导患方理解医方在医疗方面的努力并试图化解纠纷冲突的能力，也更能让医方感觉到医调委在处理医疗纠纷中的作用。这表明，医疗纠纷人民调解机制有助于增进医患双方的相互理解，为彼此站在对方的立场看待纠纷、思考问题提供了新的视角。就此而言，人民调解机制有助于强化医患双方的平等对话[1]，调适因信息不对称而造成的医患不平等关系。

4.医患双方对其他医疗纠纷处理方式评价

与双方自愿协商比，人民调解具有"效果佳""公平公正"的优点医患双方认知的差异有统计学意义（$P<0.05$），医方认为人民调解具有"公平公正"的优点的比例明显高于患方，经历过医疗纠纷的医方也同样。医疗纠纷人民调解的伦理基础是公平公正，通过调解使医患双方达到相互理解、彼此包容，使患方认识到其诉求中不合理部分，并重新回归合理诉求，使医方理解患方的心情和苦痛。由此，通过医患双方之间的平等对话，化解分歧，有助于调解目的的最终达成。

与行政调解比，人民调解具有"成本低、节省费用""耗时少、效率高""效果佳""效力强"的优点医患双方认知差异有统计学意义（$P<0.05$）。患方样本中认为人民调解具有"耗时少、效率高"的优点的比例高于医方。张晔瑶[2]指出，人民调解程序相对灵活，具有高效、便民的优势。相比行政调解，人民调解程序更加简便、灵活[3]，而行政调解程序、形式更加严谨，处理周期相对长，这对于希望尽早解决纠纷的患方来说，更加看到人民调解耗时少、效率高的优点。

与法律诉讼比，人民调解具有的优点医患双方认知差异有统计学意义（$P<0.05$）。患方样本中认为人民调解"成本低、节省费用"的比例（85.6%）明显高于医方（56.6%）。法律诉讼程序更加严谨、复杂，处理医疗纠纷的周期更漫长，甚至可达数年。对于医方而言，这种方式虽然可"以时间换空间"，避免"医闹"发生。但多数患者经济并不充裕，很难承担昂贵的诉讼费用，再加上其解决纠纷、满足诉求的心态急切，因此法律诉讼并非首选方式。同时，法律诉讼或加剧医疗纠纷当事人的紧张对立，而人民调解体现着追求和谐的传统伦理观，能够平息纠纷，维护医疗秩序。

以上表明，对人民调解机制优势与劣势的评价及认同，与医患双方各自的

① 刘坤孟，项楠，沈宇超，等.浅论我国医疗纠纷ADR机制［J］.价值工程,2015（20）：232-234.

② 张晔瑶.医疗纠纷人民调解机制的探析［J］.商，2015（36）：232.

③ 艾尔肯.论我国医疗纠纷第三方调解制度［J］.西部法学评论，2015（1）：30-46.

利益诉求密切相关，在利益面前双方都会向着有利于自己的方面考虑，但利益关系的达成总离不开利益平衡，这也是人民调解作为利益平衡的重要机制，最终能够得到医患双方认同的原因。

5.人民调解机制存在的问题

（1）机制宣传力度不足，患方知晓度不高

调查发现，医方对医调委的知晓度明显高于患方。张兆金等同样指出该情况[①]。就社会大众而言，其了解医疗纠纷人民调解机制的方式非常欠缺。尽管东莞市医调委偶尔会配合司法局举办的普法活动进行宣传，但仍然不够。目前，在广大的网络平台（如微信、微博等）中，东莞市医调委并未建立官方账号，难以将信息向大众发布，患方也就难以知晓机制。

（2）机制中立性受到质疑

东莞市医调委在进行医疗纠纷调解的过程中，时而会有地方卫生行政部门介入。医疗纠纷人民调解在实际工作中承担的维稳等非调解功能负担过重。个别医疗纠纷在人民调解的过程中受相关行政部门的影响较多。

患方有人士因医调委、卫生行政部门、医疗机构的种种联系，认为医调委偏向医方，进而质疑医调委的中立性。

（3）组织与医疗机构互动少

东莞医调委除了总部，仅有长安和大朗两个工作站。两个派驻机构分布集中，对于处在距离东莞市区较远的基层服务对象而言，距离无疑成为负担，这也对医疗纠纷人民调解工作的效率造成影响。较大的工作量也使得医调委难以与不同级别、性质、类别的医疗机构进行日常交流。

五、结论与建议

1.结论

以上研究表明，在医疗纠纷解决途径选择意愿中，医方倾向于选择申请人民调解机制，患方倾向于选择双方自愿协商；医方对医疗纠纷人民调解机制的知晓率明显高于患方；医患双方对医调委及其性质的认知，以及对医调委的评价存在的差异均有统计学意义；人民调解机制现存问题仍较突出，有待改善。

---

① 张兆金，黄欣，黄敏芳，等.医患双方对医患纠纷人民调解认知差异的比较分析[J].中国医院管理，2014，34（5）：65-67.

2.建议

（1）多途径提高公众知晓度

良好的社会宣传有利于塑造医调委形象[1]。东莞市医调委应加强与社工机构的合作，志愿者协助，到社区宣传，通过派传单、有奖问答、案例分享等多种形式，让社会公众了解机制。

有研究指出，患方相当一部分群体通过网络媒介知悉医疗纠纷第三方调解[2]。在其他地区，当地的医调委已在网络社交平台注册官方账号，如广东医调委、北京医调委等。东莞市医调委应在微信、微博等社交平台建立官方账号，将医调委基本情况、医疗纠纷人民调解流程、活动等信息公开，同时可向大众分享医疗纠纷人民调解的案例，并与公众进行互动，提高社会大众知晓度，让大众清楚医调委和机制。

（2）确保医疗纠纷人民调解的相对独立性

调查发现，为了尽快解决医患矛盾可能引发的社会问题，卫生行政部门有时会介入医疗纠纷人民调解过程中，这既可能使纠纷更加复杂，又可能增加医调委、医疗机构的压力。在当前的医患纠纷治理中，应对"医闹"予以严厉的打击，将卫生行政部门从繁杂的医疗纠纷中解放出来，减少其对人民调解机制的介入，这既能充分发挥医疗纠纷人民调解机制的作用，又能充分体现医调委的中立性。

（3）加强与医疗机构互动，强化医疗纠纷预防

医调委可增加到医疗机构交流的频率，在不同级别、性质、类别的医疗机构开展宣讲，提高医务人员对相关机制的知晓度。同时，医疗机构可邀请医调委专家开展关于医疗纠纷防范，尤其是关于机制的培训活动，强化医护人员对于该机制的认知。提高医务人员关于该机制的知晓率，有利于强化医疗纠纷的预防[3]。医疗机构可指派医疗纠纷多发科室的业务骨干到医调委学习培训，深入了解医疗纠纷人民调解机制，并将所学内容授给其他医务人员，有利于增进医务人员对机制的认知，有利于医疗纠纷及时转入该机制处理，促进医调委和医疗机构的联动，有利于医疗纠纷及时有效解决。

① 蒋兴涛.我国医疗纠纷人民调解制度研究［D］.青岛：中国海洋大学，2013.

② 黎美茵.广东省医疗纠纷第三方调解机制研究［D］.广州：广州中医药大学，2016.

③ 王月强，张明文.浅议上海市医疗纠纷人民调解的现状、问题与对策［J］.法制与社会，2019（6）：139-141.

3.9 医患双方对权利位阶的认知态度及其相关因素

一、调查对象

本研究的调查对象包括医疗机构从业人员（医生、护士、技术岗位、行政岗位或后勤人员）以及非医疗机构从业人员（公司职员、事业单位人员、企业工人、公务员等其他人员）。在回收的2696份有效问卷中，医疗机构从业人员650人，非医疗机构从业人员2046人，具有广泛的代表性。

二、研究方法

1.问卷调查

问卷设计：采用自行设计并咨询专家修改的问卷进行调查，问卷内容分为两部分，一是调查对象基本信息。包括性别、年龄、学历、家庭月收入、职业、家庭结构、文化信仰等人口社会学特征，对医务人员的调查增加了其职称、岗位、工作年限等信息。二是调查对象对权利位阶的认知态度。包括调查对象对权利效力对比问题的认知，对医疗领域通常涉及的12种权利的重要性排序，对五种具体情境下涉及的医方权利、患者权利及患者家属权益的态度。经过预调查并咨询统计学、医学伦理学等专家，对该问卷进行了三轮修改，形成了问卷最终版，具有良好的信效度。

调查方法与质量控制：采用问卷星企业版进行便利抽样并进行质量控制，保障填写数据合理有效，控制不同职业人员问卷填写比例、控制答题时间、限制IP地址防止重复填写提交等。

2.数据处理及统计方法

采用SPSS21.0统计软件对收集资料进行频数、均值、构成比的描述性分析，采用单因素方差分析对样本人群人口社会学特征与权利位阶认知态度的相关性进行分析。以$P<0.05$表示差异有统计学意义。

三、调查结果

1.样本人群的人口社会学特征

在此次调查的全部样本人群中，回收有效问卷2696份，医疗机构从业人员有650人，其他社会群体有2046人；在性别分布上，男性占比39%（1052人），女性占比61%（1644人）；在年龄分布上，18～44岁阶段占比83.6%（2253人），45岁及以上占比16.4%（443人）；在学历分布上，初中及以下占比6.9%（186人），高中（中专）占比21%（576人），大专占比21.7%（584人），本科及以上占比50.4%（1359人）；具有文化信仰的占比20.55%。医疗机构从业人员的社会学特征：男性占比40.3%，女性占比59.7%；无职称的占比12.0%，初级职称占比29.4%，中级职称占比35.2%，副高级占比16.2%，正高级占比7.2%；工作年限上，10年内占比57.8%，10～20年占比28.6%，20年以上占比13.5%；工作岗位上，医师占比54.0%，护士占比24.6%，技术人员占比13.4%，管理/后勤人员占比8.0%。样本人群具有广泛的代表性。

2.样本人群对权利位阶的认知态度

所谓权利位阶，就是关于同一权利主体或不同权利主体的不同权利之间在效力的高低、强弱或者价值大小等方面的价值判断，它反映了人们对不同权利的看法、态度和观点。

当问及"同一个人的不同权利之间是否存在效力高低、强弱、大小区别？"时，67.3%的样本人群表示非常同意或同意，仅6.5%的人不认可此类说法。当问及"不同人的权利之间可否存在比较效力的高低、强弱、大小区别？"时，有55.7%的样本人群表示非常同意或同意，而有20.4%的人表示不同意或者完全不同意，这与关于同一个人不同权利位阶的认同存在明显差异。相比之下，人们较为认可同一个体权利之间存在效力高低、强弱、大小之别，而对不同个体之间的权利位阶认同度较低。

3.样本人群对医疗活动中个人权利的排序情况

从图1可知：关于医疗活动中通常涉及的个人权利排序情况，生命权、健康权和平等权分别排名前三（分数越低重要性越高）。相对来说，医疗监督权、社会保障权、休息权和文化信仰自由权这四项的排名靠后。这表明人们对生命权、健康权和平等权更为重视，这与人们的一般认知相一致，反映出样本人群能够较为理性地看待医疗活动中个人权利的排序问题。

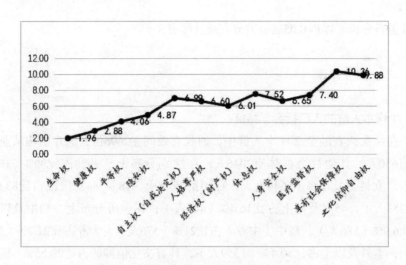

图1　医疗活动中个人权利的排序情况

4.样本人群对不同情形下维护患者权益的认知态度

对于患不治之症且极度痛苦的患者，55.5%的样本人群倾向于选择使用药物减轻痛苦，而主张倾全家之力诊治延长其生命者仅占27.6%。这表明，在生命权与经济权的权利位阶上，人们并非一味地强调生命权的绝对至上性，在患者生命质量极其低下、治疗机会极为渺茫且极度痛苦的情况下，生命权的权利位阶会受到影响。但是，受传统生死观的影响，即使一个人病危已无意识，仍有53.8%的人认为维持其生命非常有意义或有意义，这再次体现了人们对生命权的重视。

5.样本人群对利益冲突境遇下不同权利的看法

在对医生权利行使的看法上，如果手术治疗是救治患者生命的唯一方法，而患者本人因某种特殊的理由拒绝手术，样本人群认为医生应该强制进行手术的比例占50.8%，仅有11.3%的人认为不应当或非常不应当进行手术。当医生为保护其他诊治人员的健康安全，将患者罹患艾滋病的隐私告知同事时，样本人群中有67.6%的人认为应当或非常应当告知，仅有9.8%的人认为不应当或非常不应当告知。这表明，在患者的生命权与其自主权冲突的境遇下，人们普遍主张应当将生命权放在第一位，认同医生采取紧急干预措施，甚至实施强行救治。当患者的隐私权与医务人员的健康权发生冲突时，多数人能够理性看待，认为应当把医务人员的健康权放在患者的隐私权之上。这与前面关于权利位阶的调查结果完全一致，大多数人认为生命权、健康权高于自主权、隐私权。

受经济因素的影响，当患者和家属出现意见分歧时，样本中有42.6%的人表示理解家属的做法，但同时也有24.8%的人对于家属的做法表示不认可。这表明在多数看来，经济权在一定程度会对患者的自主权产生影响，在对生命质量和健康影响不太大的情况下，人们更倾向于考虑经济因素。

6.样本人群的人口社会学因素与权利位阶认知的相关性

表1、表2的结果显示，医疗机构从业人员与社会群体对同一个体不同权利效力对比问题、不同个体之间权利效力对比问题的认知态度，不存在差异性（*P*>0.05）。整体而言，人们更认可同一个体不同权利之间效力上存在高低、强弱、大小的区别。而在不同个体之间权利效力进行比较时，样本人群的认知态度因性别、年龄、学历、家庭月收入、文化信仰的不同而有所差异。相对来看，男性、44岁以上及有文化信仰的人群更认可不同个体权利效力的对比。而本科以上学历、收入较高的人群对于不同个体的权利效力对比的认可态度最低。

表1　人口社会学因素对样本人群关于同一个体的权利位阶的认知态度之影响

	选项	N	AVG	SD	*F*	*P*
性别	男	1052	4.05	1.00	3.867	0.052
	女	1644	3.97	0.99		
年龄	18～44岁	2253	4.01	0.99	0.446	0.501
	44岁以上	443	3.97	1.02		
学历	初中及以下	186	3.98	1.04	0.333	0.823
	高中（中专）	567	4.02	1.03		
	大专	584	4.02	0.99		
	本科及以上	1359	3.98	0.98		
是否医疗机构从业人员	非医疗机构从业人员	2046	4.01	0.99	0.445	0.503
	医疗机构从业人员	650	3.98	1.00		
家庭月收入	5000元以下	744	3.97	1.01	1.020	0.390
	5000～8000元	769	3.97	0.98		
	8000～12000元	665	4.06	0.97		
	12000～23000元	361	4.01	0.98		
	23000元以上	157	3.97	1.12		
是否有文化信仰	有	554	4.12	1.00	9.483	<0.001
	无	2142	3.97	0.99		
总数		2696	4.01	0.99	—	—

表2　人口社会学因素对样本人群关于不同个体的权利位阶的认知态度之影响

	选项	N	AVG	SD	F	P
性别	男	1052	3.70	1.22	9.030	<0.001
	女	1644	3.56	1.24		
年龄	18～44岁	2253	3.59	1.25	4.340	0.042
	44岁以上	443	3.73	1.14		
学历	初中及以下	186	3.61	1.20	5.972	<0.001
	高中（中专）	567	3.68	1.21		
	大专	584	3.77	1.16		
	本科及以上	1359	3.52	1.28		
是否医疗机构从业人员	非医疗机构从业人员	2046	3.61	1.23	0.201	0.661
	医疗机构从业人员	650	3.63	1.27		
家庭月收入	5000元以下	744	3.55	1.23	2.583	0.041
	5000～8000元	769	3.65	1.21		
	8000～12000元	665	3.68	1.24		
	12000～23000元	361	3.65	1.24		
	23000元以上	157	3.38	1.38		
是否有文化信仰	有	554	3.86	1.16	28.244	<0.001
	无	2142	3.55	1.25		
总数		2696	3.64	1.23	—	—

7.医疗机构从业人员的人口社会因素与权利位阶认知的相关性

表3　医疗机构从业人员的人口社会因素对同一个体权利位阶认知态度之影响

	选项	N	AVG	SD	F	P
性别	男	262	4.00	1.05	0.230	0.630
	女	388	3.96	0.97		
年龄	18～44岁	561	3.95	1.00	3.353	0.071
	44岁以上	89	4.16	0.99		
学历	初中及以下	1	3.00	—	1.378	0.253
	高中（中专）	16	4.00	1.15		
	大专	161	4.10	0.96		
	本科及以上	472	3.94	1.01		
职称	正高级	47	4.40	0.90	7.944	<0.001
	副高级	105	4.08	0.98		
	中级	229	4.1	0.99		
	初级	191	3.83	1.01		
	无职称	78	3.56	0.92		
工作年限	20年以上	88	4.16	0.98	9.512	<0.001
	10～20年	187	4.18	0.94		
	10年内	375	3.83	1.01		
机构级别	三级	359	3.89	1.02	5.501	0.022
	三级以下	291	4.08	0.97		
总数		650	3.98	1.00	—	—

从表3可以看出，医疗机构从业人员的性别、年龄、学历对同一个体权利位阶的认知态度无显著性影响，不存在差异性。而正高职称、工作10年以上及三级以下医疗机构的从业人员，对于"同一个体权利效力的对比性"认可态度普遍较高，且影响较为显著。

表4 医疗机构从业人员的人口社会因素 对不同个体权利位阶认知态度之影响

	选项	N	AVG	SD	*F*	*P*
性别	男	262	3.64	1.31	0.002	0.950
	女	388	3.63	1.25		
年龄	18～44岁	561	3.58	1.29	6.183	0.013
	44岁以上	89	3.94	1.13		
学历	初中及以下	1	2.00	—	4.372	<0.001
	高中（中专）	16	3.88	1.20		
	大专	161	3.91	1.13		
	本科及以上	472	3.53	1.30		
职称	正高级	47	4.00	1.23	5.530	<0.001
	副高级	105	3.7	1.29		
	中级	229	3.82	1.21		
	初级	191	3.46	1.30		
	无职称	78	3.21	1.23		
工作年限	20年以上	88	3.88	1.14	6.637	<0.001
	10～20年	187	3.83	1.21		
	10年内	375	3.48	1.31		
机构级别	三级	359	3.53	1.32	5.471	0.021
	三级以下	291	3.76	1.20		
总数		650	3.63	1.27	—	—

由表4可知，44岁以上群体对不同个体权利效力对比性认可度更高。本科以上学历人群对于不同个体权利效力对比性的认可态度最低。同时，正高级、工作10年以上群体，他们对于"不同个体权利效力对比性"认可态度明显更高，三级以下机构群体对于"不同个体权利效力对比性"的认可态度明显更高。

四、讨论与分析

1.关于样本人群对权利位阶的认可情况

国内有学者将权利位阶看作权利冲突境遇下，对相互冲突的权利的重要性进行判断，从而对相互冲突的权利进行取舍的解决方法。[①]调查结果显示，大多数人认可医疗活动中同一个体的权利之间权利位阶的存在，仅有6.5%的人不认同同一个体的权利存在比较效力。但有20.4%的人并不认可不同权利之间存在比较效力，这可能与不同个体对不同权益重要性的评价不同有关。就同一个体而言，生命权、健康权与其他权益相比容易作出比较和判断，但对不同个体而言，因受价值理念、文化传统等因素的影响，并非所有的人都认为生命权、健康权一定高于其他权益[②]，有无文化信仰对样本人群在同一个体的权利位阶上有差异，而其他人口社会学特征对人们在同一个体权利位阶的认知上无统计学差异。这一方面反映出，随着法治社会的发展进步，人们越来越强调"人人平等"的观念，在医疗活动中承认不同个体间的权利具有比较效力，就可能会为了一个人的生命健康而舍弃或损害另一个人的其他利益，这无疑违背人人平等的理念。在患方之间就可能涉及公平有序就医问题，在医患之间就可能涉及医方干涉权与患者自主权的问题，而平等权同样是公民的一项基本权利。这从一个侧面反映了公民不应因种族、职业、性别、文化信仰、户籍、财产、居住地、家庭和其他身份差异而遭到不合理的差别待遇或歧视。因此，对公平公正的向往使得人们并不更明显地主张用权利位阶处理不同个体间的权利冲突问题。

就医疗机构从业人员来说，在同一个体的权利位阶问题上，性别、年龄、学历于医学群体的认知不存在统计学差异，这与样本总体认知情况相同。但在不同个体的权利位阶问题上，在总体样本中性别因素的影响具有差异性（$P<0.05$），而在医学群体中，性别这一特征的影响并不显著。这表明，在医疗活动中，医疗机构从业人员更多的是从实际病情出发，理性考虑治疗决策，而不会受自身性别的影响。但职称、工作年限、机构级别对医疗机构从业人员关于位阶权益的看法有差异（$P<0.05$）。相比来看，正高职称、工作10年以上、三级医疗机构的医疗机构从业人员较为认同医疗活动中同一个体中权利之间存在位阶效力，这可能是工作时间长、职位高的医务人员工作经验和人生经历都很丰富，在实际工作中经常面临患者不同权益的抉择，对位阶权益有着更

---

① 乐虹. 权利冲突解决路径分析［J］. 社会科学论坛（学术研究卷），2009(9)：36–43.

② Alderson P. Down's syndrome: cost, quality and value of life［J］. Social Science&Medicine，2001，53（5）：627–638.

深的感悟和体会，较为认可位阶权益的比较效力。

2.关于对权利位阶重要性的排序问题

调查显示，人们普遍认为生命权是最重要的权利，其次是健康权、平等权、隐私权和自主权。这符合马斯洛需求层次理论，人的需求可按照重要性从低级到高级排成一定序列。法律层面，付智勇等从公民权利基础出发，将公民权利分为七个层次，生命与健康权位于顶端，其次是基本财产权、劳动权、休息权和最低生活保障权、生育权、自由权、平等权等①。王蓝玉在医患关系中的权利冲突的研究中调查也显示，医患双方都较为看重生命权②。《中华人民共和国宪法》及《中华人民共和国民法典》都有保护公民生命权、健康权的条款。生命权是保障其他权利得以实现的权利载体，当一个人失去生命，对个体其他权利的维护也失去了意义。而平等权是患者平等就医的基础，尤其是在医疗卫生资源分布不均和就医需求激增的今天，平等权保障了患者尤其是弱势患者获得治疗的机会，如何保障人们公平就医也一直是医改的热点和难点，因此人们对这一权利也较为重视。隐私权和自主权是医疗领域最常见的也是最容易作为侵权诉因的权利，得到了医务人员和社会公民的普遍关注。相对来看，医疗监督权、社会保障权、休息权和文化信仰自由权这四项的排名较为靠后，一方面这些权利在人们医疗决策时影响并不大；另一方面也与人们对我国医疗机构、政府医疗保障体系有较高的信任度，以及人们的民主参与意识还待提升等有关。

3.关于利益冲突境遇下的不同权益权衡问题

在调查了一般情况下人们对医疗活动中涉及的权利重要性排序之后，本研究根据不同伦理境遇考察了样本人群对不同情形下维护患者、医生、利益相关方的权益态度认知问题。在人们面对饱受痛苦无法治愈的患者时，主张不惜一切代价抢救患者的不到三成，更多人倾向于进行舒缓治疗，让其平静走完人生的最后阶段。这可能与现代社会对生命神圣、生命质量、生命价值三者关系的全面理解和综合考量有关。这也提示我们，尽管人们十分看重生命健康权，但在治疗机会渺茫的情况下，医疗决策中的权利排序还需要在生命权、财产权、

---

① 付智勇，刘晋元.公民的权利位阶初探［J］.青海师专学报，2003（3）：70-72.

② 王蓝玉.医患关系中的权利冲突及其协调对策研究［D］.上海：复旦大学，2013.

人格尊严权等中间重新思考，高位阶权利的判断需要根据实际情况才能得出。调查显示，在面对身上插满了鼻管、气管等多种管子且病危已无意识的患者时，仍约有五成样本人群认为有意义。这一方面可能与这些患者尽管生命质量不高，但其并不能感受到或无法感受到痛苦的折磨有关；另一方面与我国文化中"好死不如赖活着"及畏死的恐惧等传统观念有关。生命尽头如何取舍，这是人类理性和情感冲突的矛盾，也是生命伦理和现代治疗技术之间的矛盾。[①]

患者个人权利冲突的同时，也会伴随着不同权利主体之间的权利冲突。调查发现，当患者拒绝手术会意味着选择死亡时，约有五成的样本人群认为医生应该强制进行手术，仅有约一成样本人群认为不应当进行手术。当医生为保护其他医护人员而将患者感染艾滋病的事实告知相关人员时，样本人群中仅有约一成认为不应当，而近七成样本认为应当，这也从一个侧面反映了生命权属于高位阶权利，隐私权与生命权相比更存在被限制的可能性。[②]为了维护患者利益，人们较为认可医生对患者行使特殊干涉权，这表明当生命权、健康权与其权利发生冲突时，人们大多愿意放弃低位阶的权利如自主决策权、知情同意权和隐私权。一方面是因为人们对生命权的尊重包括但不仅限于自己的生命健康，毕竟生命权是人类享有的最基本的、最根本的权利，是人类享受一切权利前提和基础；另一方面，人们对医生专业技术的信赖，相信医生会在紧急情况下作出专业判断，因此愿意将自己的生命健康托付给医生。

医务人员在进行医疗决策时，除需要考虑患者本人的利益外，还需要考虑患者家属的权益和意见。家属的关心和支持不仅影响着患者就医的行为，而且家属对患者的疾病信息了解得也较全面。受我国传统文化的影响，制定医疗决策不可能完全逃避患者家属，家庭核心成员对医疗决策的建议往往起到了关键作用，尤其是在患者缺乏经济能力或者无法自主决策的情况下。表4的调查结果表明，四成以上的调查对象理解患者家属没有选择质量好但价格贵的进口义齿，约三成被调查者认为应该视具体情况而定，毕竟医疗决策是要考虑成本的，而选择镶嵌哪一种类型义齿对患者生命质量和健康影响并不大，因此家属更倾向于考虑经济因素。

① 张桂芝，董兆举，王景艳. 医患矛盾社会根源透析［J］.中国医学伦理学，2007（4）：60-62.

② 王其林.论医患冲突的权利衡平——以权利限制为视角［J］. 医学与哲学，2013，34（3A）：71-74，84.

综合上述情况，我们发现：尽管生命权很重要，但在权利发生冲突之时，人们并不是一味地把生命权、健康权放在绝对的不考虑其他权利的位置。权利位阶只具有相对的意义，权利效力高低、大小的判断具有不确定性，需要结合具体的情形来分析。权利体系有着复杂的内部结构，医疗活动中的权利之间也是如此，许多权利因其价值地位的不确定性而处于不确定性的价值位阶。事实上，虽然权利之间存在位阶，但权利位阶并不具有整体的确定性，不可能事先形成一个像"化学元素表"那样的图谱。[①]只是在一定的意义上或特定的情形下，医疗活动中的权利存在一定的位阶，可以说生命权高于财产权，健康权高于隐私权，财产权高于医疗监督等。如博登海默所言："人的确不可能凭借哲学方法对那些应当得到法律承认和保护的利益做出一种普遍有效的权威性的位阶安排。"[②]

五、结论与建议

1.坚持位阶权益原则，优先维护生命权，兼顾公平公正

博登海默认为，某些相互冲突的利益之间是存在着"位序安排先后安排"的。[③]"高位阶权利者的利益优先于低位阶权利者得以实现，而低位阶权益者则需要忍耐高位阶权益者的侵害。"[④]任何社会都不可能回避权利冲突现象，这就需要寻找有效的冲突化解之道，以避免产生冲突升级甚至产生不可挽回的后果。在所有化解权利冲突之路径中，权利位阶不失为最有效而又便捷的思路。权利位阶意味着不同权利体系的不同类型权利，不可能得到同等重要的保护，权利冲突事件最后大多是以一种权益优于另一种权益得到解决的，低位阶权益往往让位于高位阶的权益，这一点在我国法律界也会得到普遍的认同。从

---

① 林来梵，张卓明. 论权利冲突中的权利位阶规范法学视角下的透析 [J]. 浙江大学学报（人文社会科学版），2003（6）：6-14.

② 博登海默. 法理学：法律哲学与法律方法 [M]. 邓正来，译. 北京：中国政法大学出版社，1999：100.

③ 博登海默. 法理学：法律哲学与法律方法 [M]. 邓正来，译. 北京：中国政法大学出版社，1999：100.

④ 张平华. 权利位阶论关于权利冲突化解机制的初步探讨 [J]. 法律科学（西北政法学院学报），2007，20（6）：32-45.

某种意义上说，生命权是其他权利的载体，需要得到有限的尊重和保障。《民法典》第一千零二条至一千零五条明确规定："自然人享有生命权、健康权。"第一千二百二十条规定："因抢救生命垂危的患者等紧急情况，不能取得患者或者其近亲属意见的，经医疗机构负责人或者授权的负责人批准，可以立即实施相应的医疗措施。"这充分体现了生命权的至上性。因此，保障患者的生命健康权是医务人员义不容辞的职责。患者知情同意权的维护与患者生命健康权的维护往往存在一定的张力，例如某些心理素质脆弱的患者当被确诊罹患癌症或者其他绝症时，医生势必需要考虑如实告知患者病情之后，可能对其造成的不利后果，如果判断患者不能接受罹患绝症的事实，转而告知其亲属并由其亲属决定治疗方案，能够得到法律的抗辩和伦理的辩护。此时，医生就是按照位阶权益的理念做了优化选择，虽然在某种意义上侵害了患者的知情同意权，但却维护了其生命健康权。

此外，人们较为反对不同个体权利之间的效力比较。人生而平等意味着，不能为了某一个体的利益而放弃或损害另一个体的利益，每个人都是目的性的存在，不应首先被当作工具来对待。《宪法》规定："中华人民共和国公民在法律面前一律平等"，平等不仅是法律的规定，更是文明社会的追求。某地医院推出的"高层次人才"优先就诊政策曾引发广大网民的讨论和质疑，这不仅违反了医学伦理的基本原则，也损害了公民的健康权利。如果不同生命个体因为社会地位高低打上价码获得某种优先生存的资格，就会造成社会公平缺失，丧失对生命美好的最后信任，也会导致其他美好品德的崩塌。

2.权利效力的界定需要结合实际情况，做好动态的价值评估

由于权利体系内部较为复杂，人们根据各自价值判断的权利位阶并不是一成不变的，一切以时间、地点、条件为转移，作出正确的价值判断需要结合具体境遇。面对相同疾病的患者，其价值判断也会因为各自的经济、文化水平、家庭情况而对医疗活动中的权利位阶排序作出不同的价值排序。在每个案例中何者应该被优先考虑应该结合具体情况而定。因此，有学者指出：一种"较高"价值可能必须对另一"较低"价值让步，假使后者关涉一种基本生活需要，而假设不为前述所退让，此生活需要即不能满足的话。[①]正因为此，在某些案例中，我们很难以生命健康权因其位阶高于知情同意权等其他权利，来论

---

① 卡尔·拉伦茨. 法学方法论［M］. 陈爱娥，译，台北：台湾五南图书馆，1996：9.

证知情同意权必须让位于生命健康权，关键要结合实际案例进行综合考虑，以判断何者优先的问题。

3.做好利益平衡，维护患者的合理利益，兼顾家属诉求

患者的利益是复杂和多元的，不同的患者有着不同的利益诉求和价值偏好[①]。调查显示，个体的学历、职业、家庭背景和社会文化的差异，会导致人们对于同一权利有不同的认识和态度，医务人员不能直接将自己的决定代替患者的选择，要重视患者自主权。在我国社会环境中，具有较为注重家庭的文化传统，家属不仅会影响患者的决策，甚至有些决策是由家属作出的，即使患者具备自主决定的能力。[②]在患者求医问诊过程中，医生负有维护患者生命健康权的义务，但并不意味着不需要考虑家属的意见和医疗成本。家属作为患者的医疗费用的承担者，发表的意见具有一定参考价值。在案例中，多数人认可家属的看法，但也要看到有24.8%的人不认可患者家属意见，认为应该维持患者自主权。对于患者来说，适合患者及其家庭实际情况的选择才是最好的。根据实际情况，医护人员面对家庭观念较重的患者时，需要参考来自核心家庭成员的意见，有效沟通尽力促进家庭意见达成一致。在患者医疗费用支出影响较小的一般性治疗中，建议以患者本人意见为主；当医疗行为、医疗费用会对家庭造成较大影响时，应由患者本人和家属充分进行内部协商达成一致意见，这既有利于协调医患关系，又可以避免家庭内部矛盾升级继而产生医患矛盾。

---

① 陈化，刘俊荣. 从知情同意到共同决策：临床决策伦理的范式转移从Montgomery案例切入［J］. 医学与哲学，2017，38（10A）：16-19.

② 赵燕，张倩，梁立智. "患者参与"临床决策的理论与实践问题研究［J］. 中国医学伦理学，2018，31（6）：799-803.

3.10　住院医师人格特征对术前签字认知态度的影响及评价

　　手术是医疗活动中治病救人的重要手段，但因其对人身有较大损伤性，所以也是产生医疗纠纷最集中的医疗行为[①]。因此，术前签署手术同意书应运而生，手术同意书是医务人员向患方履行告知义务的书面证明文件，也是医方完成举证责任的重要证据[②]。签署手术知情同意书的过程，是医患双方充分沟通的过程，既体现了医患之间的相互尊重，也有利于减少医疗纠纷的发生[③]。但是当术前签字例外情形发生时，如果一味墨守成规，不签字就不手术，便会使患者失去对自己生命的健康处分权，导致悲剧的发生，容易引发医疗纠纷，不利于医患关系的和谐发展[④]。医方提高自身对术前签字制度的认知，以及在术前签字相关问题上形成正确的态度，对术前签字制度的完善和发展有着极其重要的意义。笔者选择住院医师作为调查对象，主要基于住院医师已开始进入临床且受患者、家属等社会环境因素的影响相对较小，其认知态度能更好地体现自身的真实想法。笔者旨在通过了解住院医师人格特征及其对术前签字认知、态度之间的内在关联，弄清不同人格特征的住院医师对此制度的认知、态度的差异，并探讨影响其认知态度的相关因素，进而在处理手术签字问题上根据住院医师的人格特征提出有针对性的对策和建议，以期推动术前签字制度成为兼

---

　　①　叶深溪，王珍珍，郭丽.新型农村合作医疗参与方满意度及影响因素分析——基于广东省的调查研究［J］.广东农业科学，2011（14）.

　　②　郑先平，刘雅.新农合制度推进过程中的问题与对策研究［J］.中国卫生事业管理，2012（9）.

　　③　王珍珍，周立平，鱼敏，郭丽，黄茜，蔡文智，盛小燕.广东省新型农村合作医疗满意度及影响因素研究［J］.中国卫生事业管理，2011（11）.

　　④　刘昊，王平，孙英梅.医患双方术前签字的认知、态度调查及影响因素分析［J］.中国卫生事业管理，2016（2）.

顾医患双方利益、缓解医患矛盾、促进医患关系和谐发展的重要工具。

一、研究对象

以广州市住院医师作为调查对象，分别在广州医科大学各附属医院随机选取受访者，填写调查问卷。共计发放问卷300份，回收问卷237份，最终有效问卷209份，有效回收率为69.7%。

二、研究方法与质量控制

1.研究方法

研究采用艾森克人格问卷简式量表中国版（EPQ-RSC），由48个项目组成，施测内容包括内外向（E）、神经质（N）、精神质（P）和掩饰性（L），本问卷主要分析前三个维度。另外，采用自行设计的术前签字认知、态度问卷，内容包括调查对象基本资料、对术前签字相关内容的认知及态度、对术前签字与拯救生命的选择等。

运用SPSS17.0统计软件对调查数据进行处理和分析，通过方差分析、相关分析、回归分析等方法，对人格特征与认知、态度之间的关系进行研究。

2.质量控制

首先，选用的艾森克人格问卷简式量表中国版（EPQ-RSC）适用于中国人群，同时能保证较高的信度和效度；在导师的指导下，对自行设计的调查问卷进行了多次补充和修改，并且通过预调查对问卷加以完善。其次，调查对象具有较强的代表性，在广州医科大学各附属医院随机抽取受访者进行实证调查，基本能够满足本研究的需要。另外，在问卷调查之前详细解释了调研目的，采取匿名填报的方式，并保证严格遵循保密原则，打消调查对象的顾虑，提高问卷的准确性。最后，对回收的237份问卷进行严格的逻辑审核，剔除不完整或者逻辑错误的问卷，保证问卷的质量。

三、研究结果

1.调查对象的人口社会学特征

在被调查的住院医师中，女性居多（62.7%），年龄以20~29岁为主（93.3%），大多为本科学历（59.8%），规培时长集中为半年至3年，共占

91.3%（见表1）。

表1 被调查住院医师社会学基本特征

单位：人，%

	特征	样本量	百分比
性别	男	78	37.3
	女	131	62.7
年龄	<20岁	6	2.9
	20～29岁	195	93.3
	30～39岁	8	3.8
学历	专科	14	6.7
	本科	125	59.8
	硕士研究生	68	32.5
	博士研究生	2	1.0
规培时长	半年以下	39	18.7
	半年到1年	54	25.8
	1～2年	59	28.2
	2～3年	57	27.3

2.住院医师EPQ-RSC原始分的均值和标准差

在被调查的住院医师中，精神质（P）得分低于同年龄阶段的中国常模均分（M=2.80），内外向（E）得分低于同年龄阶段的中国常模均分（M=7.78），神经质（N）得分高于同年龄阶段的中国常模均分（M=4.59），掩饰性（L）得分低于同年龄阶段的中国常模均分（M=5.29）[1]（见表2）。

表2 住院医师在EPQ-RSC各维度的均值和标准差

维度	均值	标准差
精神质（P）	2.33	1.81
内外向（E）	7.27	2.66
神经质（N）	5.85	3.21
掩饰性（L）	4.86	2.44

3.住院医师对手术签字认知、态度的对比及分析

（1）住院医师对术前签字的认知情况

对调查结果统计分析发现，只有68.4%的住院医师正确回答患者清醒且有

---

① 钱铭怡，武国城，朱荣春，张莘.艾森克人格问卷简式量表中国版（EPQ-RSC）的修订 [J].心理学报，2000（3）.

足够的判断力时的签字主体。从理论上看，在患者清醒且有足够的判断能力时，术前签字的主体应该为患者本人最佳。而在患者不清醒或没有足够的判断能力时，患者家属拥有代理签字的权利，但仅有67.0%的住院医师正确回答此问题。中国法律明确规定，委托代理人权利范围仅限于委托人授权的事项[①]，但只有43.5%的住院医师正确回答此问题。可见，住院医师对上面提及关于术前签字的三种情况的认知存在不足（见表3）。

表3　住院医师对术前签字相关问题的认知情况

单位：人，%

情况类别	样本量	百分比
患者清醒且有足够的判断力时的签字主体	143	68.4
患者不清醒或没有足够的判断力时的签字主体	140	67.0
委托代理人知情同意范围	91	43.5

（2）关于对术前签字行为的不同态度

由图1关于"住院医师对'术前签字行为'的态度"可知，51.7%的住院医师认为签署术前同意书的行为是减少医疗纠纷的有效方式，认为该行为是保护患者合法权益的途径的住院医师占23.0%，认为该行为体现了对患者权利的尊重的住院医师占20.6%，而认为签署术前同意书会加重患者的心理负担的住院医师占4.3%。术前签字的根本意义在于尊重患者的权利，而选择此选项的比例仅占20.6%，说明大多住院医师对术前签字缺乏正确的认识。超过半数的医师将术前签字当作减少医疗纠纷甚至自我保护的手段，这说明，对住院医师加强术前签字制度教育，端正其对术前签字制度的态度，具有合理性。

经单因素方差分析检验，人格特征的三个维度，即精神质（P）、内外向（E）、神经质（N）在此问题上的态度差异均无统计学意义（$P>0.05$），因此不能说明拥有不同人格特征的住院医师对术前签字行为持有不同态度。

（3）关于"术前签字与医患关系"的态度

由图2可知，57.9%的住院医师认为，术前签字能够改善医患关系，29.2%的住院医师认为两者有关系但关系不大，8.1%的住院医师认为两者之间无影响，而4.8%的住院医师认为术前签字使医患关系更加恶化。

经单因素方差分析检验，对术前签字与医患关系持积极态度的住院医师的精神质（P）得分低于对此问题持消极态度的住院医师，差异具有统计学意义

---

① 顾加栋.知情同意制度若干难点问题探究［J］.中国医院管理，2007（7）.

（F=3.329，P<0.05）。

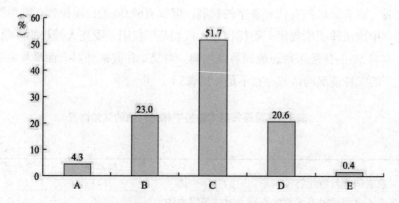

图1 住院医师对"术前签字行为"的态度

注：A是加重患者的心理负担，B是保护患者合法权益的途径，C是减少医疗纠纷的有效方式，D是体现了对患者权利的尊重，E是其他。

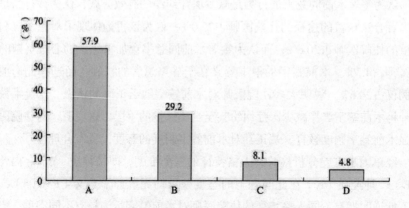

图2 住院医师对"术前签字与医患关系"的态度

注：A是术前签字能够改善医患关系，B是两者有关系但关系不大，C是两者之间无影响，D是术前签字使医患关系更加恶化。

（4）关于"术前签字与拯救生命"的选择倾向

如果在紧急情况下得不到签字同意，50.7%的住院医师会选择给病人进行手术，人命关天、救人要紧；44.0%的住院医师则表示不会给病人进行手术，其中24.4%的住院医师出于对如发生意外无法承担相应责任的考虑，另外19.6%的住院医师认为应该按规定办事；还有5.3%的住院医师表示有其他原因需要考虑，需要根据实际情况进行抉择（见图3）。

经单因素方差分析检验，人格特征的三个维度，即精神质（P）、内外向（E）、神经质（N）在此问题上的态度差异均无统计学意义（$P>0.05$），因此不同人格特征的住院医师对"术前签字与拯救生命"的选择倾向没有显著性差异，说明不同人格特征的样本人群对该问题有着较为一致的看法。

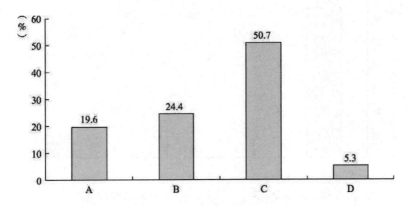

图3 住院医师在"术前签字与拯救生命"上的选择

注：A是不进行手术，按规定办事；B是不进行手术，如发生意外无法承担相应责任；C是进行手术，人命关天、救人要紧；D是有其他原因需要考虑。

（5）关于"不签字不手术"相关规定的态度

由图4可以看出，77.1%的住院医师赞成修改不签字不手术的相关规定。其中，65.1%的住院医师表示有时无法签字会耽误治疗，另外12.0%的住院医师认为这些规定有利于医方逃避责任；但是，16.3%的住院医师不赞成修改不签字不手术的相关规定，理由是这些规定有助于规范医疗体制；还有6.6%的住院医师对此保持中立态度（见图4）。

经单因素方差分析检验，赞成修改不签字不手术相关规定的住院医师的精神质（P）得分高于不赞成修改这些规定的住院医师，差异具有统计学意义（$F=5.111$，$P<0.01$）。

（6）关于"顺便手术"的态度

本部分通过一个案例，调查住院医师对"顺便手术"的不同态度，具体如下。患者某某，女，右侧乳房确诊为乳腺癌，患者及其家属同意切除右侧乳房。手术过程中对左侧乳房也进行了检查，结果为"乳腺良性肿瘤"，将来有癌变的危险。所以，医生在右侧乳房切除后，又顺便做了左侧乳房切除术。

83.7%的住院医师表示不同意这种做法，认为没有获得患者同意就进行手术，忽视了对患者权利的尊重；相反，有12.4%的住院医师同意这种做法，认为左侧乳房切除是防止癌变的措施，从根本上看是维护病人利益；还有3.8%的住院医师持有其他看法，表示需要视情况而定（见图5）。

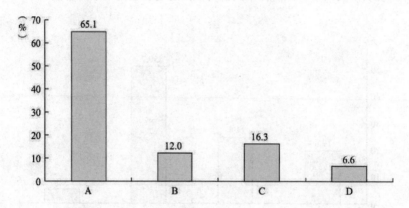

图4　住院医师对"不签字不手术"相关规定的态度

注：A是赞成修改，有时无法签字会耽误治疗；B是赞成修改，这些规定有利于医方逃避责任；C是不赞成修改，这些规定有利于规范医疗体制；D是保持中立态度。

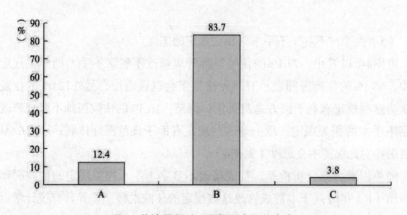

图5　住院医师对"顺便手术"的态度

注：A是同意，B是不同意，C是其他看法。

经单因素方差分析检验，同意"顺便手术"的住院医师的精神质（P）得分高于不同意"顺便手术"的住院医师，差异具有统计学意义（$F=5.383$，$P<0.01$）。住院医师的内外向（E）、神经质（N）在此问题上的态度差异均

无统计学意义（P>0.05）。

4.住院医师人格特征及手术签字认知态度的相关性分析

（1）影响住院医师对"顺便手术"态度的不同因素分析

根据逐步多元线性回归分析，在影响住院医师对"顺便手术"态度的各项指标中，精神质（P）对住院医师的影响最大（P<0.01），精神质（P）得分高的住院医师倾向于同意"顺便手术"行为。除精神质（P）外的其他因素影响住院医师对"顺便手术"态度的程度均没有达到统计学差异（P>0.05）（见表4）。

表4　影响住院医师对"顺便手术"态度的回归分析

影响因素	B	Std.Error	Bata	t	Sig.
性别	−0.057	0.058	−0.070	−0.987	0.325
年龄	0.075	0.107	0.050	0.703	0.483
学历	0.031	0.049	0.047	0.635	0.526
培训时长	−0.019	0.027	−0.052	−0.693	0.489
精神质（P）	−0.045	0.015	−0.208	−2.965	0.003
内外向（E）	−0.004	0.011	−0.029	−0.397	0.692
神经质（N）	−0.015	0.009	−0.119	−1.621	0.107
掩饰性（L）	−0.012	0.011	−0.076	−1.073	0.285

（2）影响住院医师对"术前签字与医患关系"态度的不同因素分析

根据逐步多元线性回归分析，在影响住院医师对"术前签字与医患关系"态度的各项指标中，学历、精神质（P）、内外向（E）对住院医师的影响具有统计学意义（P<0.05），其中，学历对住院医师的影响最大（P<0.01），学历越高，对"术前签字与医患关系"的态度越消极（见表5）。

表5　影响住院医师对"术前签字与医患关系"态度的回归分析

影响因素	B	Std.Error	Bata	t	Sig.
性别	0.193	0.144	0.092	1.342	0.181
年龄	−0.223	0.269	−0.057	−0.831	0.407
学历	0.462	0.123	0.271	3.751	0.000
培训时长	−0.087	0.069	−0.092	−1.270	0.206
精神质（P）	0.095	0.038	0.169	2.470	0.014
内外向（E）	−0.059	0.027	−0.156	−2.190	0.030
神经质（N）	−0.008	0.023	−0.024	−0.333	0.740
掩饰性（L）	0.032	0.029	0.078	1.136	0.257

四、讨论与分析

1.人格特征与术前签字态度的相关性

研究表明，在住院医师人格特征的精神质（P）、内外向（E）、神经质（N）三个维度中，精神质（P）对住院医师的术前签字态度影响最大。根据艾森克人格问卷结果，P量表测量精神质维度，也称倔强性。精神质（P）得分高的人，可能更加感到孤独，难以适应外部环境；缺乏同情心，对人抱有敌意；喜欢干奇特的事，且不顾危险。得分低的人则比较能与人友好相处，态度温和，能较好地适应环境[①]。

精神质（P）得分高的住院医师相较于得分低的住院医师更倾向于对"术前签字与医患关系"持有消极态度，赞成修改"不签字不手术"的相关规定，同意"顺便手术"。总体而言，精神质（P）得分较高的住院医师对当今术前签字制度的不满程度高于精神质（P）得分较低的住院医师，而且有更容易冲动、无视术前签字相关规定的倾向。该结论与艾森克人格问卷对精神质（P）的结果解释具有一致性，由此可以推测住院医师人格特征的精神质（P）对术前签字态度有一定影响。同时，研究表明，内外向（E）、神经质（N）对住院医师的术前签字态度影响较小，差异不具有统计学意义。此外，住院医师的L量表得分低于同年龄阶段的中国常模均分，根据L量表的得分解释，得分越低提示被试的掩饰程度越低，测验的效度越高[②]。由此可见，本次测验具有较高的效度。

2.住院医师对术前签字的认知情况

研究表明，住院医师对术前签字的签字主体，以及在委托代理人权利范围的认知上存在不足。患者是医疗行为的专属对象，是医疗后果的核心承受者。因此，从尊重患者自主决定权的理念出发，同意权的行使应该是一种专属于患者本人的权利，手术同意书必须由具有完全民事行为能力的患者在完全知情并

[①] 陈仲庚.艾森克人格问卷的项目分析［J］.心理学报,1983（2）.董耘.艾森克人格问卷的适用性研究［J］.宁夏大学学报（人文社会科学版）,2006（3）.车茂娟.基于艾森克问卷探析吸毒人群的人格特征［J］.统计研究,2009（1）.

[②] 袁晓娇,陈秋燕,程科,吉木哈学.大学生人格特征与幸福感——跨民族比较研究［J］.民族高等教育研究,2018（1）.

且同时具备同意能力的情况下签字①。从理论上看，在患者清醒且有足够的判断能力时，术前签字的主体应该为患者本人最佳，只有68.4%的住院医师正确回答此问题；需要注意的是，29.2%的住院医师认为在这种情况下，应当由患者及其家属共同签字，实则是没有明确患者本人是签字的第一主体，因此必须使患者本人、家属、医生都牢固树立这一意识，优先保障患者本人第一签字主体的地位②。1994年颁布的《医疗机构管理条例》第33条规定，医疗机构在实施手术、特殊检查或者特殊治疗时，必须征得患者同意，并应当取得其家属或者关系人同意并签字；无法取得患者同意时，应当取得家属或者关系人同意并签字；无法取得患者意见又无家属或者关系人在场，或者遇到其他特殊情况时，经治医师应当提出医疗处置方案，在取得医疗机构负责人或者被授权负责人员的批准后实施③。解读该规定可知，在患者不具备民事行为能力或当时无意识状态等情况下，应当由家属优先代之签字，家属签字实际上是一种代理行为。由此可见，在患者不清醒或没有足够的判断能力时的签字主体问题上，患者家属优先持有代理签字权利，调查中只有67.0%的住院医师正确回答该问题。中国法律明确规定，委托代理人权利范围仅限于委托人授权的事项，但只有43.5%的住院医师正确回答委托代理人权利范围的问题。

3.住院医师对现行的术前签字制度的看法

术前签字制度的出现本是出于对尊重患者知情同意权的考虑，如果术前签字制度足够完善，自然能够兼顾医患双方利益、缓解医患矛盾以及促进医患关系和谐发展。但研究表明，仅有57.9%的住院医师认为当今术前签字制度能够有效促进医患关系的改善，77.1%的住院医师认为应该修改在紧急情况下不签字就不能手术的相关规定。而且，在日常生活中，由术前签字引发的医疗纠纷越来越多④，这不仅是因为患者个人权利意识的增强，也是由于当今术前签字

① 刘秋华.手术同意书签字中常见问题的法律分析［J］.中国卫生法制,2007(1).

② 李善文.患者知情同意权——术前签字制度研究［D］.清华大学, 2015.

③ 王岩.《医疗机构管理条例》的立法意义及适用范围［J］.中国卫生法制,1994（3）.张远，周瑶.对《医疗机构管理条例》第三十三条的思考［J］.中国医药导报，2008（14）.崔晓萌.对于《医疗机构管理条例》第33条的解读——结合"肖志军事件"的分析［J］.法制与社会，2009（12）.

④ 周凭博.由知情同意问题引发的医疗投诉的调查与分析［D］.大连医科大学，2017.

制度存在诸多争议。这说明，只有完善现行的术前签字制度，才能使之成为符合大多数人利益、兼顾医患双方利益、缓解医疗纠纷的好制度。

五、结论与建议

1.结论

（1）精神质（P）与术前签字态度存在相关性

研究表明，住院医师人格特征的精神质（P）对术前签字态度有一定影响。总体而言，精神质（P）得分较高的住院医师对当今术前签字制度的不满程度高于精神质（P）得分较低的住院医师，而且有更容易冲动、无视术前签字相关规定的倾向。

（2）住院医师对术前签字的认知存在不足

研究表明，住院医师对术前签字的认知存在不足。主要表现在对术前签字的签字主体，以及在委托代理人权利范围的认知上。

（3）现行的术前签字制度有待完善

研究表明，现行的术前签字制度存在不足，其中的一些法律法规舆论争议较大，如是否应该修改"不签字不手术"的相关规定，应对其加以完善以充分发挥兼顾医患双方利益、缓解医疗纠纷的作用。

2.建议

（1）关注人格特征，端正术前签字态度

建议医院定期展开对术前签字相关问题的探讨，可以就时事热点展开讨论，每次讨论前确定一个或多个主题，如"术前签字能否改善医患关系""没有签字不能手术，你怎么看""顺便手术你会做吗""没有签字同意书，你还会选择拯救生命吗"等，引导住院医师围绕各种手术可能发生的情形展开讨论，发现不合理态度时可通过进一步展开辩论加以纠正。尤其要关注精神质（P）得分较高的住院医师，帮助他们在术前签字相关问题上形成正确的态度，以期能够正确处理术前签字可能引发的各种情形。

（2）提高医患双方对术前签字的认知水平

建议医方加强对术前签字相关法律知识的宣传，定期开展培训工作，同时，通过网络、电视、报纸等媒介面向公众宣传术前签字相关知识，提高住院医师对术前签字各种情形的认知水平，促进医生和患者之间的良性沟通，进而促进医患关系的良性发展。

（3）完善术前签字制度，缓解医疗纠纷

随着患者个人权利意识的增强，术前签字引发的医疗纠纷案件数量与日俱增。建议政府相关部门加强立法工作，进一步明确术前签字制度的法律效力。关注公众的声音，对舆论争议较大的法律法规加以完善，如在"不签字不手术"的问题上，政府需要更加明确院方的免签字权适用情形，同时在规定的紧急情况下，无论有无手术同意书都要进行紧急救治，否则追究医方责任。这一方面保护了医方免受出于挽救生命而实施的紧急救治所带来的风险；另一方面也起着监督医方的作用，避免医方把术前签字视为自己的"护身符"，而没有把生命放在第一位。由此可以确保患者在特殊情况下的生命健康处分权受到保护，促进医患关系的改善，缓解医疗纠纷。

3.11　医务社工介入医患冲突的感知性评价及其影响因素
——基于患方之视角

近年来，医患冲突层出不穷，医患之间产生了短期内不可弥合的信任裂痕[①]。医患冲突的加剧，严重影响了医院的正常诊疗秩序；患者对医务人员的信任度下降，赔付金额陡增，医务人员人身安全受到巨大威胁[②]。医务社会工作（笔者简称"医务社工"）作为调解医患冲突的社会力量，是诸多国家都颇为重视的重要途径。在中国，医务社工起步较晚，尤其对医务社工的研究大多只停留于某单一病种科室或者某一家医院，研究方法也多以访谈法、观察法为主。虽有部分调查数据支持，但仅仅探讨了医生群体，患者部分的数据量和代表性仍然不足以佐证介入模式的可及性，有待进一步深入。

一、研究对象

1.调查人群

调查对象：开展医务社工试点地区的住院患者。笔者在8家已开展医务社工服务的三级甲等综合医院随机抽取348名住院患者，其中有82名武汉地区的患者、266名广东地区的患者。

纳入标准：有正常交流能力、能阅读文字或可以正常回答问题，且依从性较好，愿意配合调查。

排除标准：排除昏迷、意识不清、无法有效交流等无行为能力或限制行为

①　王佳，王伟，程实.我国医患关系管理的历史进程与未来展嶓［J］.医学与社会，2013（26）.

②　冯俊敏，李玉明，韩晨光，徐磊，段力萨.418篇医疗纠纷文献回顾性分析［J］.中国医院管理，2013（33）.

能力者。

2.人口社会学特征

被调查者的社会学基本特征包括性别、年龄、文化水平、婚姻状况、子女数量、宗教信仰、职业情况、医保类型、月收入水平等9个因素，见表1。

表1　被调查者人口社会学特征

单位：人，%

特征		人数	百分比
年龄	18岁以下	10	2.9
	18~25岁	36	10.3
	26~35岁	74	21.3
	36~45岁	68	19.5
	46~55岁	57	16.4
	56~65岁	58	16.7
	66~75岁	24	6.9
	76岁以上	21	6.0
婚姻状况	未婚	60	17.2
	已婚	265	76.1
	离异	8	2.3
	丧偶	15	4.3
子女数量	0	77	22.1
	1个	110	31.6
	2个	108	31.0
	3个	37	10.6
	4个及以上	16	4.6
文化水平	无	7	2.0
	小学	43	12.4
	初中	76	21.8
	高中/中专	122	35.1
	大专及本科	100	28.7
月收入水平	2000元以下	123	35.3
	2000~6000元	156	44.8
	6000~8000元	25	7.2
	8000~13000元	28	8.0
	13000~20000元	10	2.9
	20000元以上	6	1.7

二、研究方法

运用自行设计的问卷进行数据收集。问卷包括三个部分：人口社会学特征、认知情况、认同程度及认知需求。问卷经相关专家进行修改校正，并在预调查后最终修改确定。由于医务社工是一项尚未推广的服务项目，所以为保证问卷质量，问卷以调查员一对一问答形式进行，问卷有效率100%。

采用EpiData3.1录入数据，使用SPSS19.0对样本的人口社会学特征、认知情况、认同程度、认知需求等进行描述性分析、卡方检验，得出不同人口社会学特征在认同程度、认知需求上的差异和相关性。此后，再使用分类回归树对数据进行聚类分析，进而获得在各类情况下的最有效干预目标。

三、患者对医务社工介入医患冲突的感知性评价

表2　对医务社工的认知、评价、认同情况

单位：人，%

医务社工相关问题	主观评价及看法	人数	比例
"您以前知道医务社工这个行业吗？"	熟悉/比较熟悉	70	20.1
	不太熟悉/不熟悉	278	79.9
"您第一次听到医务社工时，是否认为能有效改善医患关系？"	作用很大/有一定作用	288	82.8
	作用不大/没有作用	60	17.2
"立足长远，哪种形式更能有效改善医患关系？"	卫生行政部门调解	75	21.6
	医患双方私下协商	39	11.2
	法律诉讼	28	8.0
	专业的医患纠纷调解	128	36.8
	社工的咨询及求助服务	68	19.5
	都不行	10	2.9
"您认为何种方式调解您和医护人员之间的不满、矛盾最有效？"	我、社工、医护人员同时在场	222	63.8
	我、社工、病友一起。社工转答	44	12.6
	我、社工、病友一起。自己沟通	30	8.6
	我、社工。社工转答	27	7.8
	我、社工。自己沟通	19	5.5
	自己解决	6	1.7
"在您与医生产生纠纷时，您更愿意找谁解决问题？"	政府卫生行政部门	80	23.0
	医院的医务部门	77	22.1
	人民法院	43	12.4
	民政部门提供的医院内社工	38	10.9
	医院聘请的社工职员	6	1.7
	医疗纠纷调解委员会	77	22.1

续表

医务社工相关问题	主观评价及看法	人数	比例
医务社工相关问题"医务社工不熟知医保等卫生政策是否会影响您的信任?"	自己解决	27	7.8
	是	150	43.1
	否	198	56.9
"您认为作为医务社工人员,最有必要的服务是什么?"	倾听	62	17.8
	宣传	37	10.6
	联络	32	9.2
	组织	58	16.7
	帮扶	97	27.9
	调解	62	17.8
"帮扶者对您是否有作用?"	很有必要/有必要	285	81.9
	视情况而定/没有必要	63	18.1
总计		348	100.0

表2反映出以下问题。

1.对医务社工的认知情况

当被问及"您以前知道医务社工这个行业吗"时,大部分患者表示不太熟悉或不熟悉,占79.9%。只有20.1%的患者对医务社工的了解程度较高。这表明医务社工的宣传工作还有待加强。

在调查过程中,部分患者表示,当自己对医护人员的服务不满时,因不信任医院的医务部门,但又不知道如何寻求第三方介入进行调解,所以只能将医患纠纷提升为冲突,以此获得更多的关注,以期引起卫生行政管理部门或政府部门的注意。这反映了医务社工协调医患关系的必要性。

2.对医务社工作用的评价情况

82.8%的患者觉得医务社工对改善医患关系有一定的作用,认为医务社工作用很大或有一定作用。17.2%的患者对医务社工的期望值较低。这表明大部分人对医务社工的开展持乐观的态度。

在发生医患纠纷时,36.8%的患者选择专业的医患纠纷调解机构调解,21.6%的患者选择卫生行政部门调解,19.5%的患者选择社工的咨询及求助服务,11.2%的患者选择医患双方私下协商,8.0%的患者选择法律诉讼,2.9%的患者觉得以上方式都无法改善医患关系。这表明与其他途径相比,患者对医务社工改善医患关系作用的认可度较低,只有极少数患者认为医务社工能够更有效地改善医患关系。患者的个人观念对其选择的服务方式有着较大的影响,因此提高医务社工的工作效率,是提高患者认可度的重要途径。

当被问及"您认为何种方式调解您和医护人员之间的不满、矛盾最有效"时,63.8%的患者希望在自己、社工、医护人员三方同时在场的情况下调解。

其次有21.2%的患者希望与社工、病友一起交流，再由社工转达商议的结果（12.6%）或自己和医生交流（8.6%）。选择仅和社工交流的占13.3%，其中由社工转达的占7.8%，由患者自己和医生沟通的占5.5%。这一结果与46%的患者选择一对一的服务有所不同。这表明由于某些因素的干扰，选择一对一服务的患者并不一定是为了保护个人隐私。

当被问及"在您与医生产生纠纷时，您更愿意找谁解决问题"时，选择政府卫生行政部门的占比最高（23.0%），另外22.1%的患者选择医院的医务部门，12.4%的患者选择人民法院，10.9%的患者选择民政部门提供的医院内社工，1.7%的患者选择医院聘请的社工职员，22.1%的患者选择医疗纠纷调解委员会，7.8%的患者选择自己解决。这表明患者在解决医疗纠纷时，更愿意向政府卫生行政部门、医院的医务部门、医疗纠纷调解委员会这类行政主管单位或专职解决纠纷的部门和机构求助。

3.对医务社工角色的认同情况

医务社会工作者在工作中主要扮演倾听者、宣传者、联络者、组织者、帮扶者、调解者等六种角色。当被问及"您认为作为医务社工人员，最有必要的服务是什么"时，27.9%的患者认为最有必要提供的服务是"帮扶"。在对帮扶者的服务进行评价时，仅有18.1%的患者选择视情况而定或没必要，表明帮扶者的角色能够得到大部分患者的认同，但各类人群的需求情况可能会存在差异。

四、影响患者感知性评价的相关因素

1.影响患者对医务社工认知情况的相关因素

将人口社会学特征与患者对医务社工的了解程度进行卡方检验（见表3），结果发现人口社会学特征中的年龄（x^2=24.336，P=0.001）、文化水平（x^2=15.117，P=0.04）、月收入水平（x^2=12.907，P=0.024）与患者对医务社工的了解程度之间的关系有显著差异性。对年龄、文化水平、月收入水平与因变量了解程度进行相关性分析，发现年龄（R=0.113，P=0.035）、文化水平（R=-0.12，P=0.026）、月收入水平（R=-0.108，P=0.043）这三个自变量与因变量均有相关性。

2.影响患者对医务社工认可情况的相关因素

研究结果显示，73.9%的患者认为医务社工对改善医患关系有一定的作用。将人口社会学特征与患者对医务社工的认可程度进行卡方检验（见表3），

结果发现年龄（x^2=20.895，P=0.04）、婚姻状况（x^2=20.288，P=0.000）对患者对医务社工的期望值有统计学意义和相关性。将有序变量年龄与因变量认可程度进行相关性分析，结果无统计学意义和相关性。

3.影响患者对医务社工角色认同的相关因素

将人口社会学特征与患者对医务社工的需求程度进行卡方检验（见表3），结果发现人口社会学特征中的年龄（x^2=20.273，P=0.005）、文化水平（x^2=15.127，P=0.004）、婚姻状况（x^2=8.076，P=0.044）、子女数量（x^2=12.579，P=0.014）对患者对医务社工的需求程度有统计学意义。将有序变量年龄、子女数量、文化水平与因变量需求程度进行相关性分析，发现年龄（R=-0.13，P=0.015）与因变量有直线关系，表明患者年龄越大，对帮扶者服务的需求就越多。这可能与年龄增长会导致人的行动能力变差、精力减退等有关。

4.影响医务社工推广效果的因素

中国医务社工服务仍处于推广阶段，如何有效地提高大众对其认知程度是有待解决的问题之一。为此，笔者运用分类回归树对数据进行聚类分析，以便获得提高认知程度方面的最有效干预目标。

以患者对医务社工的知晓程度为因变量，以人口社会学特征的8个因素为自变量，选择分类回归树作为树形的生长模式（见图1）。最大树深为3，父节点为30，子节点为5。

表3 人口社会学特征与患者对医务社工感知性评价的相关性

人口社会学特征		"您以前知道医务社工这个行业吗？"		"您第一次听到医务社工时，是否认为能有效改善医患关系？"		"帮扶者对您是否有作用？"	
		熟悉/比较熟悉/不太熟悉/不熟悉		作用很大/有一定作用/作用不大/没有作用		很有必要/有必要/视情况而定/没有必要	
年龄	18岁以下	3	7	6	4	8	2
	18~25岁	15	21	29	7	28	8
	26~35岁	10	64	70	4	58	16
	36~45岁	10	58	51	17	48	20
	46~55岁	14	43	48	9	47	10
	56~65岁	16	42	52	6	58	0
	66~75岁	2	22	16	8	21	3
	76岁以上	0	21	16	5	17	4

续表

人口社会学特征		"您以前知道医务社工这个行业吗？" 熟悉/比较熟悉/不太熟悉/不熟悉		"您第一次听到医务社工时，是否认为能有效改善医患关系？" 作用很大/有一定作用/作用不大/没有作用		"帮扶者对您是否有作用？" 很有必要/有必要/视情况而定/没有必要	
文化水平	无	1	6	6	1	4	3
	小学	10	33	31	12	41	2
	初中	8	68	60	16	66	10
	高中/中专	19	103	108	14	90	32
	大专及本科	32	68	83	17	84	16
婚姻状况	未婚	14	46	48	12	44	16
	已婚	53	212	226	39	218	47
	离异	0	8	2	6	8	0
	丧偶	3	12	12	3	15	0
月收入水平	2000元以下	17	106	95	28	98	25
	2000~6000元	35	121	135	21	129	27
	6000~8000元	10	15	20	5	21	4
	8000~13000元	6	22	26	2	24	4
	13000~20000元	0	10	8	2	9	1
	20000元以上	2	4	4	2	4	2
子女数量	0	16	61	61	16	61	16
	1个	29	81	91	19	92	18
	2个	18	90	95	13	81	27
	3个	5	32	26	11	37	0
	4个及以上	2	14	15	1	14	2

结果显示，分类回归树模型的第一层是按照患者的年龄进行拆分的，故年龄是影响患者认知情况的最主要因素。其中"25岁以下、收入在2000元以内"的患者、"26~45岁、文化程度为小学及以上的"患者是需要干预的重点人群。

患者对医务社工认知影响因素的分类回归树模型的Risk统计量为0.155，标准误差为0.019。这表示使用该模型预测患者认知程度的正确概率是84.5%，预测分类结果与真实分类具有一定程度上的一致性，该模型的拟合效果较好。

5.影响患者认可状况的相关因素

以人口社会学特征和患者对医务社工的主观看法为自变量，选择分类回归树作为树形的生长模式（见图2）。最大树深为3，父节点为30，子节点为5。结果显示，所建分类回归树模型的第一层是按照患者的婚姻状况进行拆分的，故婚姻状况是影响患者认可情况的最主要因素。其中未婚、已婚、丧偶的患者选择"医务社工作用很大"或"有一定作用"的比例（84.1%）高于离

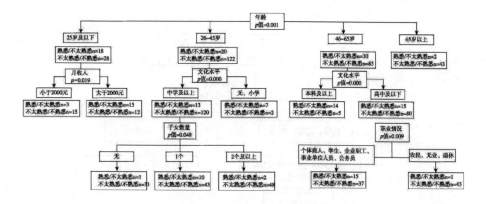

图1　患者对医务社工认知影响因素的分类回归树模型

异的患者（25.9%）。而在未婚、已婚、丧偶的患者中，解决医患纠纷的途径成为最主要的影响因素，选择"医患协商解决"和"社工咨询服务"的患者（95.3%）较选择"专业纠纷调解、卫生行政部门调解、法律诉讼"以及"都不行"的患者（79.1%）对医务社会工作更乐观。而在选择"专业纠纷调解、卫生行政部门调解、法律诉讼"和"都不行"的患者中，接受服务的方式成为最主要的影响因素。选择"我与社工单独沟通后自己解决"的患者（43.8%）较选择其他的患者（81.7%）对医务社会工作的评价更消极。

患者主观评价影响因素的分类回归树模型的Risk统计量为0.155，标准误差为0.019。这表示使用该模型预测患者主观评价程度的正确概率是84.5%，预测分类结果与真实分类具有一定程度上的一致性，该模型的拟合效果比较好。

6.影响帮扶角色服务需求的因素

以患者对帮扶者服务角色的需求为因变量，以人口社会学特征、患者对医务社工的主观看法为自变量，选择分类回归树作为树形的生长模式（见图3）。最大树深为3，父节点为30，子节点为5。结果显示，所建分类回归树模型的第一层是按照患者对解决医患纠纷最合适机构的主观看法进行拆分的，故患者对解决医患纠纷最合适机构的主观看法是影响患者对帮扶者服务需求的最主要因素。其中选择政府卫生行政部门、医院医务部门、医疗纠纷调解委员会、人民法院、自己解决的患者选择很有必要或有必要的比例（84.9%）高于选择民政部门社工和医院社工的患者（61.4%）。而在选择民政部门社工和医院社工的患者中，是否在意医务社工对卫生政策的熟悉程度成为最主要的影响因素。选择不在意的患者（80.8%）较选择在意的患者（33.3%）对帮扶者服务角色的需求更高。

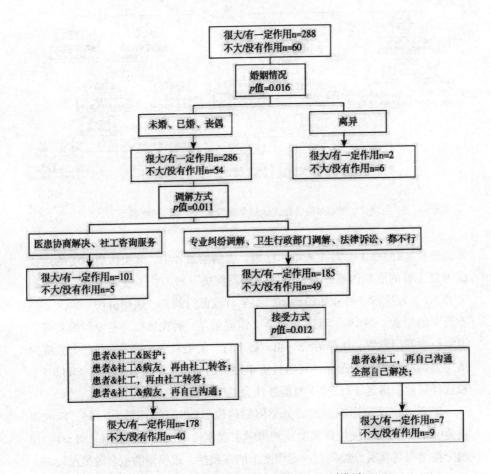

图2 患者主观评价影响因素的分类回归树模型

患者对帮扶者服务角色的认同相关因素的分类回归树模型的Risk统计量为0.164，标准误差为0.020。这表示使用该模型预测患者认同程度的正确概率是83.6%，预测分类结果与真实分类具有一定程度上的一致性，该模型的拟合效果较好。

五、讨论

1.低学历人群是推广医务社工服务的重点

结果表明，年龄越小、文化水平越高、月收入水平越高的患者对医务社工越熟悉。这可能与年轻人更容易接受新鲜的事物，并且通过网络等新媒体能够比中老年人接触更多的信息有关，也可能与文化水平高的患者会使用更多工具获取信息有关，以及与收入水平高的患者有更多的可支配时间去掌握知识和信息有关。

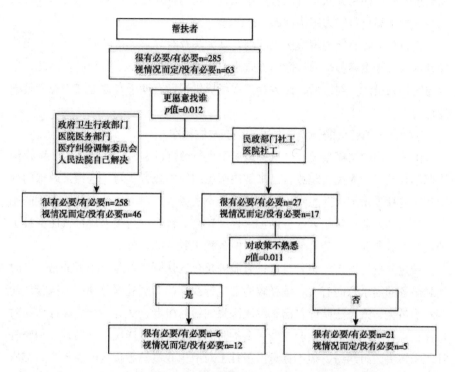

图3　患者对帮扶者服务角色的认同相关因素的分类回归树模型

由分类回归树模型可知"高中及以下学历的患者"对医务社工的熟悉程度最低。针对这类人群进行医务社工的宣传，能最有效地改善其对医务社工的认知状况。

通过分析可得出，医务社工的前期推广应将宣传重点放在高中及以下文化水平人群较多的学校、工厂等地，通过热点新闻栏目、微信、网络等媒体进行全面的事实报道和宣传。

2.离异及较独立的人群是提高医务社工认可度的重点

由分类回归树模型可知，"离异状态的患者""与社工单独沟通后，选择自行通过专业纠纷调解、卫生行政部门调解、法律诉讼或自己解决的非离异患者"这两类人群对医务社工的主观评价较为消极。针对这两类以外的人群进行医务社工的介入，能有效促进患者对医务社工服务的接受和采纳。

通过分析可得出，患者对医务社工效果的主观评价较为消极，可能与特殊的心理状态有关。选择"我与社工单独沟通后自己解决"的患者较选择"我与社工单独沟通后社工代为转达意见"的患者，更相信依靠自身能力解决所遇到的医患问题。而离异状态的患者由于家庭结构的特殊性，在遇到问题时往往只能被动地依靠自身能力解决问题。

当自身无足够能力解决医患问题，又无法及时寻求到帮助时，这两类患者较其他人可能更容易采取过激的方式来引起他人关注，以获取帮助。因此，患者与医护人员产生纠纷后，医务社工在场提供帮助有助于有效地减少患者过激的行为。

3.帮扶者角色有助于减少医患冲突的发生频次

由分类回归树模型可知"选择政府卫生行政部门、医院医务部门、医疗纠纷调解委员会、人民法院或自己来解决医患纠纷的患者"与"选择民政部门社工和医院社工来解决医患纠纷，并且不在意医务社工对卫生政策熟悉程度的患者"这两类人群对帮扶者服务的需求程度较高。针对这两类人群进行医务社工的帮扶者服务介入，能有效得到其对医务社工服务的认可。

通过分析可得出，患者对帮扶者服务角色的认同，可能与患者的精力、时间和服务的需求意向有关。选择政府卫生行政部门、医院医务部门、医疗纠纷调解委员会、人民法院或自己来解决医患纠纷的患者，认为在产生医疗纠纷时选择社工解决纠纷的方式会花费更多的时间和精力。选择民政部门社工和医院社工来解决医患纠纷，但不在意医务社工对卫生政策熟悉程度的患者中，45岁以上的中老年人占60.8%，子女数量在3个及以下的小家庭占94.1%。这表明该类患者对外部环境更具有依赖性，自身介入医患冲突的可能性较小。

因此，当这两类患者产生医患纠纷时，繁杂的院内手续会刺激他们的行为和处理问题的心态。此时医务社工人员以帮扶者的角色介入，能够最有效地满足患者的需求，得到患者对其服务的认可，并在此基础上开展对医患纠纷中患方的干预，以达到防止医患冲突发生的目的。

综上所述，目前医务社工尚未得到患方的高度认可，具有不同人口社会学特征的患者对医务社工的感知性评价存在差异。加大对医务社工的宣传力度，提高其实效性，是推进医务社工服务的重要举措。在实际工作中，应当针对不同的患者采取不同的医务社工方式，加强对重点人群的宣传、服务工作。

3.12　广州市三甲医院与社区卫生服务中心患者满意度之比较

一、样本情况

2015年9月至2016年3月，在抽取的10所三甲综合医院实际发放问卷522份，有效问卷510份，有效问卷回收率97.7%。在选取的10所社区卫生服务中心实际发放问卷300份，有效问卷286份，有效问卷回收率95.3%。

二、量表信度与效度情况

本研究采用兰德公司研发的PSQ-18问卷量表，量表包括技术质量、礼貌修养、沟通交流、经济负担、与医生相处时间、服务可及性以及总体满意度7个维度共18个条目。通过Cronbach α 系数评价问卷的内部一致性，运用SPSS19.0分析数据，得到总问卷的 α 系数为0.886，可认为该量表信度良好。

经结构方程模型对量表进行验证性因子分析，数据显示该量表预测量结果与所考察目标内容吻合较好，具有理想拟合度，结构效度较好。模型拟合指标详见表1。综上所述，该量表具有较好的信度与效度，适合用于实际操作。

表1　模型拟合指标结果

CMIN/DF	P	IFI	TLI	CFI	GFI	RMR	RMSEA
2.246	<0.001	0.929	0.903	0.928	0.903	0.035	0.067

三、两类机构的患者满意度情况比较

1.技术质量满意度比较

技术质量方面，三甲医院得分较高，主要体现在设备方面，这与当前医疗机构的分级管理相一致。详见表2。三甲医院疾病种类复杂，需要先进设备支持；社区卫生服务中心以常见病为主，医疗设备使用率低，患者感受较少。但是，患者对不同级别医疗机构医护人员的能力评价非常接近，这可能与患者对不同级别医疗机构的期望值不同有关。数据显示"两类机构"医护人员在治疗过程中比较仔细，得到患者肯定。尽管患者对三甲医院医护人员的能力评分高于社区卫生服务中心，但三甲医院诊断准确性得分却低于社区卫生服务中心。这可能是由于近几年医患关系的恶化使医患双方信任缺失而导致，在调查三甲医院的过程中部分患者也表示担心是否会存在医院唯利是图而故意夸大病情的问题。

表2　技术质量满意度比较

条目		医疗机构	满意度得分	t	P
2	医院设备齐全，能为我提供完善的医疗服务	三甲医院	4.23 ± 0.65	12.540	<0.001
		社区卫生服务中心	3.55 ± 0.77		
4	我有时会怀疑诊断的准确性	三甲医院	3.65 ± 1.01	−0.509	0.611
		社区卫生服务中心	3.69 ± 1.00		
6	医护人员治疗我的时候非常仔细	三甲医院	3.90 ± 0.76	−2.116	0.035
		社区卫生服务中心	4.02 ± 0.80		
14	我对医护人员的能力曾产生怀疑	三甲医院	3.84 ± 0.86	1.628	0.104
		社区卫生服务中心	3.73 ± 0.98		
技术质量维度得分		三甲医院	3.90 ± 0.62	3.338	0.001
		社区卫生服务中心	3.75 ± 0.62		

2.礼貌修养满意度比较

此维度中，三甲医院各方面平均得分均低于社区卫生服务中心，详见表3。患者认为两者的医护人员都较为友好礼貌，但三甲医院的医生更加缺乏人文关怀。由于三甲医院门诊服务量可达社区卫生服务中心的数倍以上，所以三甲医院的医生在就诊过程中并没有太多的时间去了解患者情况，容易把治疗当作例行公事，使患者产生被物化的感觉。而社区卫生服务中心服务量相对较少，医护人员不仅有更多时间服务患者，而且大部分患者以慢性病为主，需要多次就诊，形成了长期的医患关系，医护人员对患者的情况也更为了解。

表3　礼貌修养满意度比较

	条目	医疗机构	满意度得分	t	P
10	医生更热衷于事务性工作而对我缺乏人情关怀	三甲医院	3.44 ± 0.92	−3.858	<0.001
		社区卫生服务中心	3.73 ± 1.10		
11	医护人员对我非常友好、礼貌	三甲医院	3.97 ± 0.80	−2.654	0.008
		社区卫生服务中心	4.13 ± 0.85		
	礼貌修养维度得分	三甲医院	3.70 ± 0.75	−3.631	<0.001
		社区卫生服务中心	3.93 ± 0.92		

3.沟通交流满意度比较

目前"两类机构"的医生在解释病情以及检查的原因方面都做得比较好，"大处方""滥检查"等现象有所改善。但数据显示，社区医护人员更加懂得倾听患者需求，了解患者的真正需要，详见表4。说明三甲医院就诊过程中，医生与患者形成的是"主动—被动型"医患关系，社区卫生服务中心则是"共同参与型"医患关系，更加耐心听取诉求，解答疑惑，为患者提供人性化医疗服务。

表4　沟通交流满意度比较

	条目	医疗机构	满意度得分	t	P
1	医生会向我解释检查原因和病情	三甲医院	4.05 ± 0.76	−0.259	0.796
		社区卫生服务中心	4.07 ± 0.80		
13	医护人员忽略我所说、所问的事	三甲医院	3.43 ± 0.98	−6.569	<0.001
		社区卫生服务中心	3.88 ± 0.93		
	沟通交流维度得分	三甲医院	3.74 ± 0.71	−4.473	<0.001
		社区卫生服务中心	3.98 ± 0.73		

4.经济负担满意度比较

经济负担是本次调查中最不满意之处，患者普遍认为"看病贵"问题存在。两者的"看病贵"问题有着一定区别：三甲医院"看病贵"主要指单次看病所需花费高，但一般只需就诊1次；社区卫生服务中心患者表示在社区单次就诊费用比三甲医院便宜，但多为慢性病患者，需要长期检查服药，且患者以退休老年人为主，收入水平不高，"看病贵"体现在多次看病累计费用高。

5.与医生相处时间满意比较

社区卫生服务中心得分高于三甲医院，主要由于两者的就诊患者数量不同而导致，详见表5。三甲医院的医护人员每天所服务的患者要远多于社区卫生服务中心，需要追求更高的效率。访问部分医护人员发现，他们也希望有时间能够耐心地与患者交流，但候诊患者太多给医护人员带来无形的压力。而且，由于职业的特殊性，医护人员长期承受着高强度的精神压力、工作压力，对其耐心也有一定影响。社区卫生服务中心则相反，常见病、多发病对医护人员带来的职业压力相对较低，较少的患者也使医护人员有更长的时间与每名患者相处。

表5　与医生相处时间满意比较

	条目	医疗机构	满意度得分	t	P
12	治疗时，医护人员是仓促完事的	三甲医院	3.39 ± 0.94	−5.800	<0.001
		社区卫生服务中心	3.76 ± 0.96		
15	医护人员为我治疗时非常耐心	三甲医院	3.47 ± 0.88	−7.125	<0.001
		社区卫生服务中心	3.92 ± 0.86		
	与医生相处时间维度得分	三甲医院	3.41 ± 0.78	−7.365	<0.001
		社区卫生服务中心	3.84 ± 0.82		

6.服务可及性满意度比较

两者在本维度得分是本次调查的最大分差。三甲医院的候诊时间满意度与挂号时间满意度得分远低于社区卫生服务中心，候诊时间满意度的得分更是本调查当中的最低分，详见表6。部分三甲医院"挑医生"问题严重，甚至存在倒卖专家号现象，与其说医生难找，不如说是名医难求，这成为三甲医院在挂号满意度低于社区卫生服务中心的重要原因。社区卫生服务中心就诊患者多为开药或者治疗常见病，"挑医生"现象没有那么严重，患者得到了有效的分流。

表6　服务可及性满意度比较

	条目	医疗机构	满意度得分	t	P
8	我能容易地找到医生为我看病	三甲医院	3.44 ± 0.93	−5.437	<0.001
		社区卫生服务中心	3.77 ± 0.79		
9	患者的候诊时间比较长	三甲医院	2.63 ± 1.01	−7.922	<0.001
		社区卫生服务中心	3.28 ± 1.64		
16	预约挂号非常慢	三甲医院	2.93 ± 1.01	−8.178	<0.001
		社区卫生服务中心	3.54 ± 1.03		
18	我能随时地获得所需的医疗服务	三甲医院	3.35 ± 0.88	−4.786	<0.001
		社区卫生服务中心	3.65 ± 0.71		
	服务可及性维度得分	三甲医院	3.09 ± 0.71	−8.905	<0.001
		社区卫生服务中心	3.56 ± 0.74		

7.总体满意度比较

总体满意度S2指量表所有题目的算术平均值，总体满意度S1指第3题与第17题的平均分。S2覆盖本次患者满意度调查的各个方面，且S2的标准差为0.48

小于S1的0.78，所以S2更加真实可靠，代表性好。就S2而言，社区卫生服务中心比三甲医院高出0.4088分，两者存在一定差距。详见表7。

表7　总体满意度比较

条目		医疗机构	满意度得分	t	P
3	我所获得的医疗服务很好	三甲医院	4.03 ± 0.77	1.754	0.080
		社区卫生服务中心	3.93 ± 0.77		
17	我对所获得的医疗服务感到不满	三甲医院	3.78 ± 0.79	−2.128	0.034
		社区卫生服务中心	3.91 ± 0.91		
	总体满意度S1得分	三甲医院	3.91 ± 0.66	−0.258	0.796
		社区卫生服务中心	3.92 ± 0.73		
	总体满意度S2得分	三甲医院	3.53 ± 0.53	−4.694	<0.001
		社区卫生服务中心	3.93 ± 0.64		

四、对策与建议

1.关于三甲医院的对策与建议

（1）提高卫生信息化程度，增强就医时间的可及性

三甲医院的突出问题，在于其实际服务量超出了合理服务能力。存在"挂号排队时间长、看病等候时间长、取药排队时间长、医生问诊时间短"，即"三长一短"的问题。医疗服务信息化可以利用移动客户端把线下服务转为线上服务，同时服务不同患者，节约医患双方的时间以及经济成本。传统就诊模式下的所有流程，包括化验单打印、预约、缴费等都能由患者自助完成，减少中间环节，提高工作效率，为未来医院服务模式提供了一种新的模式。

（2）规范诊疗收费，提高患者对医疗价格的感知度

尽管药品加成已经被取消，以药养医的现象已经大大减少，但受医疗机构诊疗用药行为和我国医保基金支付能力等因素影响，现行医疗服务价格未能完全体现医务人员技术劳务价值。医疗服务属于公益性事业，当人们由于医疗服务价格过高而影响就医时，容易对医生产生唯利是图的印象而加剧医患关系的恶化。医疗机构应该提高患者在治疗过程中的消费感知水平，同时在为患者提供治疗方案时，注重与患者交流，了解病人的经济水平，根据患者的实际情况，尽可能降低医疗成本，使病人能够在力所能及的经济范围接受最好的治疗。

（3）优化就医流程，提高候诊体验

管理者运用运筹管理学的排队理论，对各服务窗口的服务概率以及等待概率进行计算，综合考虑医院自身条件的情况下，对顾客需求量与服务量两者之间进行平衡，从而提高服务质量，降低成本，实现标准化管理。相关心理学研究指出，顾客的等待时间满意度主要是由顾客所感知的等待时间决定，而并不是其实际所等待时间[①]，同时从心理上所感知的等待时间进行努力，运用环境管理对患者的就诊环境进行优化，有针对性地对候诊室进行装潢使患者在候诊过程中感觉更为舒适，从而弱化患者的心理感知时间。

（4）加强医患沟通，增进人文关怀

医疗设备是三甲医院的优势，但也使医患双方过于依赖设备，人性化的医患关系逐渐被仪器与技术代替，导致了医学悖人性化、唯技术化的负面影响。研究表明，医生与患者的交流最少5分钟以上才能够达到较好的沟通效果。设备提高了医疗服务效率，也减少了医患直接交流的时间。在寻求医疗服务过程中，由于疾病困扰，患者会存在不同程度的负面情绪，影响患者就医过程中的整体感受。当肢体、语言的交流被冷冰冰的设备所阻隔，医方的人文关怀便难以传达给患者及其家属，无法将患者的病情和疾病预后及治疗措施的作用、风险等，用患方可理解的方式予以告知，就更难以获得患者的理解与配合。医患沟通不仅是医患间对疾病信息交流过程，更包含了双方感情、思想和愿望的交流。医院管理者应定期组织医学人文关怀课程，培养医务人员的责任感、同情心，树立以人为本的精神理念，强化沟通技巧、情绪管理的培训，以技、以德赢取患者认同，构建和谐医患关系。

2.关于社区卫生服务中心的对策与建议

（1）加大宣传力度，争取患者认可

不少患者对社区卫生服务中心仍停留在技术水平低、设备设施差的印象之中。事实上，社区卫生服务中心的水平已经得到很大提升，我国社区卫生服务中心的大专以上学历卫生技术人员所占比例从2010年的58.9%上升至了2014年的65.4%[②]。但公众并不了解，要通过海报、公众号、短信等渠道主动宣传告知患者，也可以邀请专家到社区出诊，先吸引患者体验卫生服务，在服务过程中

---

① 朱永新.管理心理学［M］.第二版.北京：高等教育出版社，2011：300.

② 国家卫生计生委.2015年中国卫生和计划生育统计年鉴［M］.北京：中国协和医科大学出版社，2015：50—51.

赢取患者认可与信任。还可以与居委会、志愿者等组织合作，进行健康讲座，为患者提供健康咨询等服务，宣传自身特点，提高自身知名度，改变公众观念。

（2）转变服务理念，提升社区卫生服务功能

部分社区卫生服务中心仍未转变观念，重医疗轻保健，服务方式上仍然以被动服务、院内服务为主，缺乏主动服务、上门服务，违背社区卫生服务中心初衷。疾病谱逐渐过渡到以慢性病为主要疾病，社区卫生服务中心可针对重点人群，有偿与无偿服务结合，针对所在区域人口特征对服务内容进行深化、延伸。如老龄人口较多的社区则重点发展老年护理等项目；慢性病患者较多的社区则多开展慢性病管理等服务，形成特色专科，满足患者需求。

同时，随着"医联体"发展的深化，为不同级别卫生机构的卫生技术人员交流提供了机会。社区卫生服务中心可以定期请专家到社区进行坐诊，一方面可以对社区医护人员进行技术指导，提高整体水平；另一方面可以提高居民对社区卫生服务中心的认可；也增加了三甲医院与社区卫生服务中心直接联系，交流的增多也为双向转诊以及分级诊疗创造一个更好的条件。

（3）改善社区医护人员待遇，建立有效的激励机制

在许多欧美国家，全科医生是真正意义上家庭成员健康"守门人"的角色，他们与家庭进行签约承担着居民基本医疗保健的职责，不仅有较高的职业声望、社会地位，而且收入待遇可观[1]。但目前我国大多数社区卫生服务中心都采用事业单位编制考核，对于不同专业也用同一标准进行衡量，可操作性差，不能有效激励员工。建立以病人为中心"价值"的考核理论进行绩效考核，通过对一年或者更长时间的医疗护理和慢性病治疗效果进行捆绑支付，这样的方法有助于支付和补偿机制的改革[2]。同时对医务工作者的高级需求进行激励，如在社区卫生服务中心宣传栏对优秀医护人员进行介绍；宣传医护人员的杰出事迹等，让居民知晓身边优秀医护人员，使社区卫生服务中心的医护工作者社会地位得到提高，价值得到认可，在满足低层次需求的基础上对自我尊重需求与自我实现需求进行激励。

---

① Ding A, Hann M, Sibbald B. Profile of English salaried GPs: labour mobility and practice performance [J]. The British Journal of General Practice, 2008, 58 (546): 20—25.

② 董丹丹，孙纽云，杜青阳，等. 医院绩效考核方法研究 [J]. 中国医院，2012, 16 (4): 18—22.

3.13　国外医疗纠纷第三方调解模式对我国医疗纠纷人民调解的启示

为了进一步发挥人民调解工作在化解医疗纠纷、和谐医患关系和促进平安医院建设等方面的重要作用，我国司法部、原卫生部和中国保险监督管理委员会于2010年1月联合下发《关于加强医疗纠纷人民调解工作的意见》[①]，意见中提到：医疗纠纷人民调解委员会（以下简称"医调委"）是专业性人民调解组织，原则上在县（市、区）设立。医疗纠纷人民调解委员会，为化解医疗纠纷提供组织保障。自医调委设立至今，我国医疗纠纷人民调解机制的推广和运行取得了一定成效，实现了地市级以上全覆盖。

一、医疗纠纷人民调解的界定

孙忠河认为，医疗纠纷人民调解，是除医患双方协商、行政部门调解、民事诉讼等途径之外处理医患纠纷的新型模式，是在人民调解委员会主持下，以国家的法律规定和社会公德为依据，对民间纠纷当事人进行说服教育、规劝疏导，促使纠纷双方当事人平等协商、互谅互让、自愿达成协议、消除纠纷的一种群众自治活动[②]。李刚在《人民调解概论》中写道：医疗纠纷人民调解制度是专门处理医疗纠纷的人民调解制度，是在医学、法学等专家组成的医调委的主持下，就医疗纠纷问题，对医患双方进行说服教育、规劝疏导，促使双方当

---

① 司法部，卫生部，中国保险监督管理委员会.关于加强医疗纠纷人民调解工作的意见［Z］. 2010.

② 孙忠河.医患纠纷人民调解机制的现状探析［J］.西部医学，2011，23（7）：1407–1409.

事人自愿达成协议，消除医疗纠纷的一种民间性的纠纷解决机制①。陈志新认为，医疗纠纷人民调解的含义无须单独界定。依据《中华人民共和国人民调解法》的规定，人民调解的范围是民间纠纷，医疗纠纷显然属于民间纠纷的范围。医疗纠纷人民调解仅是从传统的婚姻家庭、邻里关系等常见多发的矛盾纠纷向医疗纠纷等社会热点、难点领域的扩展②。

笔者认为，医疗纠纷人民调解是指单方或双方当事人主动提出申请，在医调委主持下，基于国家法律法规与公序良俗，就医疗纠纷问题，对医患双方进行劝服疏导，促使医患双方达成协商共识，最终签署调解协议，消除医疗纠纷的一种民间自治机制。

二、国内外医疗纠纷第三方调解模式之比较

1.国外医疗纠纷第三方调解模式

国外医疗纠纷人民调解模式较为典型的国家包括美国、法国、新加坡、日本和德国，各国调解模式如表1所示：

表1 各国调解模式

国家	医疗纠纷调解模式	特点
美国	ADR模式	该模式包括：①监察人制度；②事实发现；③达成一致意见；④调解；⑤仲裁"国家医疗纠纷解决委员会"是由美国仲裁协会、美国医药协会以及美国律师协会联合成立的，作为独立的第三方调解机构，该委员会受理医疗纠纷案件后，对案件进行调查，并与双方当事人谈判协商，解决医患分歧，最终签署调解协议。
法国	赔偿委员会调解、医疗事故调解	法国许多专家认为，用诉讼模式解决医疗纠纷不及调解模式，2002年，通过《患者权利和卫生系统质量法》，在各个大区设置医疗事故赔偿委员会与调解委员会，对医疗纠纷进行调解。

---

① 李刚.人民调解概论［M］.北京：中国检察出版社，2004.

② 陈志新.关于在发展人民调解制度中吸纳国外ADR成果的思考［J］.中国司法，2005（4）：47–52.

续表

国家	医疗纠纷调解模式	特点
新加坡	调解中心	新加坡政府鼓励医患双方通过调解的方式处理医疗纠纷。1997年，新加坡成立了"调解中心"，调解中心的受理范围包括医患双方提出的调解请求和法院转介过来的医疗纠纷案件。调解现场只有当事人和调解员，利于双方交流，调解完成后，医患双方签署协议，该协议具有约束力。调解中心有着收取费用低、调解成功率高等优点。
日本	医学协会	1973年，日本设立"医师职业责任保险制度"，取得医师资格注册的日本医生，可自愿参加医学协会。协会与5家保险公司签订合同，为会员提供职业责任保险，成立调查委员会，确认会员是否存在医疗过失，并对会员的医疗过失承担赔偿责任。调查结果以文书形式作出决议。
德国	医疗事故调解处	调解处在各州的医师协会单独或联合设立，处理医疗事故的调解形式与民事纠纷调解形式类似，由调解处评估事故中医方的责任承担比例和应该赔偿的金额。调解小组由1名法律人士和2～4名医生组成，调解费用由保险公司承担，但调解处的调解结果和意见不具有法律效力。

从以上可以看出，国外的医疗纠纷调解模式具有以下特点：其一，尊重双方当事人意愿；其二，作为中间人缓解了双方当事人的冲突；其三，程序灵活、调解效率高；其四，调解中立、公正，这些模式对我国第三方调解机制有着一定的启发和参考。

2.我国主要的医疗纠纷人民调解模式

2002年4月国务院发布《医疗事故处理条例》，提出解决医疗纠纷的三种主要途径：一是医患双方当事人自行协商解决；二是卫生行政部门帮助协调解决；三是向人民法院提出医疗诉讼。但三大途径因各有缺陷，于是具有程序启动灵活、过程相对平和、成本低、保密、双赢[①]等优点的医疗纠纷第三方介入解决机制作为解决医疗纠纷的一种新机制成为我国解决医疗纠纷的新措施，但总体上说我国的医疗纠纷第三方调解机制，尤其是在医疗纠纷人民调解委员会参与下的人民调解机制，正处于初始的摸索阶段，目前主要的调解模式如表2

---

① Alice Decastello. Mediation in Health［J］. Hungarian Medical Journal,2008, 2（2）：193–199.

所示：

表2 目前主要的调解模式

地区	医疗纠纷调解模式	特点
宁波	宁波模式	又称"医疗纠纷的宁波解法"。2007年12月，宁波市政府颁布《宁波市医疗纠纷预防与处置暂行办法》，2008年2月，宁波市"医调委"和医疗纠纷理赔处理中心正式成立，医疗纠纷预防和处理机制全面启动。宁波模式在进行医疗保险理赔的同时，引入了人民调解机制参与调解，即把理赔处理机制与医疗纠纷人民调解机制结合起来。调解资金由政府相关部门提供，双方当事人无须支付任何费用。
北京	北京模式	2005年，北京卫生法研究会医疗纠纷调解中心和北京医学教育协会医疗纠纷调解中心合作对医疗纠纷案件进行调解，调解团队和专家库由医学与法学专业人才组成。2010年12月，北京市发布了《关于加强医疗纠纷人民调解工作的意见》，并于次年5月挂牌成立北京"医调委"。医调委不受其他任何组织和个人干涉，调解所需资金由政府部门提供，同时也接受公益赞助和社会捐赠，不收取双方当事人任何费用。
山西	山西模式	山西省于2006年10月成立山西"医调委"医调委下设法律事务部、纠纷调解部、责任保险部和医学专家部（四部），以及办公室（一办）。山西"医调委"是我国首个调解操作规范、调解工作全面的医调委，是我国首家省级的专业性医疗纠纷人民调解组织，也是各省各市各地建立医疗纠纷人民调解机制典范和基础模式。
上海	上海模式	2006年4月，我国首个医疗纠纷人民调解委员会，即上海"医调委"在上海市普陀区正式挂牌成立。上海医调委由政府出资，并且聘请了医学和法律专家组成专家调解团队，对辖区内案情存在疑难和复杂的医患纠纷案件进行调解处理。2011年6月，上海市发布了《关于开展医患纠纷人民调解工作的若干意见》，机制得到了范围性地推行。

　　尽管不同学者对医疗纠纷人民调解机制提出不同的看法，但一般来说，该机制相较于其他医疗纠纷处理机制，有其独特的优势：①中立性、公正性。因卫生行政部门与医疗机构是监管和被监管的关系，在处理医疗纠纷案件时，卫

生行政部门难以保证在处理时不会偏向于医疗机构，而医调委是民间组织，且其经济独立，与双方当事人无直接利害关系和经济关系。②高效性。以往医疗纠纷处理方式如诉讼机制，解决医疗纠纷案件所花费的周期较长，而医疗纠纷人民调解机制的调解程序简单、快捷，案件处理效率更高，更易为医疗纠纷当事人所接受；③经济性。医调委的调解经费由政府部门直接拨款，不向医患双方收取任何费用，减轻了医患双方因处理纠纷所承担的费用压力。④专业性。处理医疗纠纷案件需要较强的法律和医学专业能力，而在以往的处理机制中，案件处理者因其自身专业性不足而阻碍了案件的解决，而医调委的调解团队，由专业的法律人士和医学专家组成，对该类的纠纷案件更具有判断力和专业性。

三、我国医疗纠纷人民调解机制运行中存在的问题

1.调解人才缺乏，素质参差不齐

卫洁研究发现，上海医调委的调解人员队伍由医学、法学和心理学等专业人员组成，但专业人员数量少，且多为兼职，不能形成调解医疗纠纷长效而稳定的力量[①]，医患双方存在医疗信息不对称、法律知识缺乏等问题。为了使医疗纠纷案件的处理更加法制化和理性化，医疗纠纷人民调解机制必须由专业的调解人才判定和执行，这是该机制运行的根本和优势，但也有局限。专业的调解组应由法律和医学专业的人员参与开展工作，但由于经费不足，调解人员工资待遇较低，工作任务繁重等原因，导致调解人员工作积极性不高、归属感低和岗位流动性大。大部分医调委缺乏一支稳定的、资深的和长期的专业调解队伍，导致该机制运行和推进难以得到保障。同样，机构的正常运行离不开工作人员，流失的人才空位需要立即补上，但由于时间的紧迫性和经费的不足等问题，机构在招聘时不一定能严格按照招聘标准来挑选人才，可能造成调解队伍的专业程度不一、人员素质参差不齐的问题。

2.宣传力度不足，公众知晓度较低

医疗纠纷人民调解机制相较于其他医疗纠纷处理机制，有其优势，但医患双方对医调委和医疗纠纷人民调解机制非常了解的人却在少数。蔡蓓慧等

---

① 卫洁.论医患纠纷人民调解制度的构建——以上海市实践为视角［D］.上海：华东政法大学，2012：4，15.

人2011年在温州的调查显示：仅有4.6%的医务人员和1.0%的患者对医疗纠纷人民调解机制非常了解，28.7%的医务人员和11.9%的患者了解，且绝大多数患者对该机制不了解①。此结果显示医患双方对医疗纠纷人民调解机制知晓度低，出现该情况的主要原因是医调委和相关部门宣传力度不足。

3.调解结果履行性难以保证

蒋兴涛指出我国仍未明确医疗纠纷人民调解制度建设和完善的专门的法律保障《人民调解法》中也未针对医疗纠纷做出专门性规定，也均未明确规定医调委的地位和组织形式②。《人民调解法》中规定：经人民调解委员会调解达成调解协议的，可以制作调解协议书，经人民调解委员会调解达成的调解协议，具有法律约束力，当事人应当按照约定履行。从性质来讲，调解协议虽然具有法律约束力，但不具有强制执行力，主要依靠双方当事人自觉履行约定。如果其中一方当事人不按照调解协议履行约定时，则另一方当事人只能向人民法院提起诉讼，直到人民法院依法确认调解协议有效后，该方当事人才可以向人民法院申请对不按照协议履行的一方当事人强制执行，但由于人民法院对医学方面的专业知识不了解，又会造成判定困难和诉讼周期长等问题，导致调解结果的履行性难以保证。

4.调解支持经费难以保证

胡敏指出上海、宁波等经济比较发达的东部地区或大城市，医调委均由地方政府提供经费保障，但对于中西部许多欠发达地区来说这种模式是存在一定困难的③。医调委的调解经费由政府发放，不收取当事医患双方任何费用，但医调委的经费获得存在地区差异性，缺乏统一的标准。发达地区的经费支持有保证，但许多经济欠发达地区因自身财政紧张，无法给医调委提供足够的运行经费，导致医疗纠纷人民调解机制的正常运行难以得到保障。而且，虽然发达地区的经费支持得到了保证，机制运行正常，但因为下发的数额有限，导致调解人员的薪酬待遇水平较低，因此，除政府经费支持外，医调委自身还要拓宽其他筹资渠道。

除此以外，医疗纠纷人民调解机制在运行中还存在机制的中立性和公正性

① 蔡蓓慧，姚丁铭，胡嘉佩，等.温州市医疗纠纷第三方调解机制实施效果跟踪研究［J］.现代医院管理，2011（6）：13–16.

② 蒋兴涛.我国医疗纠纷人民调解制度研究［D］.青岛：中国海洋大学，2012.

③ 胡敏.宁波市医疗纠纷人民调解制度之完善［D］.宁波：宁波大学，2014.

受质疑、相关概念界定不清、受案范围不明确、与其他机制衔接不流畅和相关部门支持不足等问题，要保证机制顺利地运行，这些问题需要得到重视和解决。

四、完善医疗纠纷人民调解机制的建议

1.提高员工薪酬待遇，规范员工选拔制度

医疗纠纷的调解是高度专业化的调解，调解员的专业性和个人素养十分重要。由于经费不足、调解人员工资待遇低、工作任务重等原因，调解员积极性低、流动性大。为留住调解人才，应提高员工薪酬待遇，也可适当增加医学或法学专业的实习生和志愿者，并建立非在职人员的管理制度。同时，为提高调解队伍的专业水平，避免调解员素质参差不齐，应规范员工选拔制度。首先，在选任调解员时，应综合考虑面试者的个人素质，尤其是相关专业能力，并根据个人专业与能力的差异构建高效、合理的调解队伍。其次，要注重对新调解员的培养。新调解员的实践较少，经验不足，面对医患当事人的质问往往会有压力，应在高级调解员的带领下工作学习一段时间，并定期参加培训，加强专业知识的实践性和综合能力的培养。

2.加大宣传力度，提高公众知晓度

如上述蔡蓓慧等人的研究所示，医疗纠纷人民调解机制的公众知晓度不高，需加大宣传力度，但不能为突出机制优势而夸大机制作用，主观性的宣传应客观、合理①。宣传的途径有：充分利用新闻媒体报道调解成功的案件；聘任专人创建和维护医调委的官方网站、微博和公众号；组织公益活动，联系电视台宣传活动；组织有关部门或医患双方代表考察、观摩医调委的调解过程；制作医调委宣传小册子并派发等，提高公众对医疗纠纷人民调解机制的知晓度，客观解答公众对该机制的疑问，增强医患对该机制的认同感，扩大该机制的社会影响力，充分发挥医疗纠纷人民调解机制在医疗纠纷解决中的重要作用。

3.完善司法确认制度，增强协议保证性

在我国，医疗纠纷人民调解机制下双方当事人经调解员调解后，所签署的

---

① 蔡蓓慧，姚丁铭，胡嘉佩，等.温州市医疗纠纷第三方调解机制实施效果跟踪研究［J］.现代医院管理，2011（6）：13-16.

调解协议具有法律约束力，但不具有强制执行力，若其中一方不配合执行协议，该调解案件只能走其他医疗纠纷解决途径，如向法院提起诉讼，但法院受理该案件时，是不考虑调解协议所签署的内容的。为了使调解协议具有强制执行的效力，需要一项衔接诉讼与非诉讼的机制，而医疗纠纷人民调解协议司法确认制度，在保证医疗纠纷调解结果的执行力度上发挥着重要作用。在完善司法确认制度时，应注意以下几点：①司法确认后的调解协议是具有等同于司法裁判的强制法律效力的；②申请司法确认的案件，审查标准必须严格要求；③调解员要把当事人的权利与利益放在首位，在当事人提出需求后向法院提出司法确认；④需要保障司法确认机制正常运行的经费支持。司法确认制度的完善，使医疗纠纷人民调解机制运行的效率和效益得到了提高，增强了机制的执行力度，也节省了社会的财力、人力资源。

4.节约调解成本，增加多方筹资渠道

许多医疗纠纷案件并非能一次调解成功，如其中一方当事人不认可调解方案和调解结果，或经法院确认该调解协议无效，需重新发回调解，或经证实该次调解违反了法律法规或程序时，需要二次或多次调解，这大大增加了机制的调解成本。除节约机构运作成本外，也可通过救济机制，以及增加多方筹资渠道，尤其要发挥政府在机制中的保障作用，方法如下：①适当提高调解员"以奖代补"的奖励标准，提高调解员的工作积极性；②适当在人员配备、设施置办、福利补助上加强对医调委的支持力度；③设立专项奖励资金，定期对机构员工进行综合评估考核，给予优秀者一定奖励；④设立兼职专家评估补贴，留住专家人才。经济欠发达地区的医调委，应着重考虑向社会各界多方筹资，以保证机构和机制的正常运行，掌握主动性。

具有中立、公正、高效、经济和专业等优点的医疗纠纷人民调解机制，作为解决医疗纠纷的一种新型机制，成为我国解决医疗纠纷的常用第三方解决机制，自实施以来，机制的推广和运行颇见成效，实现了地市级以上全面覆盖，也受到有需求的医患双方的关注和信任，其发展对解决医疗纠纷，促进医患和谐有着重要影响。

§4　拾零

4.1　人人都应是自己健康第一责任人

习近平总书记在全国卫生与健康大会上的讲话中提出："没有全民健康，就没有全面小康。"在党的十九大报告中强调："人民健康是民族昌盛和国家富强的重要标志。要完善国民健康政策，为人民群众提供全方位全周期健康服务。"可见，健康作为政府的责任已得到党和政府的高度重视。但是，健康不仅是政府的责任，也是社会的责任，更是个人的责任。事实上，关于健康问题的认识，部分人往往片面强调健康是个人的权利，而忽视或淡化了个人的责任，在全民齐心协力抗击疫情的当下，这种观点是极其有害的，也是不符合伦理的。

一、健康作为权利并不是绝对的

健康作为权利是社会历史发展的产物。在古代及近代早期，无论西方社会还是东方社会，人们往往将患病看作是对德性缺失者或恶行的报应，维护健康完全是个人的私事，而非一种应得的权利或政府及社会应当承担的责任。由国家承担维护公民健康的做法仅仅被看作是带有救济和恩惠性质的行为，并非责任和义务。但自第一次工业革命以来，随着人口移动和工人劳动强度的加大，贫困人口越来越多，健康状况日益恶化，单纯的救济政策并不能解决健康等诸多的社会问题，健康权利问题逐渐受到重视。同时，一些国家为了获取更多健康的劳动力，德国、法国等部分欧洲国家开始在公民健康问题上承担起一定的责任，出台了保障工人健康的医疗保险和事故保险等政策。但是，正如马克思在《资本论》中所指出的："工人要坚持他们在理论上的首要的健康权利，也就是说，要求雇主无论叫工人干什么活时，都要在他的责任所及的范围内并由他出钱使这种共同劳动避免一切不必要的、有害健康的情况，这实际上是办不到的；并且，当工人事实上没有能力自己争得这个健康权利的时候，不管立法者设想的意图是什么，工人也不能指望从实施卫生警察法的官员那里得到任何有效的帮助。"在此，马克思不仅较早地引入了"健康权利"的概念，而且分析了资本主义制度下工人健康权利存在的问题。事实上，作为一个概念，健康权利直到第二次世界大战后才真正引起国际社会的重视，并于1948年在世界卫生组织宪章中得以体现："不分种族、宗教、政治信仰、经济和社会状况，享有最高的、可获得的健康标准是每个人的基本权利之一。"这一思想也被载入了同年发布的联合国《世界人权宣言》，其中第二十五条写道："人人有权享受为维持他本人和家属的健康和福利所需的生活水准。"在此基础上，一系列的国际公约及越来越多的国家宪法开始肯定健康权利的存在，国家及社会逐步地成为公民健康责任公认的承担者，越来越多的公共卫生政策研究者也开始倾向认同健康权是基本的人权，即人们在患病之时，社会有责任为个体提供健康服务和必要的基础保障。

我国《宪法》第四十条规定："中华人民共和国公民在年老、疾病或者丧失劳动能力的情况下，有从国家和社会获得物质帮助的权利。"《民法通则》第九十八条规定："公民享有生命健康权"。党的十八大以来，以习近平同志为核心的党中央高度重视全民健康问题，健康中国战略稳步推进。在颁布的《国家人权行动计划（2016—2020年）》关于"健康权利"中，从促进基本公共卫生服务均等化、提升基层医疗卫生服务能力、加强重大疾病防控、保障用药安全、落实《全民健身计划》等方面制定了具体的措施，充分彰显了党和政府以人民为中心的服务理念，以及对人民群众健康权利的尊重和维护。

但是，健康作为个人的一种权利不是绝对的，而是有条件的。无论发展中国家还是发达国家都不可能满足每个人的一切健康需求，人们对健康的需求是无止境的，即使实行全民医疗服务制度的英国，政府承担的医疗费用也是有限度的，部分服务项目仍需个人支付。否则，就会造成因健康资源投入过多而影响政府财政，从而制约教育、环境治理等公共服务项目的发展，并最终影响健康条件的改善和人群健康水平的提高。因此，美国学者诺曼·丹尼尔斯（Norman Daniels）主张，政府在设计和制定保障公民健康的社会制度时，既要考虑该制度能够保障那些居于最不利地位的人群在不能负担得起基本的医疗服务支出时，有机会得到补偿。同时还应当考虑到这种补偿不应耗尽政府的财政资源而使得那些本来居于不利地位者的整体境况更加糟糕。就此而言，公民的健康权利是一种有限的权利，是人们为了获得公正的、平等的医疗服务机会而存在的权利。当人们因为经济、健康等原因导致不能享有这种基本的医疗服务机会时，政府有责任提供一定的保障服务，以避免权利人的境况更加恶化。

二、健康也是个人的一种责任

在强调政府、社会的健康责任时，每个人还应当认识到，健康和幸福一样，只能通过个人的努力而获得，不能靠大自然的恩赐或他人的施舍。疾病带来的不仅仅是经济耗费和身心痛苦，还将对作为人的基本生存尊严、自主生活以及自我实现等重要的精神生存状态造成严重破坏。政府和社会只能提供免受对个体造成健康损害的环境和条件，提供医疗保障支撑，但这些条件能否为个体所利用、利用到何种程度等仍需个体的努力和协作，没有个人的争取，健康权作为一种理念的普遍化也是不可能的。在此种意义上，健康如果说是一种权利的话，那么维护健康首先是一种个人的责任，即尽力维护这种权利得以存在、保持自身健康生活的道德责任。具体地说，可以将其区分为两种不同的情形：其一，对于先天获得的疾患，个体对其是无法抗拒和避免的，本人无须对此类疾患承担预防及促进健康的责任，政府和社会有提供救助、补贴等保障措施的强制性义务；其二，对于后天获得的包括因公共卫生事件感染的疾患，尽管患病不是个人所期望的或有意而为的，但疾患的产生与人们的生活方式、健康素养等有一定的关系，每一个体包括患者个人有预防疾病及促进健康的责任，有为其权利的实现、权利丧失后的重获或权利失掉的后果承担责任的义务。因此，追求健康的身体或健康的生活、追求身体的善对个人来说首先是责任而不是权利。那种单纯强调个人享有绝对的健康权利，以及政府、社会对健康的绝对责任，是极其片面的，也是不利于卫生健康资源的公正分配和社会正义实现的。1977年，美国洛克菲勒基金会主席诺尔斯（J.H.Knowles）在其发表的题为《个人的健康责任》一文曾指出："人们的健康决定于他们的行为、食物以及他们的生存环境状况"，强调在现代医学和医疗制度背景下，只有健康责任而且是个人的健康责任才是公民健康的出路。他指出"我们遇到的敌人就是我们自己"，"个人的健康权利或自由对他人来说就是税费枷锁。"尽管诺尔斯的主张带有一定的极端性，但其观点对我们全面反思健康权利问题提供了新的视角。

在构筑健康中国之路的今天，不仅需要党和政府的有力部署与切实推动，也需要每个人树立正确的健康观、提高公众的健康素养，承担起"自己健康第一责任人"的职责。中共中央、国务院印发的《"健康中国2030"规划纲要》明确提出：要"强化个人健康责任，提高全民健康素养，引导形成自主自律、符合自身特点的健康生活方式"。

个人健康责任的履行表现在以下几个方面：

其一，提升个人的健康素养。健康素养是指个人获取和理解健康信息，并运用这些信息维护和促进自身健康的能力，包括树立正确的健康观念，强化个人健康责任意识，懂得医疗技术的局限，了解传染病防治的方法，熟悉营养养生的保健技能，掌握常规合理用药的知识，养成良好的就医行为，提升自救互救和自我心理调节的能力等。提升健康素养是增进全民健康的前提，根据《国务院关于实施健康中国行动的意见》，到2022年和2030年，全国居民健康素养水平分别不低于22%和30%，而当前的居民健康素养水平是14.18%，距离目标还有较大差距，需要每个人的共同努力。

其二，保持健康的生活方式。2020年2月3日，习近平总书记在主持召开的中央政治局常委会会议上强调，要"进一步培养居民健康生活习惯"。世界卫生组织总结全球相关资料发现，在影响个人健康与寿命的四大因素中，生活方式与行为因素的权重占60%、环境因素占17%、生物学遗传因素占15%、卫生服务占8%。可见生活方式对健康的影响之大。研究表明，如果采取健康的生活方式，可以预防80%的心脑血管病、80%的 II 型糖尿病、55%的高血压。健康的生活方式包括：健康的饮食习惯，适量的体育运动，不吸烟酗酒，不熬夜久坐，心理保持平衡，睡眠时间充足，讲究日常卫生等。

其三，遵守公共健康道德。健康不仅是人类生存和发展的基础，也是促进人的全面发展的必然要求，更是经济社会发展的基本条件和民族昌盛、国家富强的重要标志。因此，每个人都应当遵循公共健康道德规范，维护公共的健康利益，在关注自身健康的同时，也应关注人群健康和社会健康。这包括避免自身疾病传播，不乱扔垃圾，不随地吐痰，不在公共场所抽烟、喧哗，远离黄、赌、毒，拒绝餐食野味，自觉保护环境，做好垃圾分类，尽量少开车出行等。在国人奋战疫情的当下，更需要每个人自觉履行这一责任，尤其对于那些已经确诊、疑似患者及其密切接触者，应当尽力减少可能传染给他人的机会，自觉响应国家号召和专家建议，采取有效的隔离、防范措施，避免将病毒传播给他人，给他人造成伤害。

其四，促进他人及人群健康。由于人们的家庭情况、学历背景、社会经历等因素的不同，每个社会成员所具有的健康知识、健康行为也不同，这就要求具有较多健康知识、较好健康行为者要充分发挥其教育、引导作用，向周围的人传播健康知识，倡导健康行为，做到"全民参与，共建共享"。而每一个社会成员都应当积极学习健康知识，参加有益于人民群众身心健康的公益活动，不浪费卫生资源，主动奉献，自觉地为他人的健康谋福利，克服和戒除给他人健康带来损害的不良行为，为增进人类健康做出应有的贡献。如：作为家长有责任向孩子传授健康的饮食、锻炼、作息等生活习惯，以及性生理和性疾病的防护等知识；作为一般公民应发扬医学人道主义精神，按照知情同意的原则捐献血液、器官、尸体，为他人的生命健康提供稀缺的卫生资源支持；在发现急危病人时，应开展力所能及的现场救护等。

其五，配合医务人员的诊疗。生活在繁杂的自然环境中，人不可能一生不患病，每个人都是潜在的患者，患病不仅对个体来说是损失，对家庭、社会来说也都是损失。作为患者，要想取得对疾病治疗的满意效果，医师正确的诊断和治疗固然重要，但患者及其家属的密切配合也必不可少。为了早日恢复健康，患者有义务配合医护人员的诊疗。如：在医疗过程中，如实陈述病史和病情、按医嘱进行各项检查并按医师的指示接受治疗等。那种主张"健康是个人的私事，与他人无关"的观点，是一种对健康不负责的态度。

其六，尊重病患的人格尊严。尊重患者的人格尊严不仅是对医务人员的伦理要求，也是对公众、组织、机构的伦理要求。罹患疾病本身已给患者带来了不幸，患者往往因疾病而感到紧张、焦虑甚至自卑，更需要得到他人的呵护和尊重。但是，在现实生活中难免会有部分人或机构对患者尤其对精神障碍、艾滋病以及其他传染性疾病的患者，持有不公甚至歧视的态度，这不仅可能会给患者带来心理伤害，甚至会影响到患者的生活和工作。据报道，在世界卫生组织的雇员中，有3%～5%的人是艾滋病病毒携带者，但他们能够与其他员工一样参与世界卫生组织的工作，享受平等的公共卫生服务环境，这种以行动践行和倡导卫生平等的理念值得学习和借鉴。

三、健康权利与健康责任之张力

一般说来，健康权利与健康责任是统一的，享有什么样的健康权利，就应当履行什么样的健康责任。但是，在现实生活中，部分人总是一味地强调自己的健康权利，而淡化或忘却自己的健康责任。当下，个别与疫情患者有密切接触史而需要进行隔离的人员，一方面主张自己有获得健康、不被感染的权利，另一方面又强调个人行动的自由，拒绝隔离，完全忽视了自己应尽的健康责任。而近来香港发生的少部分医务人员为了避免不被感染，维护自己的健康权利而罢工、辞职的现象，也正反映了这些人缺乏应有的健康道德责任尤其是救死扶伤的责任，仅仅强调了自己的健康权利，这是与"人人健康，人人参与"的健康道德原则背道而驰的。

此外，在某些特殊境遇下，不同主体、不同角色的健康权利与健康义务之间或与其他权利、义务之间有时还会出现利益冲突。如：在当前全民抗疫的关键时期，为了避免自己将病毒传播给他人，也为了避免自己被他人传染，在公共场所佩戴口罩等防护装备已被专家和公众广泛认同。但是，仍有少数人我行我素，无视防控疫情的要求，固执地拒绝佩戴口罩，一些地方甚至发生了辱骂、伤害劝其佩戴口罩的民警及社区治安员的恶劣行为。这些人为了自己的一时方便，无视自己的健康责任，不仅置他人的健康于不顾，也可能给自己的健康带来危害。为了追踪当前的疫情动态，了解人员的流动信息，部分信息技术公司推出了"智能疫情机器人""人员迁徙热力图"等技术，这些技术可能使得部分人员的个人活动的某些信息被公开。对此，就有人认为这是对个人信息的窥探，有侵犯个人隐私之嫌。不可否认，这种行为在平时或许存在不当之处，甚至应该受到谴责。但现在是"新冠"病毒对国人健康造成严重威胁的非常时期，利用大数据技术梳理感染者的生活轨迹、追踪人群接触史，以及锁定感染源密切接触人群，其目的是为了疫情防控，尽快地打赢这场硬仗，更好地保护公众包括那些信息被追踪者的健康利益。这种行为并非是对个人隐私的恶意泄露，而且合理的使用并不会对个人造成伤害，甚至有利于疫情的控制和社会的稳定。此时，个人的部分隐私应当让位于公众的健康利益，片面地强调个人的隐私权，势必会影响疫情信息的获取，并最终可能影响到每个人的健康利益。

总之，健康既是一种权利，也是一种责任，是权利与义务的统一。每个人只有充分地履行自己的健康责任，才有可能真正地享有健康的权利，才能开创共享健康权利、共建健康中国的良好局面。

4.2 医疗决策还需考虑非技术因素

医疗决策，从广义上说，是指包括提出医疗问题、确立诊疗目标、制定诊疗方案的全过程。从狭义上说，是指从几种备选的诊疗方案中作出最终抉择。对医疗决策概念的不同理解，决定着人们对医疗决策主体、决策权利的认识和评价。

一、调查与分析

在"医疗决策中基于权益位阶的利益冲突化解机制之研究"的调查中，我们主要就不同人群对家属不签字情况下和"两难选择"困境下的医疗决策问题进行了问卷调查。在收到的有效问卷中，来自医疗机构从业人员的有650份，来自企事业单位的有1356份，来自其他人员的有690份，具有广泛的代表性。

调查结果如下：

当问及"家属不签字的紧急情况下，医院是否应当做抢救手术？"时，39.8%的人认为医院"应当做"抢救手术，而25.4%的人认为"应当做，但是不能做"，认为"不应当做"者仅有1.3%。这充分凸显了在公众观念中，生命权的至上性及道德评价的优先性。

对于"在家属不签字的情况下，医院未对患者实施急救手术，您怎么评价"，52.8%的人表示可以理解，49%的人认为是无奈之举，仅有33.7%的人认为应当谴责。有65.2%的人认为应当抢救，但大多数人能理解并宽容医务人员在家属不签字情况下的无奈选择。

对于"在家属不签字的情况下，如果医院实施抢救手术而引起纠纷，您认为是否应当对医院进行法律处罚"问题，46.8%的人认为应当处罚但最好免除，69.8%的人认为不应当处罚，仅20.9%的人认为应该处罚。这显示了公众对医务人员救死扶伤这一特殊干涉权的充分认同。

在问及"当医务人员救死扶伤的道德责任与法律要求的手术签字发生相冲突时，您认为应当如何做"时，65.2%的人主张"尊重家属的意见，但告知其不签字的后果及责任自负"，36.5%的人主张"遵守法律，因为这样自己就不会受到法律处罚"，56%的人坚持"恪守道德，因为这是救治患者的需要，也是医务人员的职责"。28.3%的人主张"将情况报告上级领导决定，这样自己就不需要承担相关责任"。

关于"解决上述案例中医疗机构及其医务人员'两难选择'的最重要的路径"，34.6%的人认为相对较好的解决办法是"修改法律，允许医务人员在患者存在生命危险时，不需要经患者/家属签字就可实施抢救手术"，此项选择比例最高。另外，有28.7%的人认为"应当增强以病人为中心的服务意识"。关于上述问题的相关影响因素调查结果显示，不同性别、学历、宗教信仰、婚姻状况及生育情况的人群，对这些问题的认知和评价具有差异性。医疗机构从业人员也因性别、学历、职称、科室，以及医疗机构类型的不同而有所不同。

二、思考与建议

1. 应充分考虑影响医疗决策的相关因素

医疗决策主要有医生决策、患者决策和医患共同决策3种模式，无论医生决策、患者决策，还是医患共同决策等情形，关键看其决策的结局如何，看是否作出了有利于患者疾病诊治的最佳决策。由于医患双方在医学知识拥有上有着不对称性，对医疗决策目标往往存在较大的分歧。一般而言，医生作为专业权威应当是主要的医疗决策者，对医疗决策发挥着主导作用。

在临床实践中，具体采用哪种医疗决策，与患者罹患疾病的严重程度、病情的缓急、诊治的风险等有一定的关联性。如对于危重症的急诊患者，时间就是生命，医疗决策往往是在检查尚不全面、诊断并非十分明确的情况下进行的，而且没有更多的时间与患者及其家属进行充分的沟通，需要医生果断决策，紧急救治，这就需要采纳医生权威型的决策模式。而对于一些常见病、多发病的患者来说，由于很多患者有参与医疗决策的知识背景和条件，这就需要选取医患共同决策型的决策模式。医疗决策是技术决策与非技术决策的统一，具有潜在的风险性，决策模式与决策主体的适用和选择有赖于医患双方的充分沟通与互动。

调查中，不同性别、学历、宗教信仰、婚姻状况的人群，对"家属不签字的紧急情况下，医院是否应当做抢救手术"这一问题的认知和评价具有差异性。这就要求医务人员在紧急情况下对患者及其家属的医疗选择进行特殊干涉时，不能一概而论，应充分考虑到患者个人背景的差异性。

2. 坚持患者自主优先，兼顾家属诉求

在医疗实践活动中，医疗决策不单纯由技术因素决定，还受非技术因素影响。调查结果表明，不同群体对于医疗决策模式、决策主体有不同的选择倾向。受患者行为能力、经济状况、文化习俗、亲情关系等因素影响，符合患者最佳利益的医疗决策，未必能够得到患者或家属的认同。而且，无论医生决策、患者决策，还是医患共同决策等情形，关键看其决策的结局如何，看是否作出了有利于患者疾病诊治的最佳方案。

4.3　坚持德法并举，捍卫学术尊严

古人云："夫学者，天下之公器也。"既为"公器"就不能被个人好恶、权势、利益等因素所左右，应当遵循公序良俗、学术规范，保持其纯洁性、科学性、公开性、公正性。只有这样，学术才能获得人们的仰视，科研人员才能得到人们的尊重，并保持其应有的尊严。当下无论是学术造假、剽窃、抄袭的学术腐败，还是"实施国家明令禁止的以生殖为目的的人类胚胎基因编辑活动"等不端行为，都是对学术尊严的挑战，势必会对学术研究的公信力、科研人员弘道志毅的群体道德形象、国家的科技创新进程等产生消极的影响，并最终损害国家、社会、人类的尊严。因此，对挑战学术尊严、逾越学术道德底线的不端行为必须采取"零容忍"。"零容忍"不仅需要他律、法律的支撑，也需要自律、道德的坚守，只有德法并举才能捍卫学术的尊严。

就基因编辑婴儿事件而言，目前基因编辑技术尚处于基础研究的探索阶段、仍需完善发展，但贺某却将CCR5基因编辑技术运用于了临床，这与以揭示和发现规律、本质为目的的单纯的科学研究不同，超越了已有的科研界限，具有了医疗技术临床应用的性质。从临床应用的视角看，该事件中的技术项目可归属于我国2018年11月1日起实施的《医疗技术临床应用管理办法》中作为负面清单管理的存在重大伦理问题的"禁止类技术"。若考虑到该项目实施于2018年11月1日之前，按照2009年《医疗技术临床应用管理办法》中的第三类医疗技术进行管理，医疗机构也根本没有权利对第三类医疗技术进行审批。从科学研究的视角看，该项目应严格按照《涉及人的生物医学研究伦理审查办法》《人类胚胎干细胞研究伦理指导原则》《生物技术研究开发安全管理办法》《人类辅助生殖技术管理办法》《人类辅助生殖技术和人类精子库伦理原则》等文件进行审查和审批。

事实上，贺某对以上情况并非毫无认知。正如广东省"基因编辑婴儿事件"调查组的初步调查结果所表明的，他为追逐个人名利，自筹资金，蓄意

逃避监管……通过他人伪造伦理审查书，招募8对夫妇志愿者（艾滋病病毒抗体男方阳性、女方阴性）参与实验。为规避艾滋病病毒携带者不得实施辅助生殖的相关规定，策划他人顶替志愿者验血，指使个别从业人员违规在人类胚胎上进行基因编辑"并植入母体"。而且他还在 *The CRISPR Journal* 杂志上发表了一篇名为"Draft Ethical Principles for Therapeutic Assisted Reproductive Technologies（治疗性辅助生殖技术伦理原则草案）"的论文。这说明，贺某缺乏的不是伦理道德、法律知识，而是基本的学术道德品质和对法律精神的敬畏之心。

以上提示我们：其一，对道德、法律知识的认知不等于具备了基本的道德、法律素养。如何增强伦理道德、法律知识教育的实效性，避免单纯的知识灌输，养成自觉遵守道德、法律的品性，培育道德向善、遵纪守法的合格公民，是当前乃至今后的一个重要课题。其二，底线思维的养成、学术尊严的捍卫需要德法并举。道德是法律的重要来源，并可通过立法程序将道德规范转变为法律规范，从而使不系统、不明确的道德表达变为系统明确的法律条款，增强道德规范的可操作性和权威性。然而，法律的约束力总有其"控制不到"的领域，道德作为人们心中衡量善恶、是非的内在准则，能够为法律提供观念上的论证和说明，并引导人们对法律产生认同，以确保法律制度的顺利实施。遵纪守法离不开对法律的敬畏之心，离不开良心、责任的支撑。没有为人之道、没有善恶之心、没有关爱之情、没有恻隐之念，再完善的法律也难以发挥其应有的作用。杀人者明知杀人受刑，但并未因此而止步，关键是缺失了道德的善良和对法律精神的敬畏。

因此，坚持德法并举是捍卫学术尊严，恪守底线思维，规范科研行为的必然选择。

4.4　否定基因编辑婴儿不等于否定优生技术

近日，我国生命伦理学家邱仁宗先生在"海绵演讲"上的一段视频讲座《允许基因编辑婴儿，可能会"谋杀"下一个霍金》，引起了学界和公众的广泛关注。作为国际上著名的、已步入耄耋之年的生命伦理学家，邱先生敏捷的思维和深邃的智慧令人敬佩，讲座内容更发人深思。现就本人学习后关于优生问题发表一点管窥之见。

优生意指"健康遗传"，降低胎儿遗传缺陷发生率，避免出生有严重遗传缺陷的孩子。就此而言，优生不失为每对夫妇的生育期待和目标。但是，由于受生物、环境、生活方式等因素的影响，生育缺陷在客观上又难以完全避免。毋庸置疑，我们不应歧视任何人包括有严重遗传缺陷者。但是，这并不意味着否定优生，不应将优生技术、优生措施与禁止有严重遗传缺陷者生育的相关法律直接联系起来，也不应将优生与遗传歧视画等号。任何人都希望有一个健康的后代。如果通过优生措施，能够避免有遗憾缺陷的患儿出生，有什么理由一定要反对优生呢？

我国《母婴保健法》（2017年修订）第十条规定："经婚前医学检查，对诊断患医学上认为不宜生育的严重遗传性疾病的，医师应当向男女双方说明情况，提出医学意见；经男女双方同意，采取长效避孕措施或者施行结扎手术后不生育的，可以结婚。"按照这一规定，罹患"不宜生育的严重遗传性疾病"者，若男女双方不同意采取长效避孕措施或者施行结扎手术后不生育，就不可以结婚。

不可否认，强制婚检及禁止有严重遗传疾病者结婚，确实是一个存有争议的话题。邱仁宗先生对此也提出了质疑和批评，认为这"有点儿类似强迫绝育"。因为该规定限制了个人婚姻自由的权利，甚至剥夺了有遗传缺陷者什么时间生育、通过什么方式生育、生育什么样的孩子的自主性。但这并不意味着否定一切优生措施，尤其是预防性优生措施，如遗传检测、遗传咨询、产前诊断等医学技术。这些技术和措施，在履行知情同意的情况下完全可以获得伦理的辩护。通过基因检测、遗传咨询、产前诊断等，可以为人们提供科学的遗传和生育信息，以防止有遗传缺陷的患儿出生。至于是否要生育、是否要对不健康的胚胎或胎儿终止妊娠等，如果能够完全尊重当事人的文化价值观念和自主意愿，并不违背伦理，也并不意味着对有严重遗传缺陷者的歧视。关键在于优生措施是否尊重了当事人的自主意愿，是否尊重了当事人知情同意的选择权利。

事实上，为了避免有严重遗传缺陷患儿的出生，采取一定的限制性措施也并不必然意味着剥夺当事人的生育权利。如我国《人类辅助生殖技术规范》规定：实施人工授精，夫妇"一方患有严重的遗传、躯体疾病或精神心理疾患"的属于禁忌证，医疗机构不得对其实施辅助生殖技术。该规定作为对医疗机构辅助生殖技术执业行为的限制，并没有剥夺有遗传缺陷者自然生育的权利。如果当事人在已获得遗传咨询的情况下，愿意冒着生育一个有严重遗传缺陷患儿的风险，坚持继续生育，其完全可以通过自然性行为进行生育。上述规定只是要求医疗机构不得为其实施人工辅助生殖技术，并没有对其自然生育加以禁止。

当然，限制性的优生措施应随医学技术的发展而调整，当通过基因检测、产前诊断等技术手段可以使有遗传缺陷者生育健康的孩子时，应允许为其提供该项服务。这符合有利、不伤害原则。如通过洗精技术为男性艾滋病患者提供辅助生殖技术服务，已可解决男性艾滋病患者通过不健康的精子传染后代的问题。故而当前有必要对《人类辅助生殖技术规范》的内容进行适当调整，以顺应医学技术的发展，并最大限度地满足当事人生育健康后代的意愿，维护其与正常人一样获得辅助生殖技术服务并生育后代的权利。

4.5　伦理拷问：青年和老年，先救谁？

讨论嘉宾：

李义庭　首都医科大学伦理委员会主任委员、北京医学伦理学会理事长

刘俊荣　广州医科大学马克思主义学院院长、广东省医学伦理研究中心主任

李冀宁　广西卫生法学会常务副会长、秘书长

黄朝晖　安徽医科大学第二附属医院党委副书记

主持人　张艳萍　《医师报》社常务副社长兼执行总编辑

近日，在社交网站上流传着一个视频：西班牙一位妇女崩溃大哭，称她的丈夫身患新冠肺炎，病情严重，需要使用呼吸机支持。然而，当地医院却忽视老人，优先救助年轻人。更有西班牙某医院医务人员在视频中哭诉，说由于医疗资源紧缺，他们只能拔掉65岁以上老人的呼吸机，然后眼睁睁地看着老人一点点死掉。

该视频一经发布，立刻在网络上引起了轩然大波。很多网友在痛斥这种行为不人道的同时，也陷入了深深的反思。20岁青年和65岁老人谁该优先获得救治的权利？这已不仅是伦理层面的探讨，而变成了现实的问题。《医师报》视频中心连线我国四位医学伦理学专家，为读者剖析"先救谁"背后的伦理思考。

一、面对伦理难题　我国医护创造了"第三种可能"

张艳萍：新冠肺炎疫情面前，很多西方国家都采取了优先救治年轻人的方式来分配紧缺的医疗资源，对此，您怎么看？

刘俊荣：对于这个问题，从不同伦理学理论分析，得到答案也各不相同。从功利主义视角出发，判断一种行为是否符合伦理，首先要看该行为是否能为最大多数人带来最大的利益；义务论则强调，医务人员对每位患者都承担着同样的道德责任；而生命伦理学中的生命神圣论则认为，任何一个生命都是神圣且值得尊重的。而不同文化背景给出的答案也不尽相同：西方国家目前普遍采用优先救治年轻人的方式分配医疗资源，而中国传统的儒家文化则强调长幼有序，当医疗资源紧缺时，年轻人应把救治机会让给老人。

李冀宁：对于这个问题，伦理学至今无法给出一个"标准答案"。如果优先救治年轻人，人们会说：老人一生对社会做出了很多贡献，社会难道要用"放弃治疗"来"回报"他们吗？如果优先救治老人，人们同样会说年轻人人生刚刚开始，还有很多机会为社会做出贡献，为什么要放弃他？生命皆平等，无论老幼尊卑，都享有平等的生命健康权，对于这道无解的伦理难题，最好的答卷就是尽可能避免这样的悲剧发生。

李义庭："电车难题"是伦理学领域最为知名的思想试验之一，其内容大致是：一个疯子把五个无辜的人绑在电车轨道上。一辆失控的电车朝他们驶来，并且片刻后就要碾压到他们。幸运的是，你可以拉一个拉杆，让电车开到另一条轨道上，但问题在于，那个疯子在另一条电车轨道上也绑了一个人。考虑以上状况，你该何去何从。

在这种情况下，用任何一种理论观点作为支撑，所作出的选择可能都是不道德的。

但在此次疫情防控过程中，我国医务人员却用自己的实际行动创造了第三种可能性：他们将个人生死置之度外，争当最美逆行者。在"电车难题"面前，他们选择冲到失控的电车上，想方设法让电车停下来。他们无愧于"最可爱的人"这个称号。

二、坚持"生命至上"化解"义务冲突"

张艳萍：当医务人员有两种或多种道德义务需要履行，又无法同时履行这些道德义务时，就会出现道德困境或伦理两难。医务人员该如何应对伦理两难情形呢？

刘俊荣：患者的权利就是医务人员的义务。当义务冲突发生时，医务人员应首先明确义务的性质与义务间的关系，并根据我国相关法律法规处理。例如，发生在2007年的"男子拒签字致产妇死亡"事件的本质，其实就是患者自身的知情同意权与生命健康权之间的冲突。在"义务两难"面前，医务人员选择了履行"尊重患者知情同意权"的义务，终致酿成恶果。其实，《中华人民共和国侵权责任法》及其相关的司法解释对此都有相关的规定，当不能取得患者及其家属意见或患者与家属意见不一致时，医务人员可以参照行事。

面对发生在不同个体之间的义务冲突，医务人员则应考虑，拒绝履行哪一种义务所造成的伤害更大。比如，一名男性艾滋病患者要求医务人员对他的妻子保密，但当患者的妻子来询问病情时，医务人员应履行"尊重患者隐私权"的义务，还是履行"尊重患者家属知情同意权"的义务？显然，如果隐瞒患者的病情，就可能对其家属造成健康损害。

面对两种义务冲突，站在"生命至上"的立场上是永远值得捍卫的。

三、坚持公正原则　履行角色伦理

张艳萍：当"先救谁"的问题不可避免时，医务人员应注意什么？

刘俊荣：公正原则是医学伦理学的四大基本原则之一。医疗公正是指医务人员在医疗服务中公平、正直地对待每一位患者的原则。而公正又有形式公正和内容公正两种含义。这其中，形式公正强调，对同样的情况应给予同样的对待；不同的情况给予不同的对待。内容公正则强调"依据什么判断谁应得"以及"应得什么"。

面对此次疫情中医疗资源短缺的情况，应当坚持形式公正的原则。也就是说，应当对不同年龄的患者给予同样的对待，不能因患者的身份、地位、老少而有所区别，厚此薄彼。但在实际操作中，将医疗资源分配给每一个有需要的患者是不可能实现的。这样，就出现了对于这种稀缺资源应当优先给谁的问题。这就引出了第二个原则：效率原则。

在公正优先的前提下，还应兼顾效率。对患者的生命质量、预期寿命等进行综合考量。但需注意的是，"最后一张病床、最后一个呼吸机该给谁"，医务人员不能代替患者进行判断，而应尽到解释说明义务，在充分沟通、尊重双方意愿的基础上，由患者进行选择。充分的协商、沟通，是解决"先救谁"这个问题的关键。

黄朝晖：临床抉择必须要结合医学伦理与临床治疗最佳方案进行综合判断，而很大程度上是由具体情况和临床抉择实施人的综合素质决定的。

现代社会，每个人都处于一定的社会关系之中，彼此都承担着一定的义务和职责，并且力求在这种相互关系中创造自己的人生价值。人在这种关系和活动中的定位，形象地借用舞台语言来说，就是"角色"。我们每个人都应在自己所扮演的"角色"中，达到社会所期望的道德水准，这便是角色伦理。

疫情中，无论政府官员、医务人员，还是每一名普通公民，都应按照角色伦理，履行好相应的责任、义务。只有这样，才能符合整个社会的最大利益。而提高每个人的伦理道德素养，虽然是一个最慢的办法，但也是我们目光所及，最有效的办法。

四、"应收尽收、应治尽治"避免了"先救谁"的伦理难题

张艳萍：此次疫情中西方国家的做法，对我们有何启示？

黄朝晖：对于"先救谁"的反思与争论，恰恰反映出人类的人道主义精神。我们在期待有更加充分的医疗资源来避免这种人文的惨剧发生的同时，也应看到在极端情况下，医务人员确实要背负着伦理压力，做出唯一的选择。

无论最终受益者是谁，他们都应记得，自己的受益是建立在他人牺牲的前提之下，并对于给自己付出与牺牲的人表示尊敬与感激。这才是一个有良知的人应该有的德行。

李冀宁：人类社会应对此次疫情进行深刻的反思，尽最大可能防止传染病扩散、流行，避免医疗挤兑的现象发生，避免出现"最后一张病床，最后一个呼吸机该给谁"的难题。

李义庭："敬畏生命"是伦理学理论的核心。回答"先救谁"的问题，应把生命神圣论、生命价值论与生命质量论这三个理论统一来看。对此，我国采取了"应收尽收、应治尽治、应检尽检"的原则，以确保每位患者的生命都能得到尊重。

4.6 关于医学与人文整合的再思考

笔者曾在《学理论》杂志2010年第11期，以"关于医学科学与医学人文整合的哲学反思"为题，就医学与人文的整合问题阐述了自己的观点。现在看来，还有些问题需要进行新的解读，如：医学与人文整合的意指是什么、整合的路径有哪些等，本文试图就此加以剖析。

一、关于医学与人文"整合"的意指

商务印书馆出版的《现代汉语词典》对"整合"的解释为"通过调整、整顿、协调重新组合"。不难看出，"整合"的对象本应属于两个或两种不同的要素和个体，如课程、专业、学科、组织、团队等。也就是说，"整合"概念预设了被整合的对象隶属于不同的客观存在。由此可知，医学与人文的整合本身就预设了医学与人文是两种不同的要素，人们为了达到特定的目的而试图通过调整、协调将其重新组合在一起。这就背离了人文是医学的内在要素之本真。当前，部分人之所以认为人文只是医学的补充，是对医学的装扮或粉饰，仅仅是医学的附属品，其原因正在于此。这种观念，从拉卡托斯的科学纲领理论来看，就是认为人文仅仅是医学的保护带，只是医学科学的辅助性条件，是为保护、阐释医学理论硬核服务的，是为硬核辩护的附属性假设，其本身可能会随着条件的变化而被修正甚至舍弃。

从定义上说，"医学"与"医学科学"是两个不同的概念。姜振寰、孙光裕、王新荣等主编的《自然科学学科辞典》认为："医学，狭义可视为医学科学的同义语，广义则应理解为医学科学和医疗保健事业的综合称谓。"[①]不难看出，只有从科学知识的意义上说，"医学"与"医学科学"才是同义语。而

---

① 张大庆. 医学的多重定义 [J]. 中国医院院长，2009（5）：87，

现代意义上的"科学"实际上已成为"自然科学"的同义语，失去了其原本的内涵。据学者考证，中文"科学"一词源自日文，意为"分科之学"。最早出现在1898年康有为进呈光绪帝的一封奏折中，其中写道："从此内讲中国文学，以研经义、国闻、掌故、名物，则为有用之才；外求各国科学，以研工艺、物理、政教、法律，以为通方之学。"[①]1899年王国维撰文指出："自近世历史为一科学，故事实之间，不可无系统。抑无论何学，苟无系统之知识者，不可谓之科学。"因此，"科学"一词在我国最初包括了物理、政教、法律、历史等知识，它与一般知识之区别就在于其知识的系统性。但是，至20世纪初，受科技救国、民主图存思想的影响，自然科学、技术的实用功利属性日益被人们所青睐，科学也逐渐沦为自然科学的同义语。本文所论及的"医学科学"中的"科学"即指当下语境中的自然科学之意。就此而言，医学科学与医学之间应是"种属关系"，即医学科学是医学的种概念，隶属于医学，它仅仅反映了医学所具有的自然科学的属性，而医学还具有人文社会科学的属性，并以医学伦理学、医学心理学等人文医学的形式表现出来（注：目前国内对"人文医学"与"医学人文"的概念尚没有达成共识，本文将二者同等意义上使用，指以医学哲学、医学伦理学、医学心理学、卫生法学、医学社会学、医患沟通、医学史、医学逻辑学、医学人类学等学科或方向为主的学科群）。医学科学与人文医学同属于医学之整体，是人们从不同的视角对生命与健康加以研究形成的不同知识体系。从理论层面来说，二者有着不同的理论体系、研究方法、内在规律，人们不可能运用解剖学的方法研究医学伦理学，也不可能运用医学心理学的方法研究病理学，医学科学与人文医学是无法整合的。在分析医学整合的问题时，既不能从医学科学的视角去考察，也不能从医学人文的视角去考察，否则，就会得出医学科学缺乏人文性，医学人文缺乏科学性的误读。[②]因此，"整合"必须立足于实践层面，回归到医学之目的和服务对象，直面现实的生命个体。健康与疾病是人的生命运动的整体表现，是自然生物过程与社会心理过程的统一，我们可以从不同的视角对生命现象进行分门别类的理论研究，并构建不同的知识理论或学科包括医学科学（如解剖学、生理学、病理学等）和人文医学（如医学心理学、社会医学等），但却不能主观地割裂生命过程的有机性

---

① 汤志钧.康有为政论选集：上册［M］.北京：中华书局，1981：270.

② 刘俊荣.关于医学科学与医学人文整合的哲学反思［J］.学理论,2010(11)：62，64.

和整体性（见图1）。

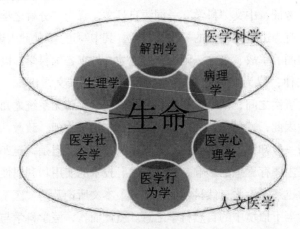

图1　医学知识结构示意图

　　在将所构建的理论、学科回到实践层面并应用于临床过程之时，必须把所获得的各类知识、学科加以综合。也只有在这一意义上，谈论"医学"与"人文"的整合才有意义和必要。严格地说，这种"整合"应是"医学科学"与"人文科学"在实践层面的再"融合"，是对医学本真的"回归"，而不是两种不同要素的重新组合。因此，离开了实践，"医学整合"就失去了现实的意义和价值，也就失去了整合的基础和可能。

　　从实践上说，医学是包括"医疗保健事业"的社会建制，作为医疗保健事业的医学应是一门涵盖人文的技艺。正如美国医学家G.H.Roche指出的："医学一方面被看作是一门科学，另一方面被看作是一门技艺。这两种观点都是正确的。就其研究方法而言，医学是一门科学；就其应用而言，它是一门技艺。"也只有从实践层面，德国病理学家魏尔啸所强调的"医学本质上是社会科学"的主张才能得到诠释。

二、医学与人文整合的路径

1. 观念的整合

医学整合不是将医学科学与人文医学简单地扭合、拼凑在一起，而是回归医学应有的科学性和人文性。这种回归重要的不是停留于知识层面，而应内化到人们的理念之中，需要从医学科研、医学教育、技术创新、临床服务、政策制定等方面全方位推进，在观念中将两种属性统一和融合并用于指导具体的医疗实践。如：医学科研中坚持正确的价值导向，树立纯正的科研动机，恪守科研伦理规范；医疗技术创制中避免盲目追求高精尖、片面强调效率的极端功利主义行为；卫生政策制定中坚持以人为本、公平公正的价值理念，把社会效益放到首位；临床医疗中坚持病与人的统一，强化同理心及医患间的情感交流；医学教育教学中坚持医学科学与人文医学一视同仁，力避重医学科学而轻人文医学的现象。

其中，医学教育是关键，无论医学科研、技术创新、临床服务、政策制定等都必须由人来实施，而实施者的精神理念直接影响着实施过程的价值取向，并影响着最终的实施效果。为此，下文将从教育教学的视角对医学与人文整合的路径加以阐述。

2. 课程的整合

目前，在我国医学生的课程教学中，医学科学与人文医学大多是按照独立的课程门类开设的，各门课程自成体系，单独授课。尽管这有助于确保课程教学内容的完整性和系统性，但却割裂了课程与课程之间尤其是教学内容之间的有机关联性，使学生很难将所学的各门医学科学知识以及人文医学知识运用于同一生命健康过程之中，培养学生从不同视角综合地分析问题、解决问题的素养和能力。为此，我校以"南山班"为基础开展了"以器官系统为中心"的教学改革，构建了以疾病为主线的课程体系，如血液免疫系统疾病、呼吸系统疾病、神经系统疾病等，将基础医学、临床医学、人文医学等课程内容分解并整合到不同的器官系统疾病教学之中。如：在讲授呼吸系统疾病时，将撤除气管插管实施放弃治疗的伦理法律知识融入其中；在讲授血液系统疾病时，将血液捐献、骨髓移植及血液制品管理的伦理法律知识融入其中等，从而打破了传统意义上各门医学科学教学与人文医学教学内容分离的教学模式。在课程整合中，原有课程内容的系统性、完整性不再是考虑的重点，而是以岗位胜任力为导向，注重学生对每一器官系统疾病及其相关人文医学问题的理解和应用，并根据教学内容需要将医学伦理学、医学心理学、卫生法学等人文医学知识穿插到不同学期、不同器官系统疾病的教学之中，通过对同一疾病问题不同视角的分析将医学科学与人文医学有机地结合起来。

3. 师资的整合

医学科学与人文医学的教学整合需要既熟悉医学专业知识，又懂人文医学知识的综合型人才。但是调查显示，人文医学师资队伍学历背景单一，有医学背景的人太少，医学专业教师参加人文医学教育的比率太低，[①]这势必影响二者整合效果。因此，打造兼具医学科学与人文医学知识的综合型师资队伍是确保医学与人文整合教育教学顺利开展的基础。为了解决这一矛盾，我们采取了以下措施：其一，组建器官系统课程整合教学团队，确定团队负责人、团队秘书及团队成员等。由团队负责人围绕器官系统疾病所涉及的教学内容、教学方法、教学设计等问题组织开展集体备课，充分发挥不同专业、不同知识背景的教师之间的互补性和协同作用，共同讨论该器官系统疾病所适合穿插的人文医学内容是什么、应融合到哪一个具体问题之中等。其二，加强对基础医学、临床医学专业教师的人文医学培训，向他们阐明人文医学的教学目的是什么，如何在基础医学与临床医学专业教学中融入人文医学的内容，如何以人物、事件、文化价值、学科视角、思想方法为切入点强化人文医学教学等。同时，通过制定具体措施鼓励不同专业教师之间相互随堂交叉听课，切实提高医学科学专业教师的人文医学知识储备和人文医学教师的医学科学知识储备。

4. 方法的整合

要实现医学科学与人文医学课程的有机整合，离不开合理的教学方法和科学的教学设计。在此方面，以下路径值得借鉴：其一，将基础医学、临床医学专业教学与人文医学教学实施嵌入式融合。如在教学设计上采取"2+1"的教学方法，即基础医学或临床医学专业教师利用前两节课的时间讲授专业知识，此后的一节课由随堂听课的人文医学教师结合专业教师的讲授内容分析其中所关涉的伦理、心理、法律等问题，并引导学生互动讨论。其二，开展由医学专业教师和人文医学教师共同参与的PBL教学。请学生根据教师所提供的典型案例或医学事件开展讨论，医学专业教师和人文医学教师分别就学生所关心的问题进行剖析。其三，利用临床技能中心开展临床伦理情境教学。通过多功能仿真模拟人，由临床专业教师设置一个具体的临床情境，让学生操作，然后由人文医学教师分析操作过程中存在的伦理、心理或法律问题。或事先由人文医学教师讲授伦理、心理、法律等规范或要求，让学生带着问题进行操作，在技能操作中融入人文医学理念，从而激发学生对临床技能及医患沟通等问题的兴趣。当然，对于有条件的高校，利用标准化病人开展临床伦理模拟教学其效果更好。其四，强化形式多样的人文医学实践教学。如：在课堂上由不同的学生

---

① 刘虹，沈超.独立建制医药院校人文医学教育教学组织状况调查报告［J］.医学与哲学，2015，36（7A）：18.

扮演医生与患者，模拟临床诊疗过程，让同学们分析其中存在的伦理问题，然后再分别请临床医学教师和人文医学教师进行点评。围绕教学目标，开展"保护性医疗是否侵犯了患者的知情权""对于确诊感染艾滋病病毒的患者医生应否主动告知其配偶""当患者急需手术而其家属却拒绝手术时医生应否实施手术"等问题的辩论。组织学生到医院进行现场调查，撰写人文医学调查报告。利用人文医学实践平台如"生命伦理教育馆""器官捐献者墓园"开展现场教学等。

5. 考核的整合

当前的教学考核主要是以课程为单元独立进行的，每一门课程结束后进行专门的考试或考查，一份试卷或某一试题仅考核一门课程的知识点，缺乏不同课程之间的融合与联系。为了考查学生的综合素质，国家及部分高校已进行了如下的探索和尝试：其一，将不同课程的考核要点融入同一试题之中。国家医师资格考试作为对医学生岗位胜任力的考核，近年来已在不同课程的融合方面进行了有益的探索。如在题干案例中，将需要考生分析的医学伦理、卫生法律、医学心理等问题均融入其中，然后围绕以上几个方面分别命题，从而通过一道试题对学生进行多个方面的考核。同时，在案例设计时也可考虑将临床医学甚至基础医学的知识点融入其中，以达到对学生医学科学与人文医学素质的综合考核。其二，人文医学教师参与到临床技能考核环节之中。临床技能不仅应当包括问诊和病历书写、体格检查、临床操作等技能，而且应当包括医学生的人文关怀、沟通技巧等人文精神和技能。目前，不少高校都建立了现代化的临床技能中心，旨在加强临床技能教学。这种临床技能教学具有可重复性、预设性，而且可多人操作、群体观摩，有助于避免医疗纠纷。但是，由于仿真模拟人缺乏真实的心理情感，没有真正的行为反馈和沟通，不能引起学生的同情与尊重，这无疑会对学生人文精神的培养造成负面影响。而如何充分利用临床技能考核这一环节考查学生的人文医学水平便显得尤为重要。在国家医师资格考试的临床技能考核中，已经将医德医风等内容纳入其中，并通过观察考生在临床技能考核中的表现给予评价。部分高校在学生临床技能考核中也增加了人文医学的考核内容，并由人文医学教师直接参与到具体的考核环节，通过行为观察、提问互动等方式对学生进行人文医学方面的考核。其三，构建全面、客观的医学整合评价体系。医学整合的目的并不在于将分离了的医学科学与人文医学简单地融合在一起，把两套不同的知识体系予以重组。整合是泛指相互配合与协调，并不仅限于融合，更不理解为只是将两者融为一体的才能称为整合。医学整合的实质是医学发展的变革，是医学的创新。[①]其目的在于通过整合使医学回归其原有的人文属性，顺应现代生物—心理—社会医学模式之要求，体现医学之本真、医术之温情，更好地为患者的身心健康服务，促进患者生命质量的提高，尊重患者人格与尊严。正确理解医学整合的评判标准，对于我们分析为什么整合、如何整合、整合什么，以及避免为整合而整合等问题，具有重要的意义。评价医学整合效果的标准不应是整合内容的多少、教学内容的改变、卫生政策的调整，医院管理方式的完善等，这些仅仅是实现医学最终目标的手段和载体，而不是目标本身。如果通过实践中的医学整合，能够达到这一目的或者能够促进这一目的的实现，则反映整合的方向是正确的、方法是合理的，否则就是失败的、错误的。

---

① 杜治政.医学整合：推进医疗公正的新探索［J］.中国医学伦理学，2009，22（1）：8.

4.7 我国医学人文学科建设的现状调查及建议

为了解我国当前医学人文学科在学位点及重点学科等方面的建设状况，厘清存在的主要问题，为进一步加强医学人文学科建设提供有益的参考，自行设计问卷调查了我国48所独立设制医药本科院校和设置有医药类专业的综合性高校（以下简称"两类院校"），为了方便调查，考虑到我国目前医学人文学科在实践中的具体情况，本研究将"医学人文"与"人文医学"同等意义上使用，是指以医学哲学、医学伦理学、医学心理学、卫生法学、医学社会学、医患沟通、医学史、医学逻辑学、医学人类学等学科或方向为主的学科群。作为学科，包括独立设置的医学人文学科，也包括设置在其他学科之下的二级、三级医学人文学科或方向。

一、调查方法

根据研究目的，本研究设计了《我国医学人文学科建设状况调查》，经专家咨询并修改后，输入购买的《问卷星》（企业版用户）系统，在系统中按照"设计问卷""回收问卷"之要求，对"问卷信息""安全及权限""显示设置"等要素进行了专业化设置，限定每所高校、每部手机及电脑只可填报一次，避免重复填报。在创建的"医学人文荟"微信群中发布，并辅以邮件等方式进行简单抽样调查。调查时限为2016年7月23日—2016年10月15日。根据问卷星（ID：9131951）自动生成的数据库及交叉分析，获取基本数据资料，进行频数分析和描述分析。

二、调查样本

本调查共回收开设医学人文课程或设有医学人文学科的全国各类院校的问卷48份，独立设置的医药本科院校30所，占样本总量的62.5%；设置有医药类专业的综合性高校18所，占37.5%。

三、调查结果

1.硕士学位授权点情况

从表1和表2可以看出，在48所"两类院校"中，拥有医学人文学科硕士学位授权点（以下简称"硕士点"）的有20所，占样本总量的41.7%；开设的主要研究方向为：医学伦理学（13所）、医学心理学（9所）、医学哲学（8所）、卫生法学（8所）、医学史（6所）。而开设医学社会学、医患沟通、医学人类学方向的分别有3所、3所和1所。除此之外，开设中医文化学、护理人文、药事管理、医学信息等方向的共有13所院校。

表1　医学人文学科硕士学位授权点设置情况

	有	无	合计
设置有医药类专业的综合性高校	5（27.8%）	13（72.2%）	18
独立设置的医药本科院校	15（50.0%）	15（50.0%）	30

表2　医学人文学科硕士学位授权点设置的招生方向

选项	开课院校	比例
医学伦理学	13	59.1%
其他*	13	59.1%
医学心理学	9	40.9%
医学哲学	8	36.7%
卫生法学	8	36.7%
医学史	6	27.3%
医学社会学	3	13.6%
医患沟通	3	13.6%
医学人类学	1	4.6%
医学逻辑学	0	0.0%

注："其他*"包括未列入上述具体方向之中而由调查对象根据所在院校实际情况填写的与医学人文相关的方向，调查样本所填写的"其他*"方向主要有中医文化学、护理人文、药事管理、医学信息等。本题有效填写人次22人。

有15所独立设置的医药本科院校拥有医学人文学科硕士点，占同类院校一半比例。2000年之前设立的有3所，2000年之后设立的有12所。导师人数在10人以下的有8所，10人及以上的有7所。

有5所设有医药类专业的综合性高校拥有医学人文学科硕士点，占同类院校的27.8%。2000年之前设立的有3所，2000年之后设立的有2所。导师人数在10人及以下的有3所，10人以上的有2所。

2.博士学位授权点情况

在48所"两类院校"中，11所拥有医学人文学科博士学位授权点（以下简称"博士点"），占样本量的22.9%，见表3。由表4可以看出，开设的主要方向为：医学伦理学（6所）、医学心理学（5所）、医学哲学（4所）。此外，部分高校还开设了医学社会学（2所）、医患沟通（2所）、卫生法学（1所）、医学史（1所）。

表3　医学人文学科博士点设置情况

	有	无	合计
设置有医药类专业的综合性高校	3（16.7%）	15（83.3%）	18
独立设置的医药本科院校	8（26.7%）	22（73.3%）	30

表4　医学人文学科博士点设置的招生方向

选项	开课院校	比例
医学伦理学	6	50.0%
医学心理学	5	41.7%
其他*	5	41.7%
医学哲学	4	33.3%
医学社会学	2	16.7%
医患沟通	2	16.7%
卫生法学	1	8.3%
医学史	1	8.3%
医学逻辑学	0	0.0%
医学人类学	0	0.0%

注："其他*"包括未列入上述具体方向之中而由调查对象根据所在院校实际情况填写的与医学人文相关的方向，调查样本所填写的"其他*"方向主要有中医文化学、公共卫生政策与管理、医学教育学、医院管理等。本题有效填写人次12人。

有8所独立设置的医药本科院校拥有医学人文学科博士点，占同类院校的26.7%，均设立于2011年—2015年。导师人数在3人及其以下的有7所，10人的有1所。

有3所设置医药类专业的综合性高校拥有医学人文学科博士点，占同类院校的16.7%。其中设立于2000年之前的1所，2000年之后的2所。导师人数为2人的1所，6人的2所。

3.医学人文学科建设情况

（1）重点学科情况

表5显示，在48所"两类院校"中，医学人文学科所属的重点学科（实验室、基地等）或方向的级别层次分别是（包括曾经纳入重点学科建设，但目前已不在新一轮建设名单中的学科，不包括各级学会、研究会、协会等社会团体或其他非政府组织评审的学科）：国家级5所（10.4%）、省部级14所（29.2%）、市厅级7所（14.6%）、市局级2所（4.2%）、校级15所（31.3%）。部分高校拥有多个层次的重点学科（方向）。其中，30所独立设置的医药本科院校中，80%拥有不同层次的医学人文重点学科，其中所属的重点学科（实验室、基地等）或方向的级别层次分别是：国家级3所（10.0%）、省部级14所（46.7%）、市厅级6所（20.0%）、市局级2所（6.7%）、校级14所（46.7%）。

18所设置有医药类专业的综合性高校中的医学人文所属的重点学科（实验室、基地等）或方向的级别层次分别是：国家级2所（11.1%）、市厅级1所（5.6%）、校级1所（5.6%）。

表5　医学人文学科所属的重点学科（实验室、基地等）/方向的级别层次情况

	国家级	省、部级	市厅级（含副省级市）	市局级	校级	无
设置有医药类专业的综合性高校	2（11.1%）	0（0.0%）	1（5.6%）	0（0.0%）	1（5.6%）	14（77.8%）
独立设置的医药本科院校	3（10.0%）	14（46.7%）	6（20.0%）	2（6.7%）	14（46.7%）	6（20.0%）

（2）学科建设经费情况

从表6可知，在48所"两类院校"中，近3年来医学人文学科获得的各类学科建设经费总额情况是（不包括课题项目经费，以及设有本科专业的专业建设费）：10万元以下（不含10万）的有19所、10万元～30万元的有13所、30万元～50万元的有5所、50万元～70万元的有6所、90万元～100万元的有2所、100万元及以上的有3所。

4.对单位医学人文学科建设情况的总体评价

从表7可知，独立设置的医药本科院校中对单位医学人文学科建设情况"很满意"和"满意"的占33.4%；而设置有医药类专业的综合性高校中"满意"的占11.1%，且没有"很满意"的。这表明，"两类院校"对医学人文学科设置的总体情况并不满意。

表7 对贵单位医学人文学科建设情况的总体评价

	很不满意	不满意	一般	满意	很满意
设置有医药类专业的综合性高校	5（27.8%）	4（22.2%）	7（38.9%）	2（11.1%）	0（0.0%）
独立设置的医药本科院校	3（10.0%）	4（13.3%）	13（43.3%）	8（26.7%）	2（6.7%）

5.当前我国医学人文学科建设存在的主要问题

在表8中，调查排序题的选项平均综合得分，是由问卷星系统根据所有填写者对选项的排序情况自动计算得出的，它反映了选项的综合排名情况，得分越高表示综合排序越靠前。计算方法为：选项平均综合得分=（∑频数×权值）/本题填写人次，权值由选项被排列的位置决定。例如，有3个选项参与排序，那排在第一个位置的权值为3，第二个位置权值为2，第三个位置权值为1。

表8 我国当前医学人文学科建设存在的主要问题（按主次顺序）

选项	平均综合得分
专业人才队伍薄弱	7.23
缺乏高水平的学科平台	4.61
学科门类归属不统一	4.55
单位领导不够重视	3.89
缺乏明确的学科方向	2.96
行政部门重视不够	2.93
学科隶属的管理部门较乱	2.39
重点学科层次较低	2.05
重点学科数量较少	2.05
学科名称不够规范	2.05
其他问题	0.39

除此之外，部分高校认为当前医学人文学科建设中还存在其他问题，见表9。

6.当前我国医学人文学科面临的主要挑战

在调查当前我国医学人文学科面临的主要挑战时，各高校提供了不同的答案，见表10。

表9　医学人文学科建设中还存在的其他问题

序号	答案文本
1	政府投入不足；学院与临床人才均紧缺；精神心理学或医学行为学是高风险学科
2	自娱自乐，孤芳自赏，缺乏与医学界深入对话与沟通，医学界人文素养整体水平不高，导致对话难
3	专业医务人员参与医学人文学科建设，其人文素质和理论水平不高；医学伦理学学科的哲学色彩逐渐减弱，学科发展停留在实践操作层面，影响了学科发展水平
4	与思政课合并学院，被思政课的重要性湮灭

表10　当前我国医学人文学科面临的主要挑战

序号	答案文本
1	重视程度低及自身发展的考虑
2	把医学人文学科仅误解为医德教育
3	医学家集体缺失
4	学科归属混乱，申报国家级人文社科课题困难重重
5	缺乏高层支持
6	师资力量不足
7	学科专业性不强，就业压力大
8	缺乏一批领军人才
9	学科的地位与定位有待进一步明确
10	双一流建设，医学人文学科缺乏归属感
11	专业人才队伍培养与培训亟待加强
12	政府政策不明朗及投入不足；认识与经济现实状况不好；医务及科研人员从业环境不好
13	缺乏高水平人才队伍
14	没有专门的学科分类；复合型人才缺乏
15	学科建设问题

四、讨论

1.关于医学人文研究生学位点的设置

从调查结果可以看出，在调查的"两类院校"中，尽管医学人文研究生教育已受到不少院校的重视并设立了硕士点，但硕士生教育开设的医学人文方向较为繁杂，调查样本中出现了10多个方向，具有明显优势的方向不多。而且，在20所设立医学人文硕士点的高校，医学人文硕士点所归属的一级学科较为混乱，分别有医学（含临床医学、基础医学、预防医学）及中医学10所、哲学

（含伦理学、马克思主义哲学等）6所、心理学（含应用心理学）3所、管理学（含公共管理）3所、马克思主义2所，其他如科学技术史、教育学、社会学、法学、人文医学、生物学各1所。部分高校将医学人文归属于两个或多个一级学科。归属的二级学科分别有人文医学5所、伦理学4所、科学技术哲学2所、中医文化学2所、社会医学与卫生事业管理3所、马克思主义中国化和思想政治教育各1所，另有部分高校所填报的二级学科实际为一级学科（如应用心理学、社会学等）或方向（如医德学、公共卫生政策）此外，授予的硕士学位门类也不统一，分别有医学及中医学10所、哲学6所、心理学5所、管理学3所、法学2所，其他如社会学和马克思主义各1所。

而在11所设立医学人文博士点的高校中，医学人文博士点所归属的一级学科多达10个，分别为医学（含临床医学、基础医学、预防医学）及中医学8所、哲学2所、心理学（含应用心理学）3所，其他如公共管理、科学技术史、心理学、社会学、人文医学、生物学各1所。部分高校将医学人文归属于两个或多个一级学科。归属的二级学科分别有人文医学4所，其他如伦理学、科学技术哲学、中医文化学、社会医学与卫生事业管理、交叉学科各1所，另有部分高校所填报的二级学科实际为一级学科（如临床医学、基础医学、预防医学、应用心理学、社会学）或方向（如公共卫生政策与管理）。授予的博士学位的学科门类名称分别为医学及中医学9所（含医学、人文医学、预防医学、中医文化学）、哲学2所、心理学1所、教育学1所。

虽然杂多的医学人文研究生培养方向能够更好地体现各院校的教育特色，但对医学人文研究生培养方向的凝练、对医学人文教育共识的达成及研究生教育水平的提升无疑有着一定的负性影响。正如部分学者指出："这种以知识源流为学科划分依据的方法，虽然能反映出分支学科与母体学科之间的衍生关系，却在实际上割裂了医学人文学科基于特殊研究对象的学科整体性。"[1]

2.关于医学人文重点学科建设

调查结果显示，50%以上的院校拥有不同层次的医学人文重点学科。但从医学人文所归属的一级学科不难看出，之所以拥有这么多的重点学科甚至还有国家级重点学科，主要与其归属的一级学科有关，如基础医学、临床医学作为一级学科本身就是不少院校的优势学科，所谓的医学人文重点学科也只是挂靠

---

① 宫福清，戴艳军.关于医学人文学学科设置的思考与建议［J］.中国医学伦理学，2012，25（2）：245—246.

在这些学科之下的一个名分，在经费投入上并没有因此而受益，医学人文学科实际到位经费有限。事实上，作为一个独立学科申报并获得国家级、省级甚至市级重点学科的极少。而且，在医学人文学科主要特色/优势的调查中，仅有15所院校填报了特色/优势，其中8所院校集中在医学伦理学（含临床伦理、生命伦理）、医学心理学3所（含精神心理学）、卫生法学3所、医患沟通3所、医学哲学3所，其他如中医文化学、少数民族医药文化史、卫生事业管理各1所。其他高校没有形成自己的医学人文特色和优势。特色和优势是打造重点学科必不可少的构成要件，作为一个与医学相关的交叉学科，医学人文有较强的应用性和价值规范性，既不能脱离医学也不能完全淹没于医学之中，应当充分发挥其价值引领、精神塑造、思维训练、技能沟通等作用，融医与文于一体并体现其人文之本真。

3.关于医学人文学科建设的主要问题

从表8可以看出，在各院校按主次顺序对我国当前医学人文学科建设存在的主要问题进行排序时，认为最突出的问题是专业人才队伍薄弱，其次是缺乏高水平的学科平台、学科门类归属不统一。

医学人文专业人才需要集医学与人文双重知识背景，但调查显示，"人文医学师资队伍学历背景单一，有医学背景的人太少，医学专业教师参加人文医学教育的比率太低"[①]。而且研究方向不够集中，这在一定程度上制约了医学人文人才的发展。当然，学科平台缺乏也是影响医学人文人才培养的一个重要因素。目前进入权威刊物尤其是中文社会科学引文索引、社会科学引文索引的医学人文期刊非常有限，被《中国人民大学复印报刊资料全文数据库》《新华文摘》等重要文献收录的医学人文成果也较少。这一方面与论文成果、质量有关，但更重要的是与医学人文尚不是国家专业目录认可的专业及学科，原有专业、学科未能覆盖有关。在我国现有的专业目录分类中，仅有"社会医学与卫生事业管理"一个二级学科被纳入"公共管理"一级学科中。而其他学科（方向），如医学伦理学、医学心理学、卫生法学等在不同高校分别被归属于医学、哲学、心理学、法学等不同的学科门类，而且在这些学科中的分量有限，尚不属于二级学科甚至作为三级学科或方向的地位尚未确立。这使得研究者在论文发表、申报科研项目、晋升专业技术职称等时，难以将医学人文相关内容

---

① 刘虹，沈超.独立建制医药院校人文医学教育教学组织状况调查报告［J］.医学与哲学，2015，36（7A）：3—18.

归入适当的学科或专业，甚至被边缘化，被当作"小儿科""杂牌军"看待，难以被"科学共同体"内的专家认可。这是制约医学人文学科科研提升和人才建设的一个重要因素。

4.加强医学人文学科建设的几点建议

（1）统一学科归属，增设一级学科

细胞病理学创始人鲁道夫·魏尔啸（Rudolph Vir-chow）曾指出："医学是一门社会科学，政治无非是更大的医学。"[①]医学的人文本性决定了医学人文是内在于医学之中的，"医学绝不是一门纯粹的自然科学，人文社会属性应是其内在的规定，医学人文是其不可分割的组成部分，而不应当作医学的补充"[②]。就此而言，医学人文应当与临床医学、基础医学、口腔医学、护理学等一样作为医学门类之下的一级学科。"根据当代医学发展和医学专业人才培养的需要，基于我国医学人文学学科设置及医学人才培养中存在的问题，建议在《学位授予和人才培养学科目录》中，增设医学人文学一级学科。"在其之下再设立医学伦理学、卫生法学、医学心理学等二级学科及方向。这不仅是学科建设的基础，也是医学人文人才培养和发展的需要，只有这样，医学人文才能形成自己的学科根基，医学人文人才才能拥有自己施展才华的天地，摆脱四处挂靠、依附于人的被动、混乱局面。

（2）厘清学科概念，规范学科名称

目前，国内医学人文学科的相关概念表述较为杂乱，即使在国内医学人文领域内某些概念尚没有达成共识，如医学人文社会科学与人文社会医学、医学人文与人文医学、医学伦理学与生命伦理学、卫生法学与医事法学、医学心理学与临床心理学、社会医学与医学社会学、医学史与医史学，等等。对于以上概念，尽管学者们能够给出其各自的定义或表述，甚至明确它们之间的区别。但是，作为学科概念如何取舍，仍存在不少争议。因此，为了促进该学科更好地发展，规范概念的使用，建议在国内医学人文界形成一个共识性的学科建设方案，如"医学人文学科建设共识"之类的文件，以促进该学科概念的统一，对一级学科、二级学科及学科方向等进行明确的界定。

---

① ACKERKNECHT E H RudoH Virchow: Doctor, Stateman, Anthropol—ogist [M]. Madison: University of Winsconsin Press, 1953: 46.

② 刘俊荣. 关于医学科学与医学人文整合的哲学反思 [J]. 学理论, 2010, 33 (11)：61—64.

（3）打造学科平台，提升学科影响力

"我国在20世纪80年代以后，医学人文社会科学研究便汇入国际医学人文研究的浪潮。20世纪末21世纪初，我国医学人文的学科建设得到迅速发展，多所医学院校成立了医学人文研究的教学研究机构。"[①]刘虹等对全国81所独立建制的医药院校所做一项调查显示，"已建立的人文医学研究机构有40个"，占调查样本的49.4%。但在国际上甚至国内具有明显优势的机构尚不多，缺乏响亮的医学人文名牌，难以很好地发挥学科引领作用。因此，如何打造具有国内、国际影响力的医学人文平台，充分发挥其学科影响力，强化医学人文的声音，是当前亟待加强的工作。同时，学科平台的打造，也离不开学术共同体的支撑。随着国内学术界对医学人文的关注，目前国内不少学术团体包括中华医学会、中国医师协会、中国医院协会、中国自然辩证法研究会等均设立了相应的医学人文组织。但是，这些组织往往自说自话，缺乏充分的沟通与联系，没有形成共同的学术话语，难以优势互补，这在一定程度上弱化了医学人文的合力与声音。只有加强国内医学人文团体之间的交流，形成共同的学术话语，集体发出医学人文的呐喊，合力高扬医学人文的旗帜，才能增强医学人文的影响力。

总之，我国的医学人文学科尚处于幼年时期，其成长、壮大需要医学人文同人的共同呵护和支持！

---

① 张大庆. 医学人文学的三次浪潮［J］. 医学与哲学，2015，36（7A）：31—35.